Procedures in de spoedeisende hulp

Procedures in de spoedeisende hulp

redactie
I.M. Spaans
P. Machielse
K.J. Weststrate

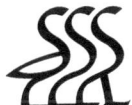

Bohn Stafleu van Loghum
Houten 2010

© 2010 Bohn Stafleu van Loghum, onderdeel van Springer Uitgeverij

Alle rechten voorbehouden. Niets uit deze uitgave mag worden verveelvoudigd, opgeslagen in een geautomatiseerd gegevensbestand, of openbaar gemaakt, in enige vorm of op enige wijze, hetzij elektronisch, mechanisch, door fotokopieën of opnamen, hetzij op enige andere manier, zonder voorafgaande schriftelijke toestemming van de uitgever.

Voor zover het maken van kopieën uit deze uitgave is toegestaan op grond van artikel 16b Auteurswet j° het Besluit van 20 juni 1974, Stb. 351, zoals gewijzigd bij het Besluit van 23 augustus 1985, Stb. 471 en artikel 17 Auteurswet, dient men de daarvoor wettelijk verschuldigde vergoedingen te voldoen aan de Stichting Reprorecht (Postbus 3051, 2130 KB Hoofddorp). Voor het overnemen van (een) gedeelte(n) uit deze uitgave in bloemlezingen, readers en andere compilatiewerken (artikel 16 Auteurswet) dient men zich tot de uitgever te wenden.

Samensteller(s) en uitgever zijn zich volledig bewust van hun taak een betrouwbare uitgave te verzorgen. Niettemin kunnen zij geen aansprakelijkheid aanvaarden voor drukfouten en andere onjuistheden die eventueel in deze uitgave voorkomen.

ISBN 978 90 313 61267
NUR 897

Ontwerp omslag: Studio Bassa, Culemborg
Ontwerp binnenwerk: Houdbaar, Deventer
Automatische opmaak: Pre Press Media Groep, Zeist

Bohn Stafleu van Loghum
Het Spoor 2
Postbus 246
3990 GA Houten

www.bsl.nl

Inhoud

	Auteurs	10
	De procedures zijn medebeoordeeld door:	10
	Personalia redactie	11
	Voorwoord	12
	Inleiding	14
1	**De ABCD-methodiek**	20
1	Primary assessment	20
2	Secundary assessment	24
2	**Het vrijmaken van de ademweg**	32
3	Het vrijhouden van de ademweg	32
4	Het verwijderen van corpus alienum uit de ademweg met de Heimlich-manoeuvre	35
5	Het inbrengen van een Mayo-tube of Guedell-airway	38
6	Het inbrengen van een nasopharyngeale airway (NPA)	41
7	Het inbrengen van een larynxmasker	44
8	Het uitzuigen van de mond-keelholte via de mond	48
9	Het uitzuigen van de mond-keelholte via de neus	51
10	Endotracheale intubatie	53
11	Rapid Sequence Induction, spoedintubatie	59
12	Orale intubatie	64
13	Naaldconiotomie	71
14	Cricothyreotomie met Quicktrach of Melker-katheter	75
15	Het inbrengen van een dubbellumentube	80

16	Endotracheaal uitzuigen	85
17	Extubatie	87

3 Het bepalen van de kwaliteit van de ademhaling — 90

18	Bloedgas prikken	90
19	Pulsoxymetrie	93
20	Het meten van het Eindtidal CO_2 bij de geïntubeerde patiënt	96
21	Laryngoscopie/fibroscopie	101

4 Het ondersteunen van de ademhaling — 104

22	Het verbeteren van de ademhaling door aanpassing van de houding	104
23	Zuurstoftoediening	106
24	Non-invasieve beademingsvormen, CPAP/BiPAP	113
25	Het vernevelen van medicatie via een vernevelaar met mondstuk of masker	116
26	Het vernevelen van medicatie met een dosisinhaler en inhalatiekamer	118

5 Het overnemen van de ademhaling — 121

27	Ambuballon en maskerbeademing	121
28	Waterset, Jackson Rees en maskerbeademing	125
29	Mechanische beademing	128
30	Beademing tijdens transport	133

6 Het ontlasten van een pneumo-hemotothorax — 136

31	Thoraxpunctie	136
32	Pleurapunctie	139
33	Het inbrengen van de thoraxdrain en drainage	142
34	De ventiel- of Heimlich-/Vietnam-drain	148
35	Thoraxdrainagesystemen	150

7 Het bepalen van de kwaliteit van de circulatie — 155

36	Het Echo-Doppler-onderzoek	155
37	3-5-kanaalsmonitorbewaking	159
38	Het maken van een 12-kanaals-ECG	162
39	Het afnemen van bloed met venapunctie	167
40	Het afnemen van bloedkweken	173
41	Het bepalen van het bloedglucosegehalte	177

42	Het signaleren van het compartimentsyndroom in de extremiteiten	180
8	**Het ondersteunen en overnemen van de circulatie**	**187**
43	Het verbeteren van de circulatie door het aanpassen van de houding	187
44	Pericardiocentese	189
45	Defibrilleren	194
46	Elektrocardioversie (ECV)	199
47	Het creëren van intraveneuze toegang: perifere veneuze canulatie	203
48	De arterielijn	207
49	Het verkrijgen van intraossale toegang	211
50	Het aanprikken van de Port-a-Cath®- en P.A.S.-Port®-systemen	217
9	**Het toedienen van bloed en bloedproducten**	**225**
51	Het toedienen van Packed Cells, trombocyten en Fresh Frozen Plasma	225
52	Het toedienen van stollingsfactoren en albumine	232
10	**Het uitvoeren van abdominale en gynaecologische handelingen**	**238**
53	Het uitvoeren van een ascitespunctie	238
54	Het inbrengen van een maagsonde	243
55	Het uitvoeren van een maaglavage (bij intoxicaties)	248
56	Het inbrengen van een Sengstaken-Blakemore-tube	254
57	Het meten van de hoeveelheid urine met de blaasecho of bladderscan	260
58	Katheteriseren	262
59	Het inbrengen van een suprapubiskatheter	267
60	Het beluisteren van foetale harttonen	270
61	De spoedbevalling	273
11	**Het toepassen van immobilisatietechnieken**	**288**
62	Het manueel fixeren van de wervelkolom	288
63	Het aanbrengen van een nekkraag	291
64	Het aanbrengen van een backboard	295

65	Het aanbrengen van een spin en headblocks	299
66	De logroll	303
67	Het handmatig doorzagen van een ring	306
68	Het verwijderen van een piercing	307
69	Het aanbrengen en het verwijderen van een vacuümspalk	308
70	Het aanbrengen van tractiemateriaal: Donway, Sager, Hare	311
71	Het aanbrengen van de bekkenstabilisator: T-pod® en SAM-sling®	316
12	**Het behandelen van hypo- en hyperthermie**	**321**
72	Het verwarmen bij hypothermie	321
73	Het koelen bij hyperthermie	327
13	**Wondverzorging en het toedienen van lokale anesthesie**	**331**
74	Wondreiniging en irrigatie	331
75	De verzorging van amputaat en amputatiewond	336
76	Het toedienen van lokale anesthesie bij wonden	340
77	Het toedienen van lokale anesthesie bij digiti (Oberst)	342
78	Het aanbrengen van hechtpleisters	345
79	Het aanbrengen van huidlijm	347
80	Incisie en drainage	349
81	Algemene principes van hechten	353
14	**Het beoordelen en verzorgen van brandwonden**	**360**
82	De ABCD-methodiek bij brandwonden	360
83	Het berekenen van de diepte van brandwonden, het percentage totaal verbrand lichaamsoppervlak en het vochtbeleid bij uitgebreid brandwondenletsel	366
84	De escharotomie (ontlastende incisie)	374
85	De opvang van een patiënt met een (mogelijk) inhalatietrauma	378
86	De behandeling van brandwonden	384

15	**Het behandelen van oog- en KNO-problemen**	**391**
87	Het verwijderen van een contactlens	391
88	Het spoelen van het oog (klassiek en met Morgan-lens)	393
89	Chemische cauterisatie of elektrische coagulatie bij epistaxis	396
90	Het tamponeren bij epistaxis, ontstaan in het anterieure septumgebied	399
91	Het tamponeren bij epistaxis, ontstaan in het posterieure septumgebied	402
92	Het verwijderen van een corpus alienum uit de neus	405
93	Het verwijderen van een corpus alienum uit het oor	406
94	Het verwijderen van een corpus alienum uit de keel	408
	Dankwoord	410
	Register	411

Auteurs

F.J. Balkestein, RN, hemofilieverpleegkundige
R.P. van den Bent, SEH-verpleegkundige
Dr. F.W. Bloemers, traumachirurg
M.M. Boerée, SEH-verpleegkundige
W. Breeman, M-ANP, Verpleegkundig Specialist Acute Zorg, Ambulance- en Heli-MMT-verpleegkundige
B. de Bruine, IC-verpleegkundige
Drs. H. Dekker, arts-assistent chirurgie (niet in opleiding, ANIOS)
W. van Ek, SEH-verpleegkundige
Drs. G.F. Giannakopoulos, coassistent
M.A. Geers, SEH-verpleegkundige
Dr. F. Grüne, anesthesioloog-intensivist
M.C.H. Heijboer, IC-verpleegkundige
Drs. I.C. Huig, anesthesioloog en H-MMT-arts
E.H. Jansen, arts
P.A.H. Kunkeler, opleider O&G en O&G-verpleegkundige
Drs. M. van Loon, arts-assistent SEH
P. Machielse, SEH-verpleegkundige, Verpleegkundig Specialist
J. van Muiswinkel, SEH-verpleegkundige
L. Monster, SEH-verpleegkundige
E. van Schajik, SEH-verpleegkundige
I.M. Spaans, praktijkopleider SEH
G. van der Vecht-Kroeze, senior ICU-verpleegkundige
T. Verhoeven, Nurse Practitioner Intensive Care, IC-verpleegkundige
K.J. Weststrate, Verpleegkundig Specialist SEH
B.L. van der Wielen, SEH-verpleegkundige
S.A. de Wolff, SEH-verpleegkundige

De procedures zijn medebeoordeeld door:

Dr. F.W. Bloemers, traumachirurg
A. van der Lecq, PA

C. van der Linden, NP
C.W. Coolsma, SEH-arts
E. Müller, SEH-arts

Personalia redactie

P. *Machielse* is Verpleegkundig Specialist i.o Spoedeisende Hulp, werkzaam in het Erasmus Medisch Centrum, Rotterdam.
I.M. *Spaans* is Praktijkopleider Spoedeisende Hulp, werkzaam in het VU medisch centrum, Amsterdam.
K.J. *Weststrate* is Verpleegkundig Specialist Spoedeisende Hulp, werkzaam in het Maasstadziekenhuis, Rotterdam

Voorwoord

De Spoedeisende Hulp, een bijzonder fenomeen binnen een organisatie. Er is geen andere plaats binnen een ziekenhuis waar een zodanige grote verscheidenheid aan patiënten binnenkomt. Het werken op deze afdeling vraagt dan ook veel kennis en kunde van de professional.
Het is een afdeling met een heel bijzondere dynamiek. Het is hollen of stilstaan, je moet snel kunnen schakelen, multidisciplinair kunnen werken en in enkele gevallen als solist te werk gaan. Op deze afdeling zie je alle lagen uit de maatschappij voorbijkomen met een hulpvraag, soms eisend en soms met spoed, variërend van bezorgdheid tot multitrauma, van hoofdpijn tot intracraniële bloedingen.
De laatste jaren zijn er veel spelers in het SEH-veld bijgekomen.
Of het nu gaat om de jonge SEH-verpleegkundige, de SEH-arts (in opleiding), de 'jongste' van welk specialisme dan ook, de Verpleegkundig Specialist of de Physician Assistant, of al die 'oude rotten' in het vak, er wordt veel van hen gevraagd. Zij dienen niet alleen hun vak bij te houden maar behoren ook up-to-date te zijn. Het is voor velen geen gemakkelijke taak de snel veranderende wet- en regelgeving, de taakvernieuwingen, -verschuiving en -herschikking en ook nog alle innovatieve ontwikkelingen bij te houden.
Dit boek, geschreven door deskundigen uit verschillende disciplines van de diverse medische centra, helpt. Het geeft heldere relevante informatie bij het uitvoeren van of assisteren bij handelingen in acute en niet-acute situaties. De beginnende professional zal hier een bron vinden over hoe te handelen en de meer gevorderde professional zal de extra informatie over procedures die nieuw zijn of minder vaak voorkomen, weten te waarderen.
In dit boek vindt u een selectie van procedures die op een SEH uitgevoerd kunnen worden. Door de bronvermeldingen aan het einde van iedere procedure te plaatsen, hopen we een wetenschappelijke basis gelegd te hebben voor de praktijk.
De redactie pretendeert niet dat deze verzameling procedures volledig

is, maar beschouwt het graag als een aanzet tot eenduidig handelen binnen de spoedeisende hulp.

De redactie

Inleiding

INLEIDING

Dit boek bevat 94 spoedeisende handelingen die in acute situaties worden uitgevoerd. Deze handelingen zijn beschreven zoals ze worden uitgevoerd, in een klinische setting waarin alle beschreven materialen aanwezig zijn. Sommige handelingen komen veel voor of zijn eenvoudig in uitvoering. Kennis en ervaring worden door het veelvuldig uitvoeren op peil gehouden. Andere handelingen komen minder vaak voor, zijn complexer en moeten vaak onder tijdsdruk en moeilijke omstandigheden worden uitgevoerd.

De verschillende handelingen zijn geordend in de volgorde die gebruikt wordt in de ABCD-methodiek. Binnen deze methodiek wordt een onderscheid gemaakt in de handelingen uitgevoerd in de primary assessment en secundary assessment. In procedure 1, de primary assessment, worden de handelingen binnen de ABCD-methodiek genoemd (zie tabel 1).

In procedure 2, de secundary assessment, worden de overige handelingen genoemd. Alle handelingen die in procedures 1 en 2 worden benoemd, zijn volgens een vaste structuur uitgewerkt in de daaropvolgende procedurebeschrijvingen. Bij iedere procedure komen vaste onderwerpen aan bod (zie tabel 2).

DOEL VAN DE HANDELING

Hier wordt kort beschreven wat het gewenste effect is van de handeling.

ANATOMIE

Indien nodig wordt hier de achterliggende anatomie en fysiologie beschreven en kort uitgelegd. Algemene kennis van de volwassenen- en kinderanatomie en fysiologie wordt als bekend verondersteld. Voor uitgebreide theoretische achtergronden verwijzen wij naar anatomie- en fysiologieboeken en websites.

Tabel 1 Primary assessment

primary assessment	handelingen
A	ademweg en cervicale wervelkolom
	alle handelingen gericht op het vrijmaken en -houden van de ademweg en het stabiliseren van de cervicale wervelkolom
B	ademhaling (breathing)
	alle handelingen gericht op het verbeteren, ondersteunen of overnemen van de ademhaling
C	circulatie
	alle handelingen gericht op het creëren van een toegangsweg tot de bloedbaan en het ondersteunen van de circulatie
D	neurologisch functioneren (disability)
	alle handelingen gericht op het bepalen van de neurologische status

Tabel 2 Secundary assessment

secundary assessment	handelingen
exposure en environment	alle handelingen gericht op het verwijderen van kleding, het zoeken naar verwondingen/afwijkingen, het voorkomen van onderkoeling of het koelen van de patiënt
overige handelingen	alle handelingen gericht op: • het meten van de vitale functies • het afnemen van de (hetero)anamnese en het uitvoeren van het lichamelijk onderzoek • de diagnostische onderzoeken die moeten plaatsvinden • het informeren van de patiënt en familie

INDICATIES

Hier worden alle indicaties voor het uitvoeren van de handeling benoemd. De indicaties worden aangeduid in algemene termen of er worden concrete ziektebeelden genoemd. Hierbij wordt een oplopende mate van ernst gebruikt: de ernstigste ziektebeelden worden als laatste benoemd.

CONTRA-INDICATIES

Alle absolute en relatieve contra-indicaties die gelden voor het uitvoeren van de handeling worden hier vermeld. Voor het uitvoeren van alle handelingen geldt dat de patiënt of zijn/haar wettelijk vertegenwoordiger instemt met het uitvoeren van de handeling en zijn/haar medewerking verleent (zie ook 'Volg bestaande wet- en regelgeving' in deze inleiding).

Daarnaast moet de veiligheid van de uitvoerende te allen tijde zijn gewaarborgd. Wanneer de mogelijkheid bestaat dat de uitvoerende met gevaarlijke vloeistoffen, gassen, wapens, vuur of explosiegevaar in aanraking komt, dienen adequate voorzorgsmaatregelen te worden getroffen.

BENODIGDE MATERIALEN

- De benodigde materialen zijn beschreven in algemene termen. Indien nodig worden productnamen gebruikt of wordt er gedifferentieerd in het gebruik van verschillende producten. De redactie spreekt geen enkel waardeoordeel uit over de producten.
- De materialen zijn gerangschikt in de volgorde waarin zij worden gebruikt. Benodigde veiligheidsmaterialen zoals (steriele) handschoenen, (lood)schorten, maskers en spatbrillen dienen bij de uitvoering van de handelingen voorradig te zijn. Deze materialen worden bij *benodigde materialen* niet expliciet benoemd.
- Benodigde medicatie wordt in algemene termen beschreven.
- Elektrische apparatuur die tijdens een handeling wordt gebruikt, dient technisch goedgekeurd te zijn. Gebruik alleen geaarde stopcontacten of een aparte aarde-aansluiting om een elektrische schok of storing van de apparatuur te voorkomen.

VOORBEREIDINGEN

Bij de voorbereidingen worden alleen de specifieke voorbereidingen voor de desbetreffende handeling benoemd. De volgende voorbereidingen dienen *altijd* bij iedere patiënt te worden uitgevoerd:

Zorg voor een volledige overdracht

- Probeer bij een aangekondigde patiënt van tevoren zoveel mogelijk informatie te verkrijgen.
- Bij aankomst van de patiënt dient een complete overdracht van het ambulancepersoneel te worden verkregen. Indien de patiënt zelf naar het ziekenhuis is gekomen of door anderen is gebracht, dient een adequate (hetero)anamnese te worden afgenomen. Gebruik daarbij de letterwoorden zoals beschreven in procedure 2, punt 5 onder 'Uitvoering'.

Stel een multidisciplinair team samen
- Indien de patiënt van tevoren is aangekondigd, kan er direct een multidisciplinair team worden samengesteld. Afhankelijk van de beschikbare disciplines binnen de instelling worden opgeroepen: anesthesist, intensivist, SEH-arts, chirurg, brandwondenspecialist, kinderspecialist, verpleegkundig specialist, gespecialiseerd verpleegkundigen.
- Spreek een duidelijk taak- en rolverdeling af voor het uitvoeren van de handeling en bij het ontstaan van complicaties.

Volg bestaande wet- en regelgeving
- Check vooraf bestaande instellingsprotocollen waarin de handelingen worden beschreven.
- Voer de handelingen in opdracht van de arts uit, of voer de handeling zelfstandig uit als dit binnen het instellingsprotocol is vastgelegd.
- Controleer vooraf de naam en geboortedatum van de patiënt waarbij de handeling wordt uitgevoerd.
- Licht de patiënt en zijn/haar begeleider in over de uit te voeren handeling, zoals beschreven in de WGBO (Wet op de Geneeskundige Behandelingsovereenkomst). De patiënt of zijn/haar wettelijke vertegenwoordiger (bij kinderen tot zestien jaar) heeft recht op duidelijke informatie over onderzoek en behandeling en dient toestemming te geven voor het uitvoeren van de handeling. Een handeling mag zonder toestemming worden uitgevoerd als uitvoering van de handeling nodig is om ernstig nadeel te voorkomen.

Zorg voor (profylactische) medicijntoediening, adequate pijnstilling, zowel lokaal als systemisch
- Dien zo nodig tetanusprofylaxe en/of antibiotica toe.
- Dien in overleg met de arts of volgens het instellingsprotocol lokaal anesthesie of systemische/continue pijnstilling toe.
- Bewaak de effecten van het toegediende analgeticum/anestheticum.
- Stel de patiënt gerust en zorg voor warmte en comfort.

Zorg voor een adequate houding voor de patiënt
Alle beschreven handelingen worden uitgevoerd bij een patiënt in rugligging, tenzij een andere houding wordt aangegeven. De patiënt ligt op een brancard met verstelbare rug- en beensteun en bedhekken.

Zorg voor veiligheid en hygiëne
- Zorg voor de veiligheid en privacy voor patiënt en zijn/haar begeleider.
- Was de handen voor het uitvoeren van de handeling.
- Zorg voor eigen veiligheid, neem standaardvoorzorgsmaatregelen om infectierisico's te voorkomen, door het dragen van (steriele) handschoenen, (lood)schorten, maskers, spatbrillen.
- Werk voorzichtig met scherp materiaal, zorg voor adequate afvalbakken voor scalpels, naalden, bloed en (resten van) bloedproducten.
- Gebruik desinfectiemiddelen om de huid te desinfecteren voordat een invasieve handeling wordt uitgevoerd.
- Voer handelingen aseptisch of indien nodig steriel uit.

Neem adequate voorzorgsmaatregelen om complicaties te voorkomen
- Vraag of de patiënt allergisch is voor bepaalde desinfectiemiddelen of toe te dienen medicatie.
- Start monitorbewaking bij patiënten die complexe en/of invasieve handelingen ondergaan waarbij respiratoire of circulatoire complicaties te verwachten zijn.
- Start zuurstoftoediening bij patiënten die complexe en/of invasieve handelingen ondergaan waarbij respiratoire of circulatoire complicaties te verwachten zijn.

UITVOERING

In dit boek zijn vooral risicovolle en voorbehouden handelingen beschreven die onder de wet BIG (Beroepen Individuele Gezondheidszorg) vallen. De hulpverlener moet bekwaam én bevoegd zijn in het uitvoeren van al deze handelingen.

Het uitvoeren van de handelingen is beschreven in korte opeenvolgende stappen. Soms wordt een alternatieve uitvoering gegeven. De handeling is uitgewerkt alsof deze door één persoon wordt uitgevoerd. Indien nodig wordt de uitvoering door twee personen beschreven, één in de uitvoerende en één in de assisterende rol. Indien nodig zijn er bij de verschillende stappen illustraties of tabellen geplaatst.

Na het uitvoeren van de handeling:
- wordt de patiënt in een comfortabele houding geholpen;
- worden materialen opgeruimd;
- wast de uitvoerende zijn/haar handen;
- wordt de patiënt en zijn/haar familie, ouders/verzorgers ingelicht over het verloop van de handeling.

Na het uitvoeren van de handeling dient deze te worden gerapporteerd in de daarvoor bestemde medische status en verpleegkundige rapportage. Beschrijf in de verslaglegging:
- de uitgevoerde handeling;
- de eventuele complicaties;
- de gebruikte materialen;
- het effect van de handeling;
- de waarde van de gemeten vitale functies na het uitvoeren van de handeling.

UITVOERING BIJ EEN ANDERE LEEFTIJDSGROEP/ AFWIJKENDE ANATOMIE
Houd bij kinderen en ouderen bij de uitvoering van de handelingen rekening met specifieke aandachtspunten. In dit onderdeel zijn deze aandachtspunten uitgewerkt.

AANDACHTSPUNTEN BIJ UITVOERING
Voor sommige handelingen gelden algemene en specifieke aandachtspunten. In dit onderdeel worden deze aandachtspunten voor de volwassen patiënt kort beschreven.

COMPLICATIES
Tijdens de uitvoering van de handelingen kunnen (ernstige) complicaties ontstaan. De meest voorkomende complicaties zijn hier omschreven, in algemene termen of als concrete complicatie.
De ordening is als volgt: als eerste de vroege complicaties (tijdens de uitvoering, kort na de uitvoering), daarna de complicaties op langere termijn en late complicaties.

GEBRUIKTE LITERATUUR
Hier wordt de literatuur benoemd die door de auteurs is gebruikt bij het schrijven van de verschillende handelingen.

GEBRUIKTE LITERATUUR
- McSwain NE, Frame S, Salomone JP. PHTLS. Nederlandse uitgave. 2^e druk. Maarssen: Elsevier gezondheidszorg; 2007.
- URL: www.hulpgids.nl (recht - Wettelijke bepalingen - Wet op de geneeskundige behandelingsovereenkomst (WGBO)).

De ABCD-methodiek

1 Primary assessment
2 Secundary assessment

1   Primary assessment

I.M. Spaans, praktijkopleider SEH

DOEL VAN DE PRIMARY ASSESSMENT
Tijdens de primary assessment worden levensbedreigende aandoeningen of verwondingen ingeschat, spoedeisende handelingen uitgevoerd en geëvalueerd. Met het gebruik van deze methodiek door alle uitvoerenden wordt een systematische samenwerking bevorderd.

INDICATIES
Met de primary assessment wordt een snelle inschatting gemaakt of de patiënt levensgevaarlijk ziek of verwond is. Spoedeisende handelingen worden uitgevoerd om de toestand van de patiënt te stabiliseren of te verbeteren.

CONTRA-INDICATIES
Voor de uitvoering van de primary assessment gelden de contra-indicaties zoals beschreven in de inleiding van dit boek.

BENODIGDE MATERIALEN
Binnen de primary assessment worden bij verschillende handelingen diverse materialen gebruikt. Een pupillampje en stethoscoop behoren bij de basisuitrusting van de SEH-medewerkers. De specifieke materialen worden bij de handelingen benoemd.

VOORBEREIDINGEN
Tref de algemene voorbereidingen zoals uitgewerkt in de inleiding van dit boek.

UITVOERING

1 Beoordeel de doorgankelijkheid van de ademweg (A) door de mond van de patiënt te openen. Kijk of de thorax op en neer gaat. Luister of de patiënt kan spreken, voel of er luchtverplaatsing is via de mond en/of neus. Controleer of de ademweg wordt belemmerd door speeksel, braaksel, bloed, losse elementen of een corpus alienum. Let op oedeemvorming en of de tong niet in het keelgat zakt. Indien er sprake is van een ademwegobstructie dient de ademweg te worden vrijgemaakt. Dit wordt beschreven in de procedures in hoofdstuk 2. Bij een verdenking van een (cervicale) wervelfractuur dient, ten alle tijde, de cervicale wervelkolom manueel te worden gestabiliseerd. Deze stabilisatie wordt gecontinueerd totdat definitief immobilisatiemateriaal is aangebracht.
In hoofdstuk 11 worden de technieken om de gehele wervelkolom te immobiliseren beschreven. Ook het uitvoeren van een logroll komt hier aan de orde.

2 Beoordeel de ademhaling (B), kijk daarbij naar de kleur van de patiënt, tel de ademhalingsfrequentie, beoordeel de diepte en symmetrie van de ademhalingsbeweging. Beoordeel de ademarbeid die de patiënt verricht. Beoordeel het ademhalingspatroon en controleer of de patiënt hulpademhalingsspieren gebruikt.
Ausculteer ademgeruis in de volgende longkwadranten: tweede intercostale ruimte midclaviculair, links en rechts. Vijfde intercostale ruimte in de voorste axillaire lijn links en rechts. Start bij ausculteren altijd bij de minst aangedane zijde, ausculteer vervolgens het tegenovergelegen longveld ter vergelijking.
De overige handelingen waarmee de kwaliteit van de ademhaling wordt bepaald, worden beschreven in hoofdstuk 3. Aan de orde komen onder andere: het prikken van een bloedgas, het gebruik van de saturatie- en CO-meter, het uitvoeren van een laryngoscopie.
Als de patiënt een zelfstandige maar inefficiënte ademhaling heeft, dient de ademhaling te worden ondersteund. In hoofdstuk 4 worden onder andere zuurstoftoediening, medicatieverneveling en non-invasieve beademingsvormen besproken.
Verbetert de ademhaling niet door het inzetten van bovenstaande ondersteunende handelingen dan wordt de ademhaling van de patiënt overgenomen. Het beademen met de kap, intubatietechnieken en -materialen en het gebruik van de beademingsmachine komen uitgebreid aan de orde in hoofdstuk 2 en hoofdstuk 5.
Palpatie van de thorax kan een aanwijzing voor inwendig letsel geven, bijvoorbeeld bij palpatoir subcutaan emfyseem. Dit kan duiden op een pneumothorax. Aanvullend radiologisch onderzoek

zoals een X-Thorax, echo of een CT-scan moet op dat moment worden overwogen.

Bij acute levensbedreigende aandoeningen, zoals bij een spanningspneumothorax, kunnen handelingen zoals beschreven in hoofdstuk 6 levensreddend zijn.

3 Beoordeel de circulatie (C) door de kleur en warmte van de huid en transpiratie te controleren.

Onderzoek de patiënt globaal op ernstige uitwendige bloedingen. Palpeer de centrale en perifere pols en beoordeel deze op frequentie, regulariteit en vulling. Druk op een nagelbed van een vinger en controleer of de capillair refill korter dan twee seconden is.

De kwaliteit van de circulatie wordt beoordeeld met verschillende vormen van monitoring. Deze wordt samen met de bloedafname behandeld in hoofdstuk 7.

Bij een insufficiënte circulatie wordt deze ondersteund of overgenomen. Bijbehorende handelingen komen aan bod in hoofdstuk 8 en hoofdstuk 9.

Voor het uitvoeren van de Basic en Advanced Life Support (BLS en ALS) verwijzen we naar de Richtlijnen Reanimatie 2006 in Nederland van de Nederlandse Reanimatie Raad.

4 Beoordeel het neurologisch functioneren (D), scoor de reactie van de patiënt met behulp van de AVPU:
   – A - de patiënt reageert alert;
   – V - de patiënt reageert alleen op aanspreken;
   – P - de patiënt reageert alleen op een krachtige pijnprikkel;
   – U - de patiënt reageert op geen van bovenstaande prikkels.

De neurologisch toestand wordt uiteindelijk met de Glasgow Coma Scale of EMV (Eyes Movement Verbal) aangegeven. De maximale EMV-score is 15. Bij een EMV = 8 of lager volgt meestal een intubatie. Bij deze score kan de ademweg door de neurologische verslechtering bedreigd worden. Controleer de pupillen op grootte, gelijkvormigheid, vorm en test de reactie van beide pupillen op licht.

UITVOERING BIJ EEN ANDERE LEEFTIJDSGROEP/
AFWIJKENDE ANATOMIE

Bij kinderen gelden de volgende aandachtspunten:
• De ademweg: kinderen tot zes maanden zijn obligate neusademhalers. Een bovenste luchtweginfectie geeft dan al snel een ademwegobstructie. Tot circa acht jaar hebben kinderen smallere en slappe luchtwegen en een relatief grote tong. Ook hier kan een ademwegobstructie snel optreden.

- De ademhaling: kinderen hebben kleine longen, de luchtwegen zijn nog onderontwikkeld. Een verhoogde ademarbeid kost veel energie door de onderontwikkelde thorax- en diafragmamusculatuur. Bij auscultatie kan voortgeleide ademgeruis worden waargenomen.
- De circulatie: kinderen hebben in totaal een kleiner circulerend bloedvolume dan volwassenen.
- Het neurologisch functioneren: ernstig zieke kinderen zijn vaak hypotoon. Het bewustzijnsniveau wordt dan met een pijnprikkel bepaald.

Bij de oudere patiënt dient rekening te worden gehouden met normale fysiologische veranderingen die samenhangen met het ouder worden. Een vertraagde reactiesnelheid door tragere reflexen, slecht zien, verminderd gehoor, duizeligheid, syncope en veranderingen in het skelet en spieren maken deze patiënt kwetsbaar. De oudere patiënt vertoont een andere reactie op stress, verwondingen of de ingezette behandeling. Bij deze patiënten gelden de volgende aandachtspunten:
- De ademweg: de oudere patiënt heeft een verminderde kokhals- en hoestreflex. Het slikken gaat moeizaam en de maaglediging is vertraagd, er bestaat aspiratiegevaar. Loszittende protheses kunnen een ademwegobstructie veroorzaken.
- Streef bij stabilisatie van de cervicale wervelkolom naar de anatomische stand die voor deze patiënt normaal is. Gebruik daarbij eventueel extra padding.
- De ademhaling: afname van de longinhoud, compliance, vitale capaciteit en verminderde persfusie van de longen zorgen voor een verminderde ventilatie en gasuitwisseling. De ademhaling kost meer kracht door zwakkere ademhalingsspieren, stijvere thoraxwand en een toenemende kyfose.
- De circulatie: bij de oudere patiënt functioneren de compensatoire mechanismen minder door:
  - een minder elastisch vaatbed;
  - een vertraagde sympatische respons van het vaatbed;
  - een lagere cardiac output en verminderd slagvolume door afnemende contractiliteit van het myocard;
  - artheriosclerose zorgt voor een slechtere reactie op shock.
- Het neurologisch functioneren wordt verder beïnvloed door:
  - verminderde cerebrale doorbloeding;
  - afname van de hersenomvang;
  - vertraagd denken;
  - verminderde concentratie;
  - verminderd korte-termijngeheugen;
  - vertraagde psychomotorische activiteit;
  - veranderingen in zicht, gehoor, stemkracht, tast, smaak en reuk.

AANDACHTSPUNTEN BIJ UITVOERING
De uitvoering van de ABCD-methodiek is een continu cyclisch proces. Observaties en diagnoses dienen te worden geobjectiveerd en het effect van de spoedeisende handelingen dient te worden geëvalueerd.

COMPLICATIES
- Het niet herkennen en behandelen van levensbedreigende aandoeningen of verwondingen waardoor de patiënt verslechtert.
- Aandacht voor meer imponerende maar relatief kleinere verwondingen waardoor levensbedreigende problemen in de ABCD te laat of niet worden opgemerkt.
- Onduidelijkheid tussen hulpverleners in de uitvoering van de primary assessment, verkeerde prioriteitstelling.

GEBRUIKTE LITERATUUR
- Turner NM, Vught AJ van. Advanced Paediatric Life Support. Nederlandse editie. Maarssen: Elsevier gezondheidszorg; 2004.
- McSwain NE, Frame S, Salomone JP. PHTLS Nederlandse uitgave. Maarssen: Elsevier gezondheidszorg, 2003.
- Proehl JA. Procedure 1, Primary Assessment. In: Proehl JA. Emergency Nursing Procedures. 4^e druk. St. Louis: Saunders Elsevier; 2008: 2-4.
- Mc Grath CM. Trauma in the Elderly. In: Budassi Sheehy et al. Manual of Clinical Traumacare. 3^e druk. St. Louis: Mosby Inc; 1999.

2   Secundary assessment

I.M. Spaans, praktijkopleider SEH

DOEL VAN DE SECUNDARY ASSESSMENT
Tijdens de secundary assessment wordt aandacht besteed aan het lichamelijk onderzoek, de thermoregulatie en het uitvoeren van diverse diagnostische onderzoeken. Daarnaast worden verschillende aanvullende behandelingen uitgevoerd.

INDICATIES
Tijdens de secundary assessment wordt snel de kleding verwijderd en een systematisch top-tot-teenonderzoek uitgevoerd. Diagnostisch onderzoek wordt ingezet om de toestand van de ernstig zieke of verwonde patiënt in kaart te brengen. Aanvullende behandelingen worden uitgevoerd om de toestand van de patiënt te stabiliseren of te verbeteren.

CONTRA-INDICATIES
- Voor de uitvoering van de primary assessment gelden de contra-indicaties zoals beschreven in de inleiding van dit boek.
- De secundary assessment wordt alleen gestart wanneer in de primary assessment de ademweg, de ademhaling, de circulatie en het neurologisch functioneren zijn gestabiliseerd of verbeterd.
- Tijdens de secundary assessment worden de ademweg, de ademhaling, de circulatie en het neurologisch functioneren bewaakt. Zodra hierin verandering optreedt, wordt de primary assessment opnieuw ingezet.
- Na het volledige top-tot-teenonderzoek wordt bepaald welke diagnostische onderzoeken en behandelingen het eerst moeten worden uitgevoerd.

BENODIGDE MATERIALEN
Binnen de secundary assessment worden bij verschillende handelingen diverse materialen gebruikt. Deze materialen worden bij de procedures benoemd.

VOORBEREIDINGEN
Tref de voorbereidingen zoals uitgewerkt in de inleiding van dit boek.

UITVOERING
1 Continueer de manuele stabilisatie of immobilisatie van de cervicale wervelkolom bij een verdenking van een (cervicale) wervelfractuur.
2 Verwijder alle kleding door deze uit te trekken of weg te knippen. Dek de patiënt toe met warme dekens om verdere afkoeling te voorkomen. In hoofdstuk 13 worden diverse opwarm- en koeltech-

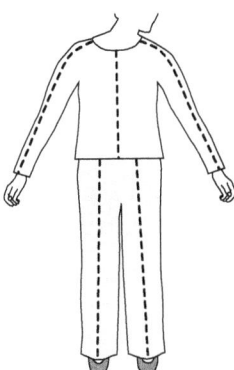

Figuur 2.1 Kleding kan snel worden teruggevouwen als er op de stippellijnen wordt doorgeknipt.

nieken voor hypotherme of hypertherme patiënten beschreven. De specifieke opvang van patiënten met (uitgebreide) brandwonden wordt in hoofdstuk 15 behandeld.

3 Sluit de patiënt aan op de monitor en bewaak de hartfrequentie, het hartritme, de bloeddruk, de saturatie en de temperatuur. Deze metingen worden in de hoofdstukken 2 en 7 besproken.

4 Controleer het bewustzijn en beoordeel de pijnklachten. Dien zo nodig pijnstilling toe.

5 Vraag de voorgeschiedenis uit bij de patiënt of zijn naasten. Gebruik als hulpmiddel de volgende letterwoorden:
Voor de volwassen patiënt AMPLE:
- A - allergieën;
- M - medicatiegebruik, voorgeschreven én zelfmedicatie, alcohol- en drugsinname;
- P - ziektevoorgeschiedenis;
- L - laatste maaltijd;
- E - gebeurtenis.

Bij het kind kan met CIAMPEDS aanvullende informatie worden verkregen:
- C - belangrijkste klacht;
- I - immunisatie en isolatie;
- A - allergieën;
- M - medicatiegebruik, voorgeschreven én zelfmedicatie, vaccinatie en immunisatie, alcohol- en drugsinname;
- P - ziektevoorgeschiedenis;
- E - gebeurtenis;
- D - dieet en urineproductie;
- S - symptomen.

Bij de adolescent is het belangrijk om andere aanvullende informatie te verkrijgen om aanwezig risicovol gedrag uit te sluiten:
- H - huisvesting en verblijfplaats;
- E - educatie (schoolresultaten), employment (werk);
- A - activiteiten (vrijetijdsbesteding);
- D - drugs-, alcohol-, medicatiegebruik en roken;
- S - seksueel actief of misbruik;
- S - suïcidaal of depressief.

Bij de traumapatiënt dient ook (hetero)anamnestische informatie over het letselmechanisme te worden verkregen. Daarvoor wordt de

Engelse MIVT of MIST gebruikt:
- M - ongevalsmechanisme;
- I - vermoede letsels;
- V/S - vitale functies zoals pols, ritme, bloeddruk en O_2-saturatie;
- T - maatregelen die zijn genomen voordat de patiënt naar het ziekenhuis werd vervoerd.

Letsels kunnen worden beschreven met behulp van het letterwoord PROVOKE:
- P - plaats van het letsel, waar zit het letsel ten opzichte van markeringspunten op het lichaam; bijvoorbeeld: 10 cm onder de knie, midden boven de navel;
- R - rangschikking; bijvoorbeeld: één, twee of meer, verspreid gegroepeerd, lijnvormig;
- O - omtrek; bijvoorbeeld: scherp of onscherp, begrensd, samenvloeiend;
- V - vorm.; bijvoorbeeld: rond, ovaal, haakvormig, langwerpig;
- O - oppervlakte; bij een ronde vorm: doorsnede in centimeters, bij andere vormen lengte en breedte in centimeters;
- K - kleur; bijvoorbeeld: rood, paars, bleek, geelgroen, al dan niet wegdrukbaar;
- E - efflorescentie, dit is de reactie van de huid of slijmvliezen als gevolg van de plaatselijke of lichamelijke aandoening, zoals bult, blaasje, rode vlek, litteken.

6 Voer het lichamelijk onderzoek uit. Houd hierbij de volgende systematiek en volgorde aan zoals in tabel 2.1 staan weergegeven.
7 Rol de patiënt op de zij, gebruik bij een traumapatiënt de logroll (procedure 66). Inspecteer de rugzijde (zie tabel 2.2).
8 Overweeg de uitvoering van diagnostische onderzoeken zoals röntgenfoto's, echografie, CT-scan en ECG. Het maken van een ECG wordt besproken in hoofdstuk 7.

UITVOERING BIJ EEN ANDERE LEEFTIJDSGROEP/
AFWIJKENDE ANATOMIE
Bij kinderen en oudere patiënten gelden de volgende aandachtspunten:
- Zuigelingen en jonge kinderen hebben een onderontwikkelde thermoregulatie waardoor zij vatbaarder zijn voor iatrogene hypothermie. Oudere patiënten hebben minder subcutaan vet en verliezen gemakkelijk lichaamswarmte. Houd beide groepen tijdens de primary en secundary assessment warm.

Tabel 2.1 Systematiek en volgorde van lichamelijk onderzoek.

	inspecteer	ausculteer	palpeer	controleer
hoofd en gezicht	wonden, zwellingen, verkleuringen bloederig of sereus vocht uit de oren of neus		wonden, zwellingen, pijn	bij aanspreekbare patiënt: oogbewegingen visus en occlussie tanden
	Verwijder, indien nodig, de nekkraag (proc. 63) terwijl manuele stabilisatie wordt gehandhaafd.			
voorzijde nek	wonden, zwellingen, verkleuringen, gestuwde jugularis venen		wonden, zwellingen, pijn, crepiteren, trachea-deviatie	
achterzijde nek, van schedel tot bovenzijde rug			wonden, zwelling, pijn, drukpijn	
voor- en laterale zijden thorax	wonden, zwellingen, verkleuringen, thoraxexcursies, symmetrie, paradoxale ademhalingsbewegingen	beiderzijds ademhalingsgeluid? abnormaal ademhalingsgeluid? harttonen helder of gedempt?	wonden, zwellingen, pijn, crepitaties	
abdomen en flanken	wonden, zwellingen, verkleuringen	4 kwadranten op peristaltiek	pijn, défense musculair, plankhard of massa's; palpeer het pijnlijkste kwadrant als laatste	
bekken en genitalia	wonden, zwellingen, verkleuringen, bloedingen uit meatus, vagina of rectum		pijn, crepitaties, compressie op bekkenkam en os pubis om instabiliteit uit te sluiten; palpeer femorale pulsaties	

	inspecteer	ausculteer	palpeer	controleer
armen en benen	wonden, afwijkende stand, verkleuringen		wonden, zwelling pijn, afwijkende stand, spasmen, crepitaties	neurovasculaire status: pain: pijn / pallor: bleekheid / pulse: pulsaties / paresthesie: sensibiliteitsstoornis / paralyse: motorische stoornissen

Tabel 2.2 Inspectie van de rugzijde.

	inspecteer	palpeer	controleer
rug	wonden, zwellingen, verkleuringen, corpus alienum	wonden, zwellingen, crepitaties	
man		voer een rectaal toucher uit om sphincterspanning en pendelen van de prostaat te beoordelen.	controleer de ontlasting op occult bloedverlies
vrouw		voer een rectaal toucher uit om sphincterspanning te beoordelen	controleer de ontlasting op bloed

Door anatomische en fysiologische veranderingen zijn de normaalwaarden in de vitale functies bij een kind niet gelijk aan die van een volwassene (zie tabel 2.3). Angst, pijn, onrust en fysiologische problemen zoals hypoxemie en hypovolemie zorgen voor verhoogde waarden. Kinderen met een hypovolemie zijn in staat om hun bloeddruk op peil te houden. Bewaak daarom de hartfrequentie, capillaire refill en huidskleur.

- Bij de oudere patiënt zijn de drukreceptoren minder gevoelig. Zij reageren minder op beta-stimulatie. Een compensatoire tachycardie als reactie op een verminderde systemische perfusie kan, door medicatiegebruik, uitblijven.
- Kinderen worden zo snel als mogelijk gewogen. Op basis van het lichaamsgewicht wordt de medicatiedosering en infuustoediening bepaald. Indien wegen niet mogelijk is wordt het gewicht geschat met behulp van het Pediatrisch Reanimatie en Interventie Lint (PRIL).

AANDACHTSPUNTEN BIJ UITVOERING
Manuele stabilisatie en immobilisatie van de wervelkolom dienen tijdens de gehele secundary assessment te worden gehandhaafd, totdat afwijkingen aan de wervelkolom zijn uitgesloten.

COMPLICATIES
- Het niet herkennen en het niet behandelen van levensbedreigende aandoeningen of verwondingen waardoor de patiënt tijdens de secundary assessment verslechtert.
- Inadequate stabilisatie of immobilisatie van de wervelkolom tijdens het lichamelijk onderzoek van de gewonde patiënt waardoor het ruggenmerg kan beschadigen.

Tabel 2.3 Normaalwaarden kinderen naar leeftijdsgroep.			
leeftijd in jaren	ademfrequentie per minuut, in rust	hartfrequentie per minuut, in rust	systolische bloeddruk (mmHg)
< 1	30-40	110-160	70-90
1-2	25-35	100-150	80-95
2-5	25-30	95-140	80-100
5-12	20-25	80-120	90-110
> 12	15-20	60-100	100-120

- Aandacht voor meer imponerende maar relatief kleinere verwondingen waardoor levensbedreigende problemen in de ABCD-methodiek te laat of niet worden opgemerkt.
- Onduidelijkheid tussen hulpverleners in de uitvoering van de primary assessment, verkeerde prioriteitstelling.

GEBRUIKTE LITERATUUR
- Turner NM, Vught AJ van. Advanced Paediatric Life Support. Nederlandse editie. 2^e druk. Maarssen: Elsevier gezondheidszorg; 2007.
- Proehl JA. Procedure 2, Secundary Assessment. In: Proehl JA. Emergency Nursing Procedures. St. Louis: Saunders Elsevier; 2008.
- Reijnders UJL, Das C, Drijber BC, Lulf R. Herkenning van letsel door lichamelijk geweld. Houten: Prelum uitgevers; 2008.
- Kitselaar P. 6.5.2. Klinische presentatie. In: Klinische zorg rondom de vaatpatiënt. Houten: Bohn Stafleu van Loghum; 2007.
- Boel MG, Machielse P, Lichtveld R.A., Bierens J.J.L.M. Leerboek Spoedeisende Hulp Verpleegkunde. 2^e herziene druk, 2007. Maarssen: Elsevier gezondheidszorg; 2002.
- URL: www.trauma-nursing.nl/stnn/modules/stnn/images/mts/ciampeds.pdf.
- Katzenellenbogen R. HEADSS: the review of systems for adolescents. URL: http://virtualmentor.ama-assn.org/2005/03cprl1-0503html.

Het vrijmaken van de ademweg 2

3 Het vrijhouden van de ademweg
4 Het verwijderen van corpus alienum uit de ademweg met de Heimlich-manoeuvre
5 Het inbrengen van een Mayo-tube of Guedell-airway
6 Het inbrengen van een nasopharyngeale airway (NPA)
7 Het inbrengen van een larynxmasker
8 Het uitzuigen van de mond-keelholte via de mond
9 Het uitzuigen van de mond-keelholte via de neus
10 Endotracheale intubatie
11 Rapid sequence induction, spoedintubatie
12 Orale intubatie
13 Naaldconiotomie
14 Cricothyreotomie met Quicktrach of Melker-katheter
15 Het inbrengen van een dubbellumentube
16 Endotracheaal uitzuigen
17 Extubatie

3 Het vrijhouden van de ademweg

W. Breeman, M-ANP, Verpleegkundig Specialist Acute Zorg, Ambulance- en Heli-MMT-verpleegkundige

DOEL VAN DE HANDELING
Toepassing van de beschreven handgrepen dragen bij tot het garanderen van een vrije ademweg.

ANATOMIE
Een patiënt met bewustzijnsverlies of -verlaging heeft minder controle over kaak- en tongmusculatuur. De kaak verslapt en de tong kan naar achter zakken waardoor een obstructie van de ademweg ontstaat.

INDICATIES
- Afwezigheid van controle over de tong- en kaakmusculatuur.
- Verlaagd bewustzijn.
- Mond-op-mond- of masker-ballonbeademing.
- Overige categorieën patiënten met een bedreigde ademweg.

CONTRA-INDICATIES
- Bij genoemde indicaties: geen.
- Voorzichtigheid is geboden bij patiënten met (verdenking van) nekletsel. Bij een verdenking van nekletsel moet eerst de jaw thrust worden geprobeerd.

UITVOERING

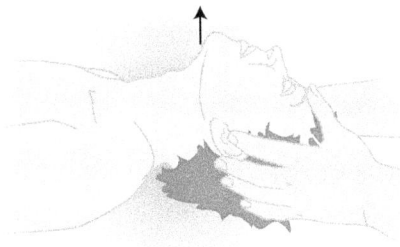
Figuur 3.1 Jaw thrust bij volwassene.

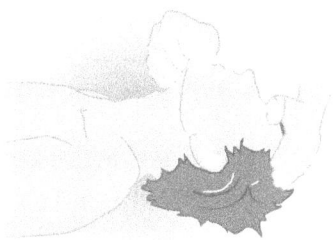
Figuur 3.2 Chin- lift bij volwassene.

De handgrepen zijn in meerdere posities van de patiënt mogelijk maar zullen nu worden beschreven vanuit rugligging.
1 Head-tilt/chin-lift-methode: deze methode is niet geschikt voor patiënten met (mogelijk) nekletsel.
   - Leg een hand in de nek, de tweede hand op het voorhoofd en kantel het hoofd voorzichtig naar achteren.
   - Verwijder hand onder de nek en pak met die hand de kaak vast. Zet daarbij twee vingers aan de onderzijde van de kaak en de duim aan de voorzijde van de kaak, onder de lippen.
   - Trek de kaak naar voren in de lijn van de onderkaak (zie figuur 3.2).
   - Controleer of de ademweg vrij is na deze handeling.
2 Jaw thrust: deze methode is tevens geschikt voor patiënten met (mogelijk) nekletsel.
   - Neem plaats achter het hoofd van de patiënt.
   - Omvat met beide handen het hoofd.

- Breng het hoofd in neutrale positie.
- Plaats middelvinger achter de kaakhoek en de wijsvinger op de kaakrand.
- Duw de mandibula (onderkaak) naar voren met de wijs- en middelvingers, terwijl je duimmuis tegendruk geeft tegen de zygomata (jukbeenderen).
- Controleer opnieuw of de ademweg vrij is na deze handeling.

UITVOERING BIJ EEN ANDERE LEEFTIJDSGROEP/ AFWIJKENDE ANATOMIE

Wanneer je de head-tilt-/chin-lift-methode toepast bij kinderen, plaats dan een hand op het voorhoofd en kantel het hoofd voorzichtig in een neutrale positie. De nek ligt dan in lichte hyperextensie. Dit wordt ook wel de 'sniffing position' genoemd. Hyperextensie kan de luchtweg obstrueren door de relatieve flexibiliteit van de trachea bij kinderen. Plaats de vingers dan op het benige stuk van de kin en til de kaak naar voren en open de mond. Duw niet in het zachte weefsel onder de kin. Dat zorgt juist voor een obstructie van de ademweg.

AANDACHTSPUNTEN BIJ UITVOERING

- Wanneer de vingers te ver onder de kin in het zachte weefsel plaatst bij de chin-lift-manoeuvre, bestaat er een grote kans dat je de luchtweg of bloedvaten obstrueert.
- Wanneer de ademweg niet vrijgemaakt kan worden met bovengenoemde methodes, kan een oro- of nasopharengeale tube ingebracht worden (zie procedure 5 en 6) of moet specialistische hulp ingeschakeld worden.

COMPLICATIES

Toepassing van deze methodes bij patiënten met nekletsel kan schade aan het ruggenmerg geven.

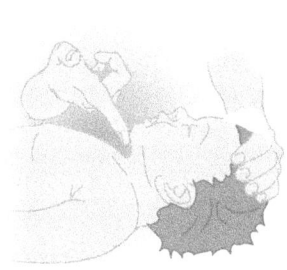

Figuur 3.3 Head-tilt/chin-lift bij baby.

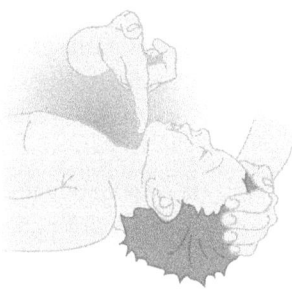

Figuur 3.4 Head-tilt/chin-lift bij kind.

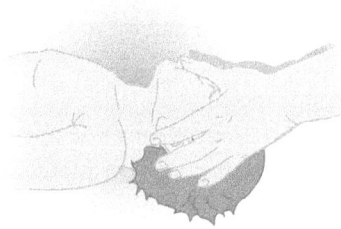

Figuur 3.5 Jaw thrust bij kind.

GEBRUIKTE LITERATUUR
- Roberts, Hedges (eds.). Clinical Procedures in Emergency Medicine. 4th edition. Philadelphia: Saunders; 2004.
- ENA. Trauma Nursing Core Course Provider Manual (TNCC). 6th edition. Emergency Nurses Association; 2007.
- Gras T. Leerboek Handelingsschema's t.b.v. de SOSA opleiding. 3^e druk. Ambulancezorg Nederland; 2008.
- McGill J. Airway management in trauma: an update. Emerg Med Clin North Am 2007, Aug; 25 (3): 603-22, vii.

4 Het verwijderen van corpus alienum uit de ademweg met de Heimlich-manoeuvre

W. Breeman, M-ANP, Verpleegkundig Specialist Acute Zorg, Ambulance- en Heli-MMT-verpleegkundige

DOEL VAN DE HANDELING
Vrijmaken van de ademweg door het verwijderen van een corpus alienum uit de luchtwegen. Zie ook procedure 94.

ANATOMIE
Onderstaande manoeuvres verwijderen een corpus alienum uit de luchtwegen doordat met kracht de buik (of thorax) wordt samengedrukt. Het diafragma wordt omhoog gedrukt. Daardoor hoopt men een krachtige luchtstroom tot stand te brengen, waardoor het corpus alienum uit de luchtwegen wordt verwijderd.

INDICATIES
Geobstrueerde ademweg veroorzaakt door een corpus alienum. Symptomen van een geobstrueerde ademweg kunnen een of meer van onderstaande symptomen zijn:
- algemene symptoom van verslikking: grijpen naar de keel;
- onvermogen om (door) te hoesten;
- afwezigheid van ademexcursies;
- cyanose;
- hoorbare ademhaling (inspiratoire stridor);
- plotseling onvermogen om te spreken.

CONTRA-INDICATIES

De Heimlich-manoeuvre wordt niet toegepast:
- bij patiënten met letsel aan de thorax zoals fladderthorax, sternumfractuur;
- wanneer de patiënt zelf nog in staat is om effectief te hoesten;
- bij een patiënt in een vergevorderd stadium van de zwangerschap.

BENODIGDE MATERIALEN

Voor de manoeuvre zelf zijn geen materialen vereist. Het is aan te raden afzuigapparatuur, Magill-tang en een laryngoscoop bij de hand te hebben.

VOORBEREIDINGEN

1 Patiënt kan staan, zitten of op de rug liggen.
2 Wanneer mogelijk: vraag aan de patiënt of hij aan het stikken is voordat je de manoeuvre uitvoert.
3 Maak de mond leeg, zodat je het mogelijke voorwerp kan herkennen.
4 Verwijder losse protheses of gebitselementen.

UITVOERING

1 Ga achter het slachtoffer staan of kniel achter hem en sla de armen om het bovenste deel van de buik.
2 Maak met een hand een vuist en plaats de kant van de duim tegen de buik van het de patiënt: boven de navel, maar onder het processus xiphoideus.
3 Grijp de vuist met de andere hand en trek beide armen met een snelle beweging naar je toe en naar boven gericht.
4 Herhaal de bewegingen tot het voorwerp verwijderd is, de patiënt niet meer kan staan of de patiënt bewusteloos raakt.

Wanneer de patiënt bewusteloos is en niet kan staan of zitten geldt een andere werkwijze:
1 Leg de patiënt op de rug.
2 Ga over de benen zitten, positioneer je handen op dezelfde plaats in de buik of op de thorax als in de staande of zittende positie.
3 Druk met gestrekte armen kort, maar krachtig naar beneden (abdominal thrust). Doe dit vijfmaal achtereen.
4 Wanneer na twee cycli van vijf stoten de ademweg niet vrij is, schakel dan over op een andere methode (zie hieronder).

UITVOERING BIJ EEN ANDERE LEEFTIJDSGROEP/
AFWIJKENDE ANATOMIE
Bij de (laat) zwangere patiënt of bij patiënten met extreme obesitas wordt de manoeuvre als volgt uitgevoerd:
1 Zet in plaats van op de buik te drukken je handen op de thorax, bóven het processus xiphoideus (midden van de tepellijn, de positie waar je de handen ook tijdens de hartmassage plaatst).
2 Beweeg uitsluitend achterwaarts en niet naar boven gericht.

Kinderen tot één jaar:
1 Neem het kind op schoot en leg het op je arm, op zijn buik, met het hoofd naar beneden.
2 Ondersteun het hoofd en de kaak met je hand.
3 Geef maximaal vijf krachtige slagen tussen de schouderbladen, waarbij je met je handpalm als het ware naar het hoofd van het kind 'strijkt'.
4 Draai het kind om terwijl je het hoofd ondersteunt en het hoofd naar beneden gericht blijft.
5 Druk daarna vijf keer op de thorax, net onder de tepellijn. De snelheid is ongeveer één keer per seconde, met genoeg kracht om het voorwerp te kunnen verwijderen.
6 Herhaal de bovenstaande procedure tot het voorwerp verwijderd is of tot het kind bewusteloos raakt.
7 Start zo nodig met reanimeren.
8 Wanneer door een complete obstructie geen ventilatie mogelijk is, verwijder dan onder directe laryngoscopie met een Magill-tang het corpus alienum.

Kinderen ouder dan één jaar worden behandeld als volwassenen, maar zorg ervoor dat je de kracht waarmee de handelingen worden uitgevoerd aan de leeftijd van het kind aanpast.

AANDACHTSPUNTEN BIJ UITVOERING
Een correcte plaatsing van de handen en uitvoering van de manoeuvre is van groot belang om schade aan de onderliggende organen te voorkomen.
Wees er op voorbereid dat een meer definitieve alternatieve luchtweg noodzakelijk kan zijn (zie procedures 13 en 14).

COMPLICATIES
- Schade aan de onderliggende organen (zoals lever- of miltruptuur, aortaruptuur).

- Ribfractuur.
- Pijn in de buik.
- Misselijkheid en braken.
- Niet verwijderen van het corpus alienum.

GEBRUIKTE LITERATUUR

- Gras T. Leerboek Handelingsschema's t.b.v. de SOSA opleiding. 3^e druk. Ambulancezorg Nederland; 2008.
- Basic Life support + AED provider manual. European Resuscitation Council (ERC); 2006.
- Advanced Pediatric Life Support Instructors Manual. Dallas: American Heart Association; 2005.
- Lee SL, Kim SS, Shekherdimian S, Ledbetter DJ. Complications as a Result of the Heimlich Maneuver. J Trauma 2008; Mar 17.
- Desai SC, Chute DJ, Desai BC, Koloski ER. Traumatic dissection and rupture of the abdominal aorta as a complication of the Heimlich maneuver. J Vasc Surg 2008; Nov; 48 (5): 1325-7.

5   Het inbrengen van een Mayo-tube of Guedell-airway

I.M. Spaans, praktijkopleider SEH

DOEL VAN DE HANDELING

De in de mond ingebrachte Mayo-tube zorgt voor een vrije ademweg.

ANATOMIE

Een patiënt met bewustzijnsvermindering of -verlies heeft minder controle over zijn tongmusculatuur en onderkaak. De kaak verslapt en de tong kan naar achter zakken waardoor een obstructie van de ademweg ontstaat.

INDICATIES

- Afwezigheid van controle over de tong- en onderkaakmusculatuur bij een patiënt met een spontane ademhaling én een bewustzijnsvermindering.
- Uitzuigen van de mond/keelholte bij patiënt met een bewustzijnsvermindering.
- De ademweg kan niet vrij worden gehouden zonder chin lift of jaw thrust.
- Mond-op-mond- of masker-ballonbeademing.
- Als wig bij patiënten die op de beademingstube bijten.

CONTRA-INDICATIES
- Patiënt is onvoldoende buiten bewustzijn of gesedeerd en accepteert de Mayo-tube niet.
- Ziektebeeld waarbij kans op een laryngospasme bestaat.

BENODIGDE MATERIALEN
- Uitzuigmateriaal.
- Juiste maat Mayo-tube. De maatvoering aan de hand van de leeftijd loopt globaal zoals staat aangegeven in tabel 5.1.

Tabel 5.1 Maatvoering Mayo-tube

leeftijd	maat
prematuur	000
neonaat	00
zuigeling	0
1-3 jaar	1
3-8 jaar	2
groot kind, kleine volwassene	3
gemiddelde volwassene	4
grote volwassene	5/6

VOORBEREIDINGEN
1 Tref de voorbereidingen zoals beschreven in de inleiding van dit boek.
2 Zuig de mondkeelholte schoon zoals beschreven in procedures 8 en 9.
3 Neem een Mayo-tube die past tussen oorlel en mondhoek (zie figuur 5.1).
4 Maak de Mayo-tube vochtig of gebruik een wateroplosbaar glijmiddel.

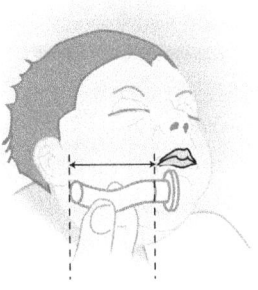

Figuur 5.1 *Bepaling van juiste maat Mayo-tube bij een baby.*

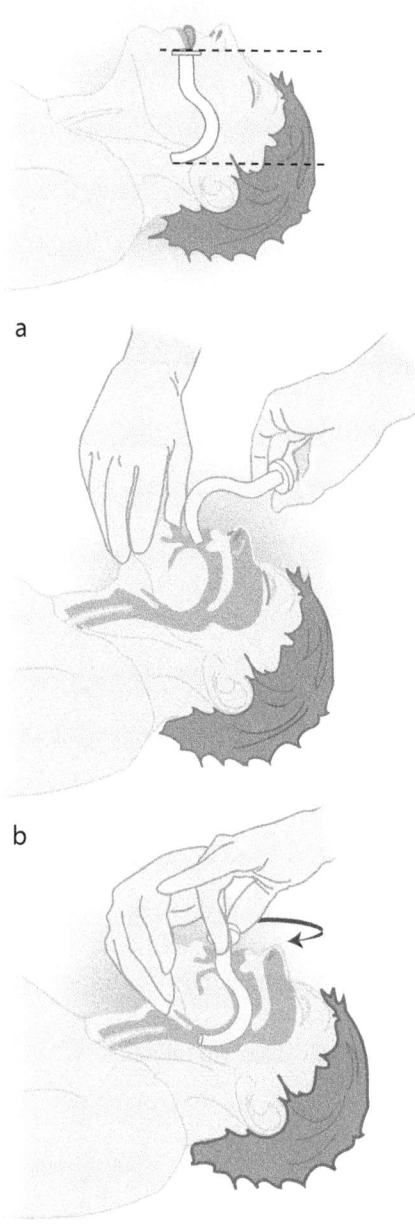

Figuur 5.2a-c *Inbrengen van de Mayo-tube bij een volwassene volgens de eerste methode.*

UITVOERING
1 Breng de Mayo-tube in, wat op twee manieren kan:
   – Open de mond met een chin lift. Breng de Mayo-tube in de mond met de holle kant naar de bovenkaak toe. Wanneer het uiteinde van de tube de pharynx raakt, wordt de tube 180 graden gedraaid. De tip ligt nu over de tongbasis heen (zie figuur 5.2 a t/m d).
   – Open de mond door op de onderkaak te drukken. Gebruik een spatel om de tong naar beneden en naar voren te bewegen. Breng de Mayo-tube in met de bolle kant naar de bovenkaak en schuif deze verder over de tongbasis.
2 Controleer of de Mayo-tube goed ligt: de tanden rusten op het verharde gedeelte, de flens ligt tegen de lippen.
3 Controleer of de Mayo-tube doorgankelijk is door te kijken, te luisteren en te voelen of de ademweg nu vrij is (zie procedure 1).

UITVOERING BIJ EEN ANDERE LEEFTIJDSGROEP/AFWIJKENDE ANATOMIE
Bij zuigelingen en kleine kinderen is het verhemelte nog niet volgroeid. Breng de Mayo-tube dan volgens de tweede methode in. Schade aan het zachte verhemelte wordt dan voorkomen.

AANDACHTSPUNTEN BIJ UITVOERING
Bij een patiënt met verdenking van nekletsel wordt de Mayo-tube onder manuele fixatie van het hoofd geplaatst.

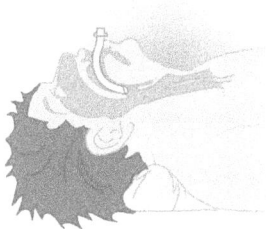

Figuur 5.2d De Mayo-tube is ingebracht.

COMPLICATIES
- Ademwegobstructie.
- Laryngospasme.
- Verslikken en braken.
- Hoesten.
- Beschadiging lippen, tanden, tong en slijmvlies.

GEBRUIKTE LITERATUUR
- Turner NM, Vught AJ van. Advanced Paediatric Life Support. Nederlandse editie. Maarssen: Elsevier gezondheidszorg; 2004.
- McSwain NE. PHTLS. Nederlandse uitgave. Maarssen: Elsevier gezondheidszorg; 2003.
- York Clark D. Procedure 5, Oral Airway Insertion. In: Proehl JA. Emergency Nursing. St Louis: Saunders Elsevier; 2008.

6 Het inbrengen van een nasopharyngeale airway (NPA)

W. Breeman, M-ANP, Verpleegkundig Specialist Acute Zorg, Ambulance- en Heli-MMT-verpleegkundige

DOEL VAN DE HANDELING
De ingebrachte nasopharyngeale airway zorgt voor een vrije ademweg.

ANATOMIE
Een bewusteloze patiënt of een patiënt met een verlaagde score op de Glascow Coma Schaal heeft kans op een bedreigde ademweg, doordat de controle over de kaak- en tongmusculatuur minder is.

INDICATIES
- Patiënten met een bedreigde ademweg.
- Afwezigheid van controle over de tong- en kaakmusculatuur.
- Verlaagd bewustzijn, niet op basis van een neurotrauma.
- Met name geschikt als patiënten een Mayo-tube of Guedell niet accepteren.
- Als hulpmiddel bij masker-ballonbeademing.

CONTRA-INDICATIES
- De nasopharyngeale airway wordt niet ingebracht bij patiënten met (een reële verdenking van) een schedelbasisfractuur, dus bij een verlaagd bewustzijn ten gevolge van een neurotrauma.
- Verhoogd risico op epistaxis (bijvoorbeeld bij doorgeschoten antistollingbeleid of voorgeschiedenis met frequente epistaxis zoals bij ziekte van Rendu-Osler of maligniteit in de neus).

BENODIGDE MATERIALEN
- Juiste maat nasopharyngeale airway (indicatie: man: 7 charrière; vrouw: 6 charrière).
- Wateroplosbaar glijmiddel.
- Xylomethazoline neusspray 0,1%.
- Eventueel een veiligheidsspeld.

VOORBEREIDINGEN
1 Leg de patiënt op de rug.
2 Meet de afstand met de gekozen tube van neusgat tot oorlel en controleer de maat van de NPA.
3 Kies het grootst doorgankelijke neusgat.
4 Spray beide neusgaten met xylomethazoline 0,1%, zodat het slijmvlies slinkt en tevens minder bloedt.

UITVOERING
1 Smeer de tube in met glijmiddel.
2 Duw de NPA voorzichtig in het uitgekozen neusgat, met de opening naar de laterale zijde van de neus.
3 Leid de NPA met een licht draaiende beweging over de bodem van de neus, waarbij de NPA de bocht van de neus volgt.
4 Houd de NPA verticaal; de punt van de NPA wijst naar het achterhoofd van de patiënt.
5 Voel je enige weerstand of een obstructie tijdens het inbrengen, verwijder dan de NPA en probeer het andere neusgat.

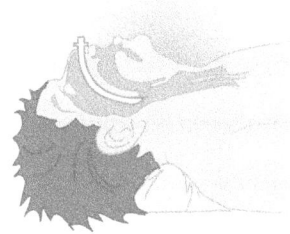

Figuur 6.1 *De ingebrachte nasopharyngeale airway (NPA).*

6 Is de NPA goed gepositioneerd: kijk, luister en voel of de ademweg vrij en doorgankelijk is (zie figuur 6.1).
7 Pas zo nodig een jaw thrust- of chin-lift-methode toe om een vrije ademweg te garanderen (zie procedure 3). Dit kan nog steeds nodig zijn naast de NPA.
8 Sommige merken NPA zijn zo ontworpen dat ze totaal in de neus kunnen verdwijnen. Het kan dan nodig zijn een veiligheidspeld aan het eind van de tube te bevestigen om dit te voorkomen.

UITVOERING BIJ EEN ANDERE LEEFTIJDSGROEP/
AFWIJKENDE ANATOMIE
- Kies een alternatieve methode of hulpmiddel om een vrije ademweg te garanderen, wanneer enige obstructie of weerstand wordt gevoeld in beide neusgaten.
- Bepaal de maat bij kinderen als volgt:
  interne diameter (mm) = leeftijd in jaren / 4 + 4.

AANDACHTSPUNTEN BIJ UITVOERING
- Wanneer je enige weerstand voelt bij het inbrengen, stop dan en probeer het andere neusgat. Wanneer je ook hier obstructie voelt, kies dan een andere methode om de ademweg vrij te houden/maken.
- Maat NPA: regelmatig wordt de diameter van de pink gebruikt als referentie voor de maat. Dit blijkt echter een inaccurate methode.

COMPLICATIES
- Neusbloedingen (30% van de gevallen).
- Wanneer de tube te lang is kan deze braken en/of een larynogospasme veroorzaken.
- Verkeerd geplaatste airway (craniaal).
- Dislocatie van de concha media met als gevolg een bloeding en mogelijk aspiratie van de concha.

GEBRUIKTE LITERATUUR
- Roberts, Hedges (eds.). Clinical Procedures in Emergency Medicine. 4th edition. Philadelphia: Saunders; 2004.
- Advanced Life Support Course Manual. 5th edition. Antwerpen: European Resuscitation Council; 2006.
- American Academy of Orthopaedic Surgeons. Nancy L. Caroline's Emergency Medicine in the Streets. 6th edition. Toronto: Jones and Bartlett Publishers; 2008.
- Roberts K, Whalley H, Bleetman A. The nasopharyngeal airway: dispelling myths and establishing the facts. Emerg Med J. 2005 Jun; 22(6): 394-6.

7 Het inbrengen van een larynxmasker

Dr. F. Grüne, anesthesioloog-intensivist

DOEL VAN DE HANDELING
Een larynxmasker of Laryngeal Mask Airway (LMA, ballon-keelmasker) wordt ingebracht bij nuchtere patiënten die spontaan ademen of beademd worden tijdens kortdurende algehele anesthesie.

ANATOMIE
Het ovale ballon-keelmasker wordt in de hypofarynx ingebracht, waarbij de opening over de trachea heen ligt. In vergelijking met de beademingstube worden de trachea en stembanden minder geprikkeld. Hoesten, heesheid en keelpijn komen minder vaak voor. Een nadeel is dat de LMA de trachea niet volledig afsluit. Aspiratie van maaginhoud blijft dus mogelijk. De LMA wordt in meerdere maten geleverd:
- 4-6 voor mannen;
- 3-4 voor vrouwen;
- 2-3 voor kinderen of kleine volwassenen;
- 1-2 voor baby's;
- 1 voor neonaten.

Er zijn verschillende modellen van een LMA:
- LMA classic(tm);
- LMA gewapend (RLMA(tm) - Reinforced Laryngeal Mask Airway);
- LMA Fastrach(tm) met intubatiemogelijkheid;
- LMA Supreme(tm), LMA-Unique(tm) en LMA-ProSeal(tm), met drainagebuis voor een maagsonde;
- i-gel®.

INDICATIES
- Korte ingrepen onder algehele anesthesie.
- Alternatieve toegang bij een moeilijke luchtweg (anatomisch, traumatisch, infectieus, neoplastisch).

CONTRA-INDICATIES
- Patiënten met verhoogd risico op aspiratie:
  - niet-nuchtere patiënten;
  - patiënten met een acute buik;
  - patiënten met bewustzijnsverlies;
  - zwangere patiënten;
  - adipositas per magna.
- Oropharyngeaal trauma.
- Beademen met hoge beademingsdrukken.

BENODIGDE MATERIALEN
- Monitor (hartfrequentie, tensie, ademfrequentie, saturatie, capnografie, 12-kanaals-ECG).
- Ambuballon of waterset met masker aangesloten op zuurstofbron.
- Beademingsapparatuur.
- Pijnstiller: bijvoorbeeld Fentanyl 1,5-2 µg/kg.
- Hypnoticum: bijvoorbeeld Propofol 1,5-2,5 mg/kg.
- LMA in verschillende maten (zie figuur 7.1).
- Wateroplosbaar glijmiddel.
- 30-cc-luerlockspuit.
- Fixatiemateriaal: pleister, tubelint.

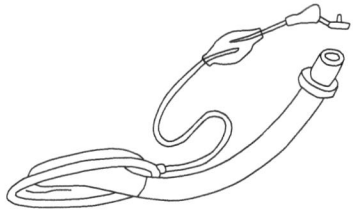

Figuur 7.1 *Het larynxmasker.*

- Uitzuigmateriaal met een grote diameter zoals Yankauer.
- Maagsonde.

Indien nodig, materiaal voor intubatie:
- Laryngoscoop met bladen 2/3/4.
- Endotracheale tube maat 7-8.
- Spierverslapper:
  - keuze A: Rocuronium 0,6 mg/kg;
  - keuze B: Succinylcholin 1 mg/kg.
- Vasoactieve geneesmidden (bij hemodynamische bijwerkingen):
  - Atropinesulfaat 0,5 mg/2ml;
  - Efedrine 50 mg/10ml.

VOORBEREIDINGEN
1 Tref de voorbereidingen zoals beschreven in de inleiding van dit boek.
2 Controleer of het infuus loopt of breng een infuus in.
3 Positioneer de patiënt in rugligging, met een kussen onder het hoofd, in 'sniffing position'.
4 Zet de uitzuigapparatuur aan, leg het materiaal naast het hoofd van de patiënt.
5 Test de cuff op lekkage.
6 Smeer de cuff in met het glijmiddel.

UITVOERING
1 Preoxygeneer de patiënt met de ambuballon of waterset en een goed passende kap met 100% O_2 en een flow > 5 l/min:
   - > 3 min;
   - > 8 diepe ademhalingen.
2 Dien pijnstiller en hypnoticum toe.
3 Open de mond met een chin lift of jaw thrust (zie figuur 7.2).
4 Breng de LMA in:
   - 'hold it like a pencil';
   - duw de LMA zacht tegen het palatum;
   - breng de LMA over de tong in de hypofarynx;
   - blaas de cuff van de LMA op. De LMA komt 1-2 cm terug waarbij de larynx naar voren wordt geduwd (zie figuur 7.3).
5 Sluit beademingsballon aan en insuffleer.
6 Ausculteer ademgeruis in het epigastrium, links apicaal, rechts apicaal, axillair lijn rechts en links. Controleer de thoraxexcursies.
7 Sluit de tube aan op de beademingsmachine en de CO_2-meter aan.
8 Controleer de beadmingsinstellingen en het eindtidal CO_2.

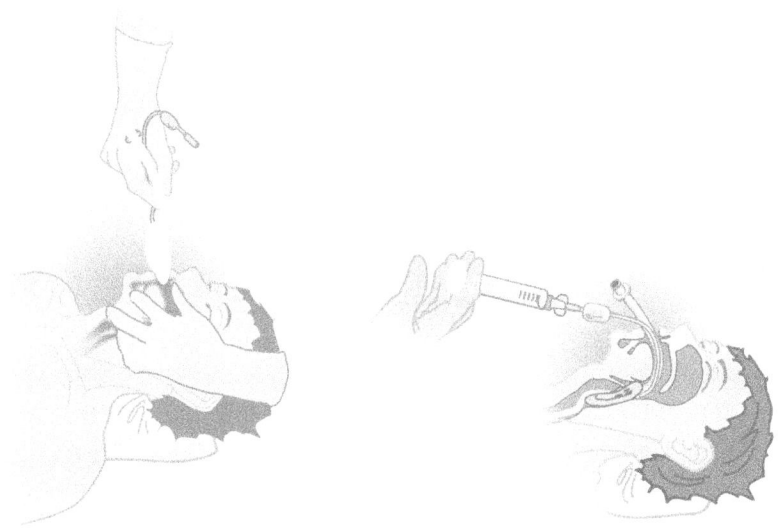

Figuur 7.2 Het inbrengen van het larynxmasker.   **Figuur 7.3** Het opblazen van de cuff.

9 Fixeer de LMA zoals beschreven in procedure 10 (Zeker/fixeer de endotracheale tube).
10 Breng een dubbellumen maagsonde in zoals beschreven in procedure 54.

UITVOERING BIJ EEN ANDERE LEEFTIJDSGROEP/
AFWIJKENDE ANATOMIE
Gebruik bij kinderen de kleinere LMA-maten.

AANDACHTSPUNTEN BIJ UITVOERING
- Verwijder de LMA bij persisterende luchtlekkage en breng deze opnieuw in. Overweeg een andere maat of model. Overweeg endotracheale intubatie na de derde inbrengpoging van de LMA.
- Bij aspiratie en het ontwikkelen van toxisch longoedeem moeten de volgende stappen worden overwogen:
  - intubatie;
  - endotracheaal uitzuigen;
  - bronchoscopie;
  - bloedgasanalyse;
  - thoraxfoto;
  - antibiotica-therapie pas bij luchtweginfectie.

COMPLICATIES
- Luchtlekkage langs de cuff.
- Aspiratie.
- Keelpijn.
- Tandschade.
- Keel- en/of hypofarynx-trauma.
- Larynx- en/of bronchospasme.
- Bradycardie (door vagusstimulatie).
- Hemodynamische instabiliteit (bijwerking anesthesie-inductie met sympaticolyse).

GEBRUIKTE LITERATUUR
- Langeron O, Amour J, Vivien B, Aubrun F. Clinical review: management of difficult airways. Crit Care 2006; 10: p. 243. PMID 17184555.
- Cook TM, Lee G, Nolan JP. The ProSeal Laryngeal Mask Airway: a review of the literature. Can J Anaesth 2005; 52: p. 739-760. PMID 16103390.
- Rosenblatt WH. Airway management. In: Barash PG, Cullen BF, Stoelting RK (eds.). Clinical Anesthesia. 2006; 5th edition. LWW. Philadelphia, USA. Chapter 22. p. 595-642.
- Brimacombe R, Brain AIJ, Berry A. The Laryngeal Mask Airway: A Review and Practice Guide. Philadelphia, Pa: Saunders; 1997: p. 216-277.
- Neilipovitz DT, Crosby ET. No evidence for decreased incidence of aspiration after rapid sequence induction. Can J of Anesth 2007; 54: p. 748-764. PMID: 17766743.
- LMA North America, Inc. St. Diego, CA, USA.
  URL: www.lmaco.com/products.php. Distributie door The Surgical Company BV, België. URL: www.surgcomp.com.

8   Het uitzuigen van de mond-keelholte via de mond

W. Breeman, M-ANP, Verpleegkundig Specialist Acute Zorg, Ambulance- en Heli-MMT-verpleegkundige

DOEL VAN DE HANDELING
Verwijderen van vloeibare en vaste voorwerpen uit de mond-keelholte.

INDICATIES
Bloed, slijm, braaksel of corpus alienum in de mond-keelholte van patiënten die niet in staat zijn dit zelf te verwijderen.

CONTRA-INDICATIES
Epiglottitis (bij kinderen).

BENODIGDE MATERIALEN
- Uitzuigunit (mechanisch, gasdruk of handbediend).
- Starre zuigbuis met grote diameter ('tonsil-tip' zoals de Yankauer-zuigbuis).
- Uitzuigkatheters in diverse maten.
- Water of fysiologisch zout.
- Eventueel connector tussen zuigbuis of katheter en zuigslang.
- Eventueel hartfrequentie- en zuurstofsaturatiemonitoring.

VOORBEREIDINGEN
1. Controleer de zuigunit op zuigcapaciteit: zet de unit aan, plaats vinger op de zuigslang en controleer op vacuümwerking en lekkage (maximale zuigkracht < 100 mmHg).
2. Monteer de juiste maat zuigbuis of juiste maat zuigkatheter en eventueel een tussenstuk.
3. Controleer de zuigunit door wat water of fysiologisch zout op te zuigen.
4. Maak in de acute setting, waarbij het gevaar van aspiratie dreigt, bij voorkeur gebruik van een grote starre zuigbuis, zoals een Yankauer.

UITVOERING
1. Positioneer jezelf bij voorkeur aan het hoofdeinde van het bed of de brancard.
2. Leg de patiënt indien mogelijk in rugligging of glooiende houding met het hoofd in 'sniffing position'.
3. Open met je duim en middelvinger de mond van de patiënt.
4. Maak de buis of katheter vochtig met water of fysiologisch zout.
5. Breng de buis of katheter vanaf de mondhoek niet-zuigend in.
6. Wanneer de buis of katheter in situ is, schakel het apparaat of de vacuüm aan.
7. Beweeg de buis of de katheter voorzichtig heen en weer om de mond-keelholte te reinigen.
8. Probeer weerstanden te voorkomen en pas op voor beschadigingen van de mond-keelholte.
9. Verwijder de buis of katheter terwijl je intermitterend zuigt om beschadigingen van het slijmvlies te voorkomen.
10. Dien zuurstof toe zoals beschreven in procedure 23.

UITVOERING BIJ EEN ANDERE LEEFTIJDSGROEP/
AFWIJKENDE ANATOMIE
- Preoxygeneer indien mogelijk.
- Met name bij kinderen en baby's treedt snel hypoxie op, zuig niet langer dan tien seconden achtereen uit.
- Bij een kind met een verdenking van epiglottitis is uitzuigen gecontra-indiceerd. Uitzuigen kan dan een volledige ademwegobstructie veroorzaken.
- Zuig baby's via de wangzak uit.
- Beperk bij deze groep patiënten de zuigduur en dien zuurstof toe.

AANDACHTSPUNTEN BIJ UITVOERING
- Zuig niet meer dan vijftien seconden achtereen in verband met optredende hypoxie.
- Monitor indien mogelijk de zuurstofsaturatie en hartfrequentie.
- Bij diep tracheaal, langdurig of herhaaldelijk uitzuigen bestaat de kans dat surfactant weggezogen wordt. Met name bij patiënten met longoedeem (bijvoorbeeld drenkelingen, intoxicaties, asthma cardiale, inhalatietrauma) dient de noodzaak tot uitzuigen steeds afgewogen te worden.
- Wanneer de procedure moet worden herhaald: wacht bij voorkeur drie minuten en dien zuurstof toe.
- Controleer de opvangpot, deze is vaak eerder vol dan je verwacht.

COMPLICATIES
- Hypoxie.
- Beschadiging mond-keelholte.
- Bloedingen van de slijmvliezen door beschadiging.
- Kokhalzen, braken, aspireren.
- Bradycardie door stimuleren van de Nervus Vagus.
- Verhoogde intracraniële druk.
- Wegzuigen surfactant.

GEBRUIKTE LITERATUUR
- Roberts, Hedges (eds.). Clinical Procedures in Emergency Medicine. 4th edition. Philadelphia: Saunders; 2004.
- Advanced Life Support Course Manual. 5th edition. Antwerpen: European Resuscitation Council; 2006.
- American Academy of Orthopaedic Surgeons. Nancy L. Caroline's Emergency Medicine in the Streets. 6th edition. Toronto: Jones and Bartlett Publishers; 2008.

- Gras T. Leerboek Handelingsschema's t.b.v. de SOSA opleiding. 3^e druk. Ambulancezorg Nederland; 2008.
- Minkler MA, Limmer DD, Mistovich JJ, Krost WS. Beyond the basics: airway management. Emerg Med Serv 2007; Jan; 36 (1): 62-7; quiz 8-9.

9 Het uitzuigen van de mond-keelholte via de neus

W. Breeman, M-ANP, Verpleegkundig Specialist Acute Zorg, Ambulance- en Heli-MMT-verpleegkundige

DOEL VAN DE HANDELING
Verwijderen van vloeibare en vaste voorwerpen uit de neus en mond-keelholte.

INDICATIES
Bloed, slijm, braaksel of corpus alienum in de mond-keelholte van patiënten die niet in staat zijn dit zelf te verwijderen en waarbij oraal uitzuigen niet mogelijk is.

CONTRA-INDICATIES
- Patiënten met (een reële verdenking van) een schedelbasisfractuur, dus bij verlaagd bewustzijn ten gevolge van een neurotrauma.
- Verhoogd risico op epistaxis (bijvoorbeeld bij doorgeschoten antistollingsbeleid of voorgeschiedenis met frequente epistaxis zoals bij ziekte van Rendu-Osler of maligniteit in de neus).
- Patiënt met een verdenking van epiglottitis.

BENODIGDE MATERIALEN
- Uitzuigunit (mechanisch, gasdruk of handbediend).
- Uitzuigkatheters diverse maten.
- Water of fysiologisch zout.
- Xylomethazoline neusspray 0,1%.
- Eventueel connector tussen zuigbuis of katheter en zuigslang.
- Eventueel hartfrequentie- en zuurstofsaturatiemonitoring.

VOORBEREIDINGEN
1 Spray beide neusgaten met xylomethazoline 0,1%, zodat het slijmvlies slinkt en tevens minder bloedt.
2 Controleer de zuigunit op zuigcapaciteit: zet de unit aan, plaats vinger op de zuigslang en controleer op vacuümwerking en lekkage (maximale zuigkracht < 100 mmHg).

3 Neem een goede maat katheter, bijvoorbeeld een 14 french voor volwassenen.
4 Monteer de zuigkatheter en eventueel tussenstuk.
5 Controleer de zuigunit door wat water of fysiologisch zout op te zuigen.

UITVOERING

1 Maak de katheter vochtig met water of fysiologisch zout.
2 Duw voorzichtig de katheter in de neus, waarbij je de bocht naar caudaal van de neus volgt.
3 Wanneer katheter in situ is, schakel het apparaat of de vacuüm aan.
4 Beweeg de katheter voorzichtig heen en weer om de mond-keelholte te reinigen.
5 Probeer weerstanden te voorkomen en pas op voor beschadigingen van de neus en mond-keelholte.
6 Verwijder de katheter terwijl je intermitterend zuigt om beschadigingen van het slijmvlies te voorkomen.
7 Spoel katheter na met water of fysiologisch zout.

UITVOERING BIJ EEN ANDERE LEEFTIJDSGROEP/
AFWIJKENDE ANATOMIE

- Kies een passende maat zuigkatheter voor kinderen, bijvoorbeeld een 8 french voor baby's en een 10 french voor kleuters.
- Met name bij kinderen en baby's treedt snel hypoxie op. Zuig niet langer dan tien seconden achtereen uit.
- Bij een kind met een verdenking op epiglottitis is uitzuigen gecontraindiceerd. Uitzuigen kan dan een volledige ademweg veroorzaken.
- Preoxygeneer indien mogelijk.
- Beperk bij deze groep patiënten de zuigduur en zorg voor re-oxygenatie.

AANDACHTSPUNTEN BIJ UITVOERING

- Zuig niet meer dan vijftien seconden achtereen in verband met optredende hypoxie.
- Monitor indien mogelijk de zuurstofsaturatie en hartfrequentie.
- Bij diep tracheaal, langdurig of herhaaldelijk uitzuigen bestaat de kans dat surfactant weggezogen wordt. Met name bij patiënten met longoedeem (bijvoorbeeld drenkelingen, intoxicaties, asthma cardiale, inhalatietrauma) dient de noodzaak tot uitzuigen steeds afgewogen te worden.

- Wanneer de procedure herhaald moet worden, wacht dan bij voorkeur drie minuten en re-oxygeneer de patiënt door extra zuurstof toe te dienen.
- Let op de opvangpot, deze is vaak eerder vol dan je verwacht.

COMPLICATIES
- Hypoxie.
- Beschadiging neusslijmvlies en mond-keelholte.
- Bloedingen van neusslijmvlies door beschadiging.
- Kokhalzen, braken, aspireren.
- Bradycardie door stimuleren van de Nervus Vagus.
- Verhoogde intracraniële druk.
- Wegzuigen surfactant.

GEBRUIKTE LITERATUUR
- Roberts, Hedges (eds.). Clinical Procedures in Emergency Medicine. 4th edition. Philadelphia: Saunders; 2004.
- Advanced Life Support Course Manual. 5th edition. Antwerpen: European Resuscitation Council; 2006.
- American Academy of Orthopaedic Surgeons. Nancy L. Caroline's Emergency Medicine in the Streets. 6th edition. Toronto: Jones and Bartlett Publishers; 2008.
- Gras T. Leerboek Handelingsschema's t.b.v. de SOSA opleiding. 3^e druk. Ambulancezorg Nederland; 2008.
- Minkler MA, Limmer DD, Mistovich JJ, Krost WS. Beyond the basics: airway management. Emerg Med Serv 2007; Jan; 36 (1): 62-7; quiz 8-9.

10   Endotracheale intubatie

W. van Ek, SEH-verpleegkundige

DOEL VAN DE HANDELING
Het doel van intuberen is om een vrije luchtweg te creëren.

ANATOMIE
Bij een endotracheale intubatie wordt een beademingstube direct in de trachea geplaatst. De endotracheale tube kan door de neus of de mond worden ingebracht. Methoden van het plaatsen zijn: visueel (met behulp van een laryngoscoop), blind (door de neus), op gevoel met de vingers (ook blind), of met behulp van een fiberscoop, een buigbare voerder of een verlichte stilet.

INDICATIES
- Voorkomen dreigende aspiratie.
- Een (dreigende) bovenste-luchtwegobstructie door trauma, corpus alienum of oedeem door allergische reactie of verbranding van de bovenste luchtwegen.
- Een bedreigde luchtweg bij een verlaagd bewustzijn (GCS 8).
- Oxygenatie bij hemodynamische instabiele patiënten in shock en tijdens resuscitatie.
- Mogelijk maken van mechanische ventilatie. Bijvoorbeeld bij een apnoe of respiratoir falen zoals: acute pneumonie, acute ernstige astmabronchiale aanval, ernstige decompensatio cordis, ARDS.
- Het toedienen van medicatie via de trachea en de luchtwegen.
- Het creëren van een directe toegang tot de bovenste luchtwegen om secreet weg te zuigen.
- Voorkomen van aspiratie tijdens maagspoelen bij een patiënt met een verlaagd bewustzijn.

CONTRA-INDICATIES
- Er zijn geen absolute contra-indicaties maar voor de intubatie moet de noodzaak goed worden overwogen bij mogelijk of bekend cervicaal letsel, bij een normale slikreflex of ernstig aangezichtsletsel.
- Epiglottis bemoeilijkt elke intubatie omdat er een potentieel gevaar is voor laryngospasme en complete luchtwegobstructie. De persoon die de intubatie gaat verrichten, dient zich af te vragen of hij voldoende capabel is of dat meer gespecialiseerde hulp nodig is voor bijvoorbeeld een tracheastoma.
- Voor alle manieren van endotracheale intubaties bestaan specifieke voorzorgsmaatregelen.

BENODIGDE MATERIALEN
- Monitor (hartfrequentie, tensie, ademfrequentie, saturatie, capnografie, 12-kanaals-ECG).
- Passende Mayo-tube.
- Beademingsballon of waterset, gemonteerd en gebruiksklaar met een passend beademingsmasker.
- Zuurstofbron (flow minimaal 10 l/min).
- Uitzuigbenodigdheden (gemonteerd en gebruiksklaar).
- Yankauer en/of uitzuigkatheter.
- Intraveneuze toegangsweg met lopend infuus.
- Medicatie voor verslapping, angstreductie en sedatie.
- Laryngoscoop met passend blad, bijvoorbeeld:
  - Mackintosh: gebogen, maat 2-4;

- Miller: recht, maat 1-4.
- Tube passend bij patiënt en reservetube een halve maat kleiner.
- Voerders passend bij de tube.
- 10-cc-spuit om de cuff op te blazen.
- Glij- en verdovingsmiddel, bijvoorbeeld lidocaïne, gel en spray,
- Magill-tang.
- Maagsonde.
- Stethoscoop.
- Tubefixatiemateriaal.
- Beademingsmachine opgebouwd en gebruiksklaar.

Indien nodig:
- PEEP-klep.
- Gebittenbakje.

Alleen op indicatie:
- Fiber bronchoscoop.
- Stilet met verlichting, bijvoorbeeld Trachlight.
- Dubbellumentube.
- Flex-tip-intubatiebladen.

VOORBEREIDINGEN
- Tref de voorbereidingen zoals beschreven in de inleiding van dit boek.
- Verwijder eventueel aanwezige gebitsprothese.
- Zuig de mond-keelholte van de patiënt schoon.
- Preoxygeneer de patiënt met 100% zuurstof met een non-rebreathing masker of met de beademingsballon en passend masker.
- Dien volgens voorschrift sedativa en relaxantia toe.
- Overweeg het fixeren van de polsen ter voorkoming van dislocatie van de tube of extubatie door de patiënt zelf.

UITVOERING
1. Intubeer de patiënt. De specifieke stappen zijn afhankelijk van de gebruikte methode (zie procedure 12).
2. Controleer de plaatsing van de tube.
   Geen enkele methode van controle is volledig betrouwbaar, daarom worden er meerdere technieken gebruikt om de positie van de tube te controleren. Direct na plaatsing of vervoer van de geïntubeerde patiënt dient er een controle plaats te vinden.
   - *Visualisatie.* Het zien inschuiven van de tube tussen de stembanden. Het probleem hierbij is dat de stembanden net voor het

inschuiven van de tube goed te zien zijn maar tijdens het inschuiven vaak uit beeld raken.
- *Capnografie.* In principe ontstaat er een CO_2-curve bij een patiënt met een adequate persfusie en ventilatie. Bij een reanimatiesetting zal er een minimale CO_2-afgifte zijn via de uitademing, ook als de tube in de juiste positie is geplaatst.
- *Maaggeluiden/thoraxexcursies.* Ausculteer bij de eerste ventilatie het maagkuiltje en kijk naar thoraxexcursies. Bij 'boerachtige' geluiden en afwezigheid van het rijzen van de thorax, wordt de tube onmiddellijk verwijderd in verband met plaatsing in de oesofagus. Na het verwijderen van de tube wordt de patiënt weer met de beademingsballon en masker gepreoxygeneerd voor de nieuwe intubatiepoging.
- *Ademgeruis.* Ausculteer beide longen ter hoogte van de midaxillaire lijn en ga na of het ademgeruis bilateraal adequaat en symmetrisch is (links is meestal iets minder).
- Bij asymmetrische thoraxexcursies kan de tube in hoofdbronchus zijn geplaatst. Trek de tube iets terug en ausculteer opnieuw. Bedenk wel dat er ook andere redenen kunnen zijn zoals: pneumo/heamatothorax, pleuravocht, atelectase etc.
- *Transilluminatie met gebruik van een verlichte style.* Als de hals ter hoogte van het cricoid oplicht na intubatie is de tube juist geplaatst.
- *Oesofagus-detectieballon.* Na plaatsing van de tube wordt er een platgedrukte ballon aan het uiteinde van de tube geplaatst. Bij contact met lucht zal de ballon zich vullen. In de trachea bevindt zich genoeg lucht en in de oesofagus niet.
- *Beademingsgevoel.* Bij het knijpen in de beademingsballon is een maag makkelijker te ventileren dan de longen. Houd er rekening mee dat een tube-obstructie, bronchospasme of spanningspneu het balloneren en ventileren moeilijker maakt.
- *Condensatie.* Het beslaan van de tube suggereert dat de tube in de trachea is geplaatst.
- *Pulse oximetrie.* De aanwezigheid van een adequate zuurstofsaturatie getuigt van een goed geplaatste tube.
- *Maaginhoud in de tube.* Geeft een plaatsing van de tube in de oesofagus weer.
- *X-thorax.* Geeft de locatie van de tube aan.

3 Zeker/fixeer de endotracheale tube. Ongewenste extubatie wordt voorkomen met een goede fixatie van de tube. Er zijn verschillende

manieren om de tube te fixeren, maar alle fixatietechnieken moeten aan de volgende punten voldoen:
- Voorkom dichtbijten van de tube met een bijtblok of Mayo-tube tussen de tanden.
- Om de mond-keelholte te kunnen verzorgen, mag deze niet volledig zijn afgesloten door bijvoorbeeld pleisters.
- Probeer heen weer bewegen van de tube te voorkomen.
- Gebruik een fixatiemethode die zo weinig mogelijk drukplekken op de huid en lippen geeft.
- Bevestig tape, veter of band rond de nek voor maximale fixatie.
- De tubediepte op de tandenrij moet zichtbaar en duidelijk gedocumenteerd zijn. Zo kan er controle van de juiste diepte van de tube plaatsvinden.
- Volg bij gebruik van commerciële hulpmiddelen de bijgeleverde instructies.
- Controleer na de fixatie de ligging van de tube.

UITVOERING BIJ EEN ANDERE LEEFTIJDSGROEP/ AFWIJKENDE ANATOMIE

1 Er bestaan verschillende methoden om juiste maat tube te berekenen, meestal gebaseerd op de leeftijd en het gewicht. De *interne diameter in millimeter* van de tube bepaalt de weerstand die de lucht door de tube heen zal ondervinden. De keuze van de juiste maat is dan ook steeds een compromis tussen de beste flow en een beschadiging van de tracheawand. Een smalle tube wordt frequenter geblokkeerd door secreties. Een bredere tube veroorzaakt meer erosies ter hoogte van de larynx en is minder comfortabel voor de patiënt. Tussen de verschillende maten bestaat een verschil van 0,5 mm. De lengte van de tube speelt geen rol, als alle tubes maar lang genoeg zijn om zowel nasaal als oraal te worden ingebracht. Een standaardconnector van 15 mm zorgt voor een perfecte aansluiting op de beademingapparatuur. Zie tabel 10.1 voor richtlijnen voor de maat van een endotracheale tube.

Andere rekenmethoden voor het bepalen van de diameter van de tube zijn:
- het berekenen aan de hand van de grootte van de pink van de patiënt;
- mannen hebben meestal een tubemaat van 7,5 - 9 mm nodig;
- vrouwen hebben meestal een tubemaat van 7 - 8 mm nodig;
- voor nasale intubatie wordt een 0,5 - 1 mm kleinere tubemaat gebruikt dan bij orale intubatie;

Tabel 10.1 Richtlijnen voor de maat van een endotracheale tube bij pasgeborenen, kinderen en volwassenen

endotracheale-tube maat (mm. interne diameter)	gewicht	zwangerschap (weken) leeftijd (maanden/jaar)
2	< 1000 g	< 28 weken
2,5	1000-2500 g	28-36 weken
2,5-3	> 2500 g	> 36 weken
3		1 maand
3,5		3 maanden
4		6 maanden
4-4,5	10 kg	1 jr
4,5-5		1,5-2
5		2-3
5,5	± 20 kg	3-5
6		6-8
6,5	± 30 kg	8-10
7	> 35 kg	> 13 jaar-volwassen vrouw
8	> 40 kg	volwassen man

- bij kinderen ouder dan één jaar wordt de volgende formule gebruikt:
  interne diameter (mm) = leeftijd in jaren / 4 + 4;
- buiten het ziekenhuis zijn in het algemeen de tubes tot 5,5 mm ongecufft.
2 De diepte van de tube hangt af de leeftijd en grootte van de patiënt. Bij een vrouw is dat gemiddeld 21 cm en bij een man 23 cm. Voor kinderen wordt de volgende formule gebruikt:
diepte endotracheale tube (cm) = binnendiameter van de tube × 3
3 Orale intubatie heeft bij kinderen de voorkeur.
4 Het nauwste gedeelte van de luchtweg bij volwassenen is de stempleet. Bij kinderen is dat subglottisch ter hoogte van het cartilago cricoidea. Bij het opvoeren van een tube in de luchtweg is het aan te raden bij weerstand (vooral in deze twee anatomische regionen) een kleinere maat tube te nemen. In principe is het verstandig om een kleine tubediameter te kiezen. Bij de intubatie van kinderen worden verschillende maten tubes klaargelegd. Het is in de praktijk vaak

noodzakelijk de gewenste diameter van de tube à vue te bepalen. Kinderen tot acht jaar worden meestal met ongecuffte tubes geïntubeerd.

5 Bij pasgeborenen en kleine kinderen is het verschil in auscultatie bij het maagkuiltje of de longen gering. Zelfs als er sprake is van plaatsing in de hoofdstam of bij een pneumothorax. Om zeker te zijn van de ligging van de tube is een thoraxfoto geïndiceerd.

6 Houd bij kleine kinderen het hoofd in neutrale positie omdat de luchtweg korter is en de tube ongecufft is. Bij bewegingen van het hoofd kan de tube meebewegen met een mogelijke extubatie als resultaat.

7 Oesofagusdetectie is bij kinderen tot één jaar, patiënten met morbide obesitas en patiënten aan het einde van een zwangerschap niet betrouwbaar.

8 Bij pasgeborenen en kleine kinderen met ritme (met output) is de controle met capnografie van CO_2 in de uitgeademde lucht om de juiste ligging van de tube te bevestigen, aan te bevelen.

COMPLICATIES
- Zie ook procedures 7, 11, 12 en 15.
- Oesophagale intubatie.
- Dislocatie van de tube.
- Schade aan tanden, slijmvliezen en stembanden

GEBRUIKTE LITERATUUR
- Boel MG, Machielse P, Lichtveld RA, Bierens JJLM. Leerboek Spoedeisende Hulp Verpleegkunde. 2[e] herziene druk, 2007. Maarssen: Elsevier gezondheidszorg; 2002.
- Meursing BTJ, Kesteren RG van. Handboek Reanimatie. 2[e] herziene druk. Utrecht: De Tijdstroom; 2004.
- URL: www.nvicv.nl.
- URL: www.reanimatie.be.

11 Rapid Sequence Induction, spoedintubatie

Dr. F. Grüne, *anesthesioloog-intensivist*

DOEL VAN DE HANDELING
Beschermen en instandhouden van de ademweg bij een patiënt met aspiratierisico. Inductie van een algehele anesthesie zonder kapbeademing.

ANATOMIE

Niet nuchtere patiënten en patiënten met bewustzijnsverlies hebben tijdens anesthesie-inductie een verhoogd risico op aspiratie bij regurgitatie van maaginhoud. Bij een Rapid Sequence Induction (RSI) of spoedintubatie wordt geen masker-ballonbeademing gegeven tussen de fase van anesthesie-inductie en intubatie. Volgens evidence-based-medicine-criteria is de effectiviteit van een RSI om een aspiratie te voorkomen niet bewezen. Aan de andere kant zijn er geen betere alternatieven.

INDICATIES

Alle patiënten met een verhoogd risico op aspiratie:
- laatste maaltijd korter dan zes uur geleden, bij een geïndiceerde intubatie;
- ileus, pylorusstenose, grote pancreascyste;
- acute buik, tractus-digestivusbloedingen;
- zwangerschap beneden de twaalf weken, de eerste 48 uur post partum, sectio caesarea;
- symptomatisch reflux, epigastrische hernia, diabetes mellitus met gastroparese, BII-maagoperatie in het verleden;
- patiënten met bewustzijnsverlies en verlies van de slik- en hoestreflex;
- traumapatiënten;
- patiënten met intoxicaties, bijvoorbeeld alcohol, en/of GCS < 8;
- extreme adipositas (BMI > 35).

CONTRA-INDICATIES

Patiënten met een moeilijke luchtweg (anatomisch, traumatisch, infectieus, neoplastisch).

BENODIGDE MATERIALEN
- Monitorbewaking (hartfrequentie, tensie, ademfrequentie, saturatie, capnografie, 12 kanaals-ECG).
- Beademingsapparatuur.
- Standaardmateriaal voor een gewone anesthesie-inductie en intubatie klaarzetten.
- Analgeticum, maak keus uit:
  - Fentanyl 2 µg/kg;
  - s-Ketamin 0,25 mg/kg.
- Hypnoticum twee keer voorbereiden, maak keus uit:
  - Etomidate 0,2-0,3 mg/kg;
  - Propofol 1,5-2,5 mg/kg;
  - Thiopental 3-5 mg/kg.

- Spierrelaxantia twee keer voorbereiden, maak keus uit:
  - Succinylcholin 1,5 mg /kg;
  - Rocuronium 1 mg/kg.
- Vasoactieve geneesmidden (bij hemodynamische bijwerkingen):
  - Atropinesulfaat 0,5 mg;
  - Efedrine 50 mg/10 ml.
- Twee keer laryngoscoop met bladen 2/3/4 en eventueel blad met flexitip.
- Diverse maten endotracheale tubes, zie procedure 10, tabel 10.1 'Richtlijnen voor de maat van een endotracheale tube bij pasgeborenen, kinderen en volwassenen'.
- Stilet (guidewire) in gewenste vorm (hockeystick) in de endotracheale tube.
- Magill-tang.
- Cuff-spuit bevestigd aan de tube.
- Fixatiemateriaal: pleister, tubelint.
- Uitzuigmateriaal met grote diameter, zoals een Yankauer.
- Eventuele maagzuurremmers:
  - Ranitidin 150 mg i.v. als korte infuus 45 min voor RSI;
  - Na-citraat 0,3 molaar, p.o. 30 ml, 15 min voor RSI.

VOORBEREIDINGEN

1 Tref de voorbereidingen zoals beschreven in de inleiding van dit boek.
2 Controleer of het infuus loopt of breng een infuus in.
3 Beoordeel de kans op een moeilijke intubatie:
  - mondopening < 3 cm;
  - intubatie-score (Mallampati, zie kader 11.1);
  - thyreomentale afstand (normaal > 7 cm);
  - nekflexie/extensie (normaal > 35 graden).
4 Positioneer de patiënt op de rug met het bovenlijf 30 graden omhoog. Of zet de brancard in 30 graden anti-Trendelenburg. De anesthesioloog neemt eventueel plaats op een bankje.
5 Leg het hoofd van de patiënt op een klein kussen in 'sniffing position'.
6 Breng eventueel al een (dubbellumen) maagsonde in en zuig de maaginhoud af.
7 Verwijder de maagsonde (kan een regurgitatie bevorderen).

Kader 11.1 Mallampati-score
Met behulp van deze score kunnen de intubatiecondities worden voorspeld. Ze berust op het kijken in de ver geopende mond en kent vier gradaties:
1 zachte verhemelte, farynxbogen en uvula zijn zichtbaar;
2 zachte verhemelte, farynxbogen zijn zichtbaar;
3 zachte verhemelte is zichtbaar;
4 geen larynxstructuren zichtbaar.

Bij een score van 3 en 4 is meestal sprake van een moeilijke intubatie.

Uit: codex medicus, vademecum voor geneeskunde en gezondheidszorg

UITVOERING
1 Preoxygeneer de patiënt met een goed passend masker en ballon:
   – 100% O_2 > 5 l/min;
   – > 3 min;
   – > 8 diepe ademhalingen.
2 Zet het uitzuigaparatuur aan, leg het materiaal naast het hoofd van de patiënt.
3 Laat assisterende cricoïddruk (Sellick-manoeuvre) uitvoeren met BURP (Backward Upward Rightward Pressure).
4 Dien anestheticum toe:
   – hypnoticum;
   – spierrelaxantia.
5 Wacht circa 60 seconden, dit is de inwerktijd van de medicatie.
6 Open de mond.
7 Voer het laryngoscoopblad met de linkerhand vanaf de rechterzijde van de mond in. Duw hierbij de tong naar de linkerzijde.
8 Plaats de tip van het blad in de vallecula en til deze op om de epiglottis à vue te krijgen.
9 Breng met de rechterhand de tube langs de rechterzijde van de mond in als de stembanden à vue zijn en schuif deze over het laryngoscoopblad tussen de stembanden door.
10 Verwijder de stilet uit de tube.
11 Voer de tube op tot circa 21-25 cm op de tandenrij.
12 Fixeer de tube met de vingers/hand.
13 Blaas de cuff op.
14 Stop de cricoïddruk.

15 Sluit beademingsballon aan.
16 Controleer de plaatsing van de tube zoals beschreven in procedure 10, onder 'Uitvoering', punt 2.
17 Sluit de tube aan op de beademingsmachine.
18 Pas zo nodig de diepte van de tube aan.
19 Zeker/fixeer de endotracheale tube zoals beschreven in procedure 10, onder Uitvoering, punt 3.
20 Breng een dubbellumen maagsonde aan zoals beschreven in procedure 54.
21 Start een onderhoudsdosering algehele anesthesie, bijvoorbeeld:
 – analgetica (Fentanyl 2-4 µg/kg/uur, repetetief);
 – hypnoticum (Propofol 5-10mg/kg/uur, continu met infuuspomp);
 – eventueel spierrelaxantia (Rocuronium 0,6 mg/kg/uur, repetetief).

UITVOERING BIJ EEN ANDERE LEEFTIJDSGROEP/
AFWIJKENDE ANATOMIE
Zie procedure 10.

AANDACHTSPUNTEN BIJ UITVOERING
- Het analgeticum kan eventueel voor het hypnoticum en de spierrelaxantia worden toegediend. Dit is afhankelijk van het ziektebeeld van de patiënt.
- De effectiviteit van cricoïddruk is tot dit moment nog niet bewezen. Overweeg bij patiënten met een moeilijke ademweg een fiberoptische intubatie.
- Gebruik geen succinylcholine bij patiënten met een parese, nierfalen (mogelijke kaliumrelease).
- Gebruik geen etomidate bij patiënten met sepsis (bij nierfalen).
- Bij aspiratie en het ontwikkelen van toxisch longoedeem moeten de volgende stappen worden overwogen:
 – intubatie;
 – endotracheaal uitzuigen;
 – bronchoscopie;
 – bloedgasanalyse;
 – thoraxfoto;
 – antibiotica-therapie pas bij luchtweginfectie.
- Als de reguliere intubatie niet lukt volg dan het Difficult Airway Algorhythm:
 – masker-ballonbeademing;
 – videolaryngoscoop, Flexitip-blad;

- intubatie-voerder (Eschmann, Cook);
- larynxmasker;
- wakkere fiberoptische intubatie;
- chirurgische luchtweg.

COMPLICATIES
- Aspiratie.
- Tandschade.
- Keel- en/of hypofarynx-trauma.
- Larynx- en/of bronchospasme.
- Bradycardie (door vagusstimulatie).
- Hemodynamische instabiliteit (bijwerking anesthesie-inductie met sympaticolyse).

GEBRUIKTE LITERATUUR
- Neilipovitz DT, Crosby ET. No evidence for decreased incidence of aspiration after rapid sequence induction. Can J Anesth 2007; 54: p. 748-764. PMID: 17766743.
- Ellis DY, Harris T, Zideman D. Cricoid pressure in emergency department rapid sequence tracheal intubations: a risk-benefit analysis. Ann Emerg Med 2007; 50: p. 653-665. PMID: 17681642.
- Rosenblatt WH. Airway management. In: Barash PG, Cullen BF, Stoelting RK (eds.). Clinical Anesthesia. 5th edition. LWW. Philadelphia, USA; 2006. Chapter 22. p. 595-642.

12 Orale intubatie

W. van Ek, SEH-verpleegkundige

DOEL VAN DE HANDELING
Een orale intubatie wordt uitgevoerd om een vrije ademweg te creëren, mechanische ventilatoire ondersteuning mogelijk te maken en om een obstructie van de luchtwegen te voorkomen.

ANATOMIE
Een patiënt met bewustzijnsvermindering of -verlies heeft minder controle over zijn tongmusculatuur en onderkaak. Hierdoor ontstaat een ademwegobstructie of mogelijkheid tot verslikking. Bij een patiënt met een respiratoire insufficiëntie zal de ademarbeid en de doderuimteventilatie toenemen en de alveolaire ventilatie afnemen.

INDICATIES
Zie procedure 10.

CONTRA-INDICATIES
- Uitgebreid aangezichtsletsel, wat endotracheaal intuberen onmogelijk maakt.
- Mogelijk of bekend cervicaal letsel.

BENODIGDE MATERIALEN
- Monitor (hartfrequentie, tensie, ademfrequentie, saturatie, capnografie, 12-kanaals-ECG).
- Passende Mayo-tube.
- Beademingsballon of waterset, gemonteerd en gebruiksklaar met een passend beademingsmasker.
- Zuurstofbron (flow minimaal 10 l/min).
- Uitzuigbenodigdheden (gemonteerd en gebruiksklaar).
- Yankauer en/of uitzuigkatheter.
- Intraveneuze toegangsweg met lopend infuus.
- Medicatie voor verslapping, angstreductie en sedatie.
- Laryngoscoop met passend blad, bijvoorbeeld:
  - Mackintosh: gebogen, maat 2-4;
  - Miller: recht, maat 1-4.
- Tube passend bij patiënt met een reservetube een halve maat kleiner.
- Voerders passend bij de tube.
- 10-cc-spuit om de cuff op te blazen.
- Glij- en verdovingsmiddel, bijvoorbeeld lidocaïne, gel en spray.
- Magill-tang.
- Maagsonde.
- Stethoscoop.
- Tubefixatiemateriaal.
- Beademingsmachine, opgebouwd en gebruiksklaar.

Indien nodig:
- PEEP-klep.
- Gebittenbakje.

Alleen op indicatie:
- Fiber bronchoscoop.
- Stilet met verlichting, bijvoorbeeld Trachlight.
- Dubbellumentube.
- Flex-tip-intubatiebladen.

VOORBEREIDINGEN

1. Tref de voorbereidingen zoals beschreven in de inleiding van dit boek.
2. Leg patiënt in rugligging met het hoofd in 'sniffing position' door middel van een kussentje of handdoeken en het hoofd in extensie, waarbij het aangezicht een hoek van 15 graden naar achter maakt ten opzichte van de horizon. Bij verdenking van cervicaal letsel wordt er niet voor de 'sniffing position' gekozen. Het hoofd dient dan manueel gestabiliseerd te worden om bewegingen van de wervelkolom te voorkomen.
3. Verwijder eventueel aanwezige gebitsprothese.
4. Zuig de mond-keelholte van de patiënt schoon.
5. Preoxygeneer de patiënt met 100% zuurstof met een non-rebreathing masker of met de beademingsballon en passend masker.
6. Kies de juiste maat tube (zie procedure 10) en smeer deze in met glijmiddel.
7. Breng bij voorkeur een stilet in de tube en buig de tube in de gewenste vorm.
8. Controleer de cuff van de tube op lekkage.
9. Controleer de laryngoscoop.
10. Dien bij verhoogd aspiratierisico Metoclopramide toe.
11. Start met het geven van cricoïddruk (Sellick-manoeuvre).

UITVOERING

1. Pak de laryngoscoop in de linkerhand. Breng het blad over de tong met de tip in de valecula (ruimte tussen tongbasis en epiglottis) (zie figuur 12.1).

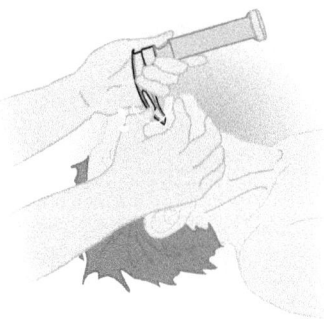

Figuur 12.1 *Inbrengen van de laryngoscoop.*

2 Verplaats de laryngoscoop in de lengterichting van het handvat van de laryngoscoop (zie figuur 12.2). Voorkom kantelen van de laryngoscoop, want dit veroorzaakt gebitsbeschadigingen.
3 Breng de stembanden à vue (zie figuur 12.3).

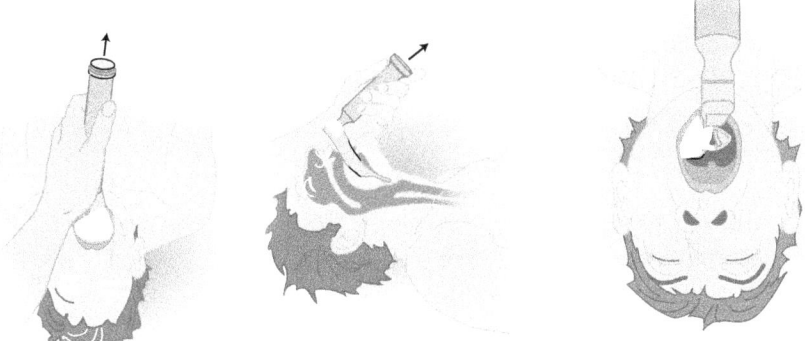

Figuur 12.2 Verplaatsing van de laryngoscoop.

Figuur 12.3 De stembanden à vue.

4 Voer de endotracheale tube tussen de stembanden door (zie figuur 12.4).
5 Verwijder de stilet of voerder uit de tube.
6 Blaas de cuff op als deze de stembanden is gepasseerd (zie figuur 12.5).
7 Hef de cricoïddruk op.

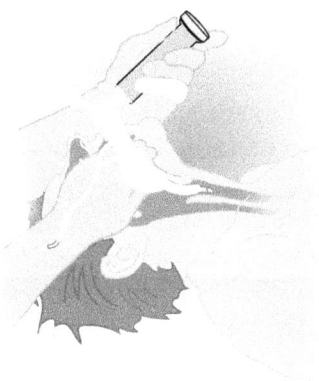
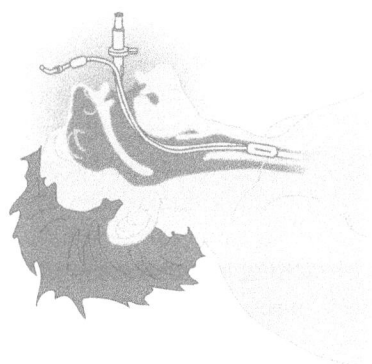

Figuur 12.4 De tube wordt tussen de stembanden ingebracht.

Figuur 12.5 Blaas de cuff op.

8 Sluit de beademingsballon aan op de tube.
9 Controleer de positie van de tube zoals beschreven in procedure 10.
10 Start masker-ballonbeademing als de endotracheale intubatie niet binnen 30 seconden lukt.
11 Plaats een Mayo-tube naast de tube ter voorkoming van bijten op de tube.
12 Fixeer de tube met fixatiemateriaal zoals beschreven in procedure 10 onder uitvoering punt 3.
13 Plaats een maagsonde.

UITVOERING BIJ EEN ANDERE LEEFTIJDSGROEP/
AFWIJKENDE ANATOMIE

Voor kinderen gelden de volgende aandachtspunten:
- Bij een kind is het hoofd relatief groot. De onderkaak is klein en de tong is groot.
- Bij kinderen tot tien jaar is de larynx nauwer en korter dan bij een volwassene, terwijl de epiglottis relatief langer, slap en U-vormig is. Bovendien hangt deze vaak over de ingang van de larynx en belemmert het zicht op de stembanden.
- De larynx ligt bij kinderen hoger en meer anterieur in de keel en de hoek is scherper dan bij volwassenen. De intubatie van een kind vraagt dus specifieke vaardigheden. Om de intubatie te vereenvoudigen wordt een laryngoscoop met een recht blad gebruikt en wordt een ongecuffte tube geplaatst. De kans op postintubatie-kroep wordt hiermee verkleind.

Voor volwassenen en kinderen gelden de volgende aandachtspunten:
- Het nauwste gedeelte van de luchtweg bij volwassenen is de stemspleet. Bij kinderen is dat subglottisch ter hoogte van het cartilago cricoidea. Bij het opvoeren van een tube in de luchtweg is het aan te raden bij weerstand (vooral in deze twee anatomische regionen) een kleinere maat tube te nemen.
- Houd de doorsnede van de tube aan de kleine kant. Bij een vrouw voldoet meestal een tube 7, bij de man is een tube 8 voldoende. Houd bij intubatie van kinderen verschillende maten tubes gereed, omdat in de praktijk vaak blijkt dat de noodzakelijke diameter van de tube het best à vue is te bepalen.
- Zie procedure 10 voor het berekenen van de juiste diameter en lengte van de tube.

- Gebruik bij een afwijkende anatomie door bijvoorbeeld tumoren, zwelling of eerdere operaties eventueel een flexibele endoscoop of track-light.

AANDACHTSPUNTEN BIJ UITVOERING
- In tegenstelling tot hypercapnie kan een hypoxemie binnen enkele minuten dodelijk verlopen. Hypercapnie en een extreme respiratoire acidose kunnen zeer lang worden verdragen. Een COPD-patiënt met een ernstige hypoxemie mag dus nooit zuurstof worden onthouden uit angst voor een depressie van het ademcentrum. In iedere acute situatie met een hypoxemie moet altijd O_2 worden toegediend via een neuskatheter of masker.
- Er is een groot verschil tussen de diep hypoxische bewusteloze patiënt die zonder enige vorm van anesthesie, sedatie of anxiolyse per acuut geïntubeerd en beademd dient te worden of de nog aanspreekbare patiënt. Een endotracheale intubatie is bij een aanspreekbare patiënt een fysiek en psychisch belastende medische ingreep die niet zonder medicamenteuze ondersteuning kan geschieden. Geen anesthesie of inadequate anesthesie maakt het uiterst lastig om de tube endotracheaal te positioneren en heeft voor de patiënt een aantal uiterst negatieve gevolgen.
- Anesthesie met relaxatie is in principe met een veelheid aan middelen te realiseren. Propofol® en Etomidaat® zijn, gecombineerd met een dosis Fentanyl®, goede middelen om de patiënt in slaap te brengen. Daarnaast bestaat er een scala aan spierverslappers. Uit veiligheidsoverwegingen kan men primair het beste kiezen voor Rocuronium®, omdat dit de kortste werkingsduur heeft van de niet-depolariserende spierverslappers. Succinylcholine® is een redelijk depolariserend alternatief. Bij dit middel kan een kaliumrelease ontstaan bij patiënten die langdurig zijn geïmmobiliseerd (trauma, spierziekten) of bij grote weefselbeschadigingen zoals verbrandingen, met kans op ernstige hartritmestoornissen.
- Er zijn meerdere typen laryngoscopen beschikbaar. Grofweg kan men kiezen uit twee hoofdtypen. Met het blad, volgens Macintosh, gekromd en het type volgens Magill (Miller) waarbij het laryngoscoopblad recht is. Afhankelijk van de grootte van de patiënt kunnen bladen van verschillende grootte aan het handvat worden bevestigd.
- Het instellen van een te groot ademminuutvolume bij een acute respiratoire acidose leidt tot een snelle daling van de $PaCO_2$. Dit leidt in de praktijk bijna altijd tot hypotensie. Het gebruik van vaatverwijdende sedativa en het eventueel optreden van intrinsiek positief eind-expiratoire druk (PEEPi) dragen hier eveneens toe bij. Dit kan

grotendeels worden voorkomen door de beademing met een laag ademminuutvolume te starten en dit op geleide van de $PaCO_2$ of de $EtCO_2$ verder te verhogen.
- Shock is soms een uitstekende indicatie voor intubatie en mechanische beademing, doch de afname van de preload door de verhoogde intrathoracale druk kan leiden tot een verdere daling van de bloeddruk en vermindering van het zuurstoftransport.
- Wordt er een zeer moeilijke intubatie verwacht, dan kan worden overwogen om de tube te plaatsen zonder de patiënt te sederen. De patiënt behoudt dan zijn luchtwegreflexen en blijft spontaan ademen tot de intubatie geslaagd is. Een dergelijke techniek kan bijvoorbeeld gebruikt worden bij patiënten met een luchtwegtumor, bij faciaal trauma of bij immobiliteit van de cervicale wervelkolom. De techniek vraag meer tijd en biedt meer ongemakken voor de patiënt. Voordelen van een intubatie bij een niet-gesedeerde patiënt:
  - de natuurlijke luchtweg blijft behouden;
  - er blijft voldoende spiertonus behouden om de belangrijke structuren van de bovenste luchtweg van elkaar gescheiden en beter herkenbaar te houden;
  - het naar voren bewegen van de larynx door inductie en curarisatie wordt vermeden.

COMPLICATIES
- Zie ook procedures 10, 11 en 15.
- Hypoxie.
- Ritmestoornissen.
- Oesophagale intubatie.
- Intubatie van de rechter hoofdbronchus.
- Larynxoedeem of -spasme.
- Braken en aspiratie van braaksel.
- Beschadiging van tanden, lippen en kaken.
- Ontstaan van slijmvliesbeschadigingen van mond-keelholte.

GEBRUIKTE LITERATUUR
- Boel MG, Machielse P, Lichtveld RA, Bierens JJLM. Leerboek Spoedeisende Hulp Verpleegkunde. 2^e herziene druk, 2007. Maarssen: Elsevier gezondheidszorg; 2002.
- Meursing BTJ, Kesteren RG van. Handboek Reanimatie. 2^e herziene druk. Utrecht: De Tijdstroom; 2004.
- URL: www.nvicv.nl.
- URL: www.reanimatie.be.

13 Naaldconiotomie

I.M. Spaans, praktijkopleider SEH

DOEL VAN DE HANDELING
Zuurstoftoediening bij een patiënt waar masker-ballonbeademing of intubatie niet mogelijk is.

ANATOMIE
Bij een patiënt bij wie de ademweg niet kan worden vrijgemaakt, moet een alternatieve ademweg worden gecreëerd. Met een 14-gauge-infuusnaald kan door het cricothyroïde membraan de trachea worden aangeprikt. Via dit uiterst dunne lumen kan intermitterend met een hoge flow zuurstof worden toegediend. Positieve drukbeademing met een ballon door dit kleine lumen is niet mogelijk. Na de naaldconiotomie dient binnen tien tot twintig minuten een definitieve ademweg te worden gecreëerd.

INDICATIES
(Sub)totale ademwegobstructie waarbij masker-ballonbeademing of intubatie niet mogelijk is, 'cannot intubate cannot ventilate'. Zoals bij:
- bovenste luchtwegobstructie door:
  - vreemd voorwerp,
  - anafylactische reactie,
  - oedeem,
  - inhalatietrauma of verbranding;
- niet lukken van intubatiepoging(en) ondanks optimale omstandigheden;
- ernstige aangezichtsletsels;
- anatomische afwijkingen;
- ernstige mond- en keelbloedingen.

CONTRA-INDICATIES
Dit is een levensreddende handeling waarvoor geen contra-indicaties bestaan. Houd wel rekening met het volgende:
- patiënt is onvoldoende buiten bewustzijn of gesedeerd en accepteert de handeling niet;
- ziektebeeld waarbij kans op een laryngospasme bestaat;
- hematomen of infectie van het halsgebied;
- pre-existente tumoren en stricturen;
- eerdere operaties en/of bestralingen in het halsgebied;
- extra voorzichtigheid is geboden bij een hematologische aandoening of stollingsstoornissen.

BENODIGDE MATERIALEN
- Monitorbewaking (hartfrequentie, tensie, ademfrequentie, saturatie).
- Infuus/infuusmateriaal.
- Desinfectiemiddel en gazen.
- 10-cc-spuit.
- 14-gauge-infuusnaald.
- Driewegkraantje met open zijkraantje en daarop aangesloten een zuurstofslang.
- Zuurstofbron.
- Uitzuigapparatuur.
- Pleister.

VOORBEREIDINGEN
1 Tref de voorbereidingen zoals uitgewerkt in de inleiding van dit boek.
2 Breng een intraveneuze toegangsweg aan/check de doorgankelijkheid.
3 Houd uitzuigapparatuur stand-by.
4 Plaats de 10-cc-spuit op de 14-gauge-infuusnaald.
5 Leg, als er geen contra-indicatie bestaat, het hoofd en de nek in hyperextensie.
6 Desinfecteer het halsgebied.

UITVOERING
1 Stabiliseer de larynx en de trachea met de duim en wijsvinger van de niet-dominante hand.
2 Palpeer de middellijn van de nek van boven naar beneden met de wijsvinger van de niet-dominante hand. Tussen het schildkraakbeen en het cricoïd bevindt zich het cricothyreoïde membraan (zie figuur 13.1).

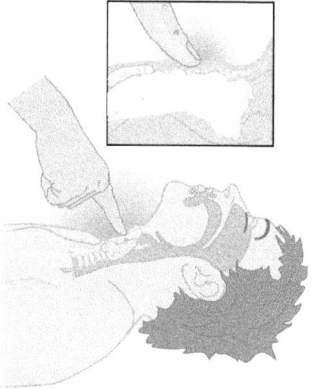

Figuur 13.1 *Plaatsbepaling cricothyroïde membraan.*

3 Zet de 14-gauge-infuusnaald in een hoek van 45 graden richting caudaal in de middellijn op het cricothyroïde membraan.
4 Breng de infuusnaald aspirerend in. Zodra de naald in de trachea belandt, wordt er lucht aangezogen (zie figuur 13.2).

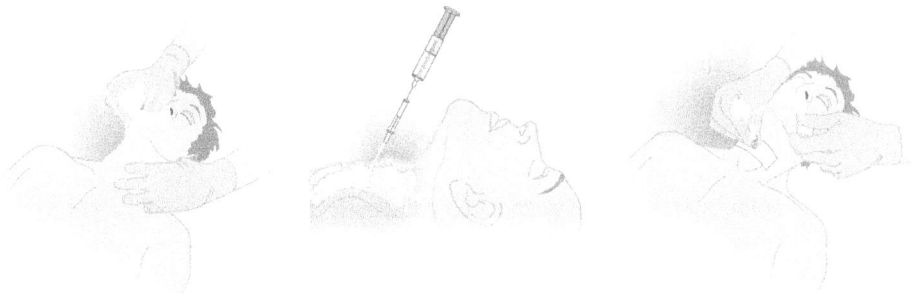

Figuur 13.2 Naaldconiotomie.

Figuur 13.3 Zuurstoftoediening via naaldconiotomie.

5 Voer de infuusnaald nog 1 cm op.
6 Voer de canule op in de trachea terwijl de naald uit de canule wordt getrokken.
7 Controleer de plaatsing van de canule door nogmaals lucht te aspireren.
8 Fixeer de canule met de niet-dominante hand.
9 Sluit het driewegkraantje met zuurstofslang en zuurstofbron aan op de canule. Probeer een zo hoog mogelijke flow toe te dienen.
10 Sluit om de vijf seconden het zijkraantje één seconde af met de duim. De thorax kan omhoogkomen tijdens deze fase (zie figuur 13.3).
11 Verwijder de duim van het zijkraantje en laat de patiënt vier seconden uitademen. Houd er rekening mee dat de (passieve) expiratiefase langer duurt dan de inspiratiefase.
12 Ausculteer ademgeruis en controleer of de saturatie stijgt.
13 Fixeer de infuuscanule met een pleister, stabiliseer de canule continu met de hand zodat deze niet afknikt.
14 Blijf op deze manier zuurstof toedienen totdat een definitieve ademweg is aangelegd.

UITVOERING BIJ EEN ANDERE LEEFTIJDSGROEP/
AFWIJKENDE ANATOMIE

Voor kinderen gelden de volgende aandachtspunten:
- Gebruik bij kinderen een 14-gauge-infuusnaald.
- De O_2-flow voor kinderen is gelijk aan de leeftijd in jaren. Zorg voor een minimale beweging van de thorax om barotrauma te voorkomen.
- Verhoog de flow met 1 liter/minuut totdat minimale thoraxbewegingen zichtbaar zijn, als de thorax niet omhoog komt.
- Houd een expiratietijd van vier seconden aan.

Bij ouderen is hyperextensie van de nek niet altijd mogelijk. Gebruik eventueel extra padding onder de schouders om dit te bewerkstelligen.

AANDACHTSPUNTEN BIJ UITVOERING

Overweeg de plaatsing van meerdere canules na het inbrengen van de eerste canule.

COMPLICATIES
- Bloeding of hematoomvorming.
- Perforatie van de achterwand van de trachea en de oesofagus.
- (Spannings)pneumothorax.
- Subcutaan of mediastinaal emfyseem.
- Obstructie door aspireren van bloed, secreet en braaksel.
- Afknikken canule.
- Barotrauma.
- Hypercapnie, hypoxie.
- Apnoe en verminderd bewustzijn.
- Hemodynamische en cardiale instabiliteit.
- Subglottis oedeem of stenose.
- Cellulitis.

GEBRUIKTE LITERATUUR
- Turner NM, Vught AJ van. Advanced Paediatric Life Support. Nederlandse editie. Maarssen: Elsevier gezondheidszorg; 2004.
- McSwain NE. PHTLS. Nederlandse uitgave. Maarssen: Elsevier gezondheidszorg; 2003.
- Chan G. Procedure 16, Percutaneous Transtracheal Ventilation. In: Proehl JA. Emergency Nursing. St. Louis: Saunders Elsevier; 2008.

14 Cricothyreotomie met Quicktrach of Melker-katheter

I.M. Spaans, praktijkopleider SEH

DOEL VAN DE HANDELING
Het creëren van een alternatieve ademweg zodat ventilatie en oxigenatie kunnen worden gecontinueerd.

ANATOMIE
Bij een patiënt bij wie de ademweg niet kan worden vrijgemaakt, moet een alternatieve ademweg worden gecreëerd. Met een Quicktrach (ongecufft) of een Melker emergency cricothyreotomie katheterset (gecufft of ongecufft) kan een canule door het cricothyreoïde membraan worden ingebracht. Via deze alternatieve ademweg kan de patiënt zelfstandig ademen of worden beademd met een waterset, ambuballon of beademingsmachine. Na de kritieke fase dient een definitieve vrije luchtweg te worden gecreëerd of beademingstube te worden geplaatst.

INDICATIES
(Sub)totale ademwegobstructie waarbij masker-ballonbeademing of intubatie niet mogelijk is, 'cannot intubate cannot ventilate'. Zoals bij:
- bovenste luchtwegobstructie door:
  - vreemd voorwerp,
  - anafylactische reactie,
  - oedeem,
  - inhalatietrauma of verbranding;
- niet lukken van intubatiepoging(en) ondanks optimale omstandigheden;
- ernstige aangezichtsletsels;
- anatomische afwijkingen;
- ernstige mond- en keelbloedingen.

CONTRA-INDICATIES
- Patiënt is onvoldoende buiten bewustzijn of gesedeerd en accepteert de handeling niet.
- Ziektebeeld waarbij kans op een laryngospasme bestaat.
- Stomp nektrauma met een verdenking op larynxtrauma.
- Eerdere operaties en/of bestralingen in het halsgebied.
- Pre-existente tumoren en stricturen.
- Trachearuptuur.
- Hematomen of infectie van het halsgebied.

- Extra voorzichtigheid is geboden bij een hematologische aandoening of stollingsstoornissen.
- Leeftijd onder de tien jaar (zie 'Uitvoering bij een andere leeftijdsgroep/afwijkende anatomie').

INBRENGEN VAN DE QUICKTRACH
BENODIGDE MATERIALEN
- Monitorbewaking (hartfrequentie, tensie, ademfrequentie, saturatie).
- Infuus/infuusmateriaal.
- Desinfectiemiddel en gazen.
- Lokaal anesthesie in spuit met naald.
- Quicktrach cricothyreotomieset voor volwassene (interne diameter 4 mm) of kind (interne diameter 2 mm).
- Ambuballon met zuurstofreservoir of waterset aangesloten op zuurstofbron met zuurstofslang.
- Beademingsfilter, hoekstuk en beademingsmachine.

VOORBEREIDINGEN
1. Tref de voorbereidingen zoals uitgewerkt in de inleiding van dit boek.
2. Breng een intraveneuze toegangsweg aan/check de doorgankelijkheid.
3. Houd uitzuigapparatuur stand-by.
4. Leg, als er geen contra-indicatie bestaat, het hoofd en de nek in hyperextensie.
5. Desinfecteer het halsgebied.
6. Geef lokaal anesthesie indien nodig.

UITVOERING
1. Palpeer de middellijn van de nek van boven naar beneden met de wijsvinger van de niet-dominante hand. Tussen het strottenhoofd en het cricoïd bevindt zich het cricothyreoïde membraan (zie afbeelding 13.1 in procedure 13).
2. Zet de Quicktrach op het membraan en prik in een hoek van 90 graden door de huid in de trachea. Indien nodig kan de huid met een scalpel geïncideerd worden.
3. Verander de naaldhoek naar 60 graden caudaal en breng de Quicktrach verder in tot aan de stopper. Door de stopper wordt de Quicktrach niet te diep ingebracht en hiermee wordt perforatie van de achterwand van de trachea voorkomen.

4 Aspireer lucht met de spuit op de Quicktrach. Dit is het teken dat de Quicktrach in de trachea ligt.
5 Verwijder de stopper.
6 Houd de naald en spuit stevig vast en voer de kunststofcanule verder op in de trachea tot de flens op de huid ligt.
7 Verwijder de naald uit de canule samen met de spuit.
8 Plaats de connectortube op de Quicktrach en plaats de ambuballon of waterset met hoekstuk en filter op de connector.
9 Blijf de Quicktrach met de hand fixeren tot definitieve fixatie is aangebracht.
10 Ausculteer het ademgeruis bij insuflatie met de ballon of tijdens een spontane ademteug met de waterset.
11 Sluit eventueel de beademingsmachine aan.
12 Plaats de cuvette van de capnometer op de canule (zie figuur 14.1). Bewaak het capnogram en de saturatie.
13 Fixeer de Quicktrach met de klittenbandtape.

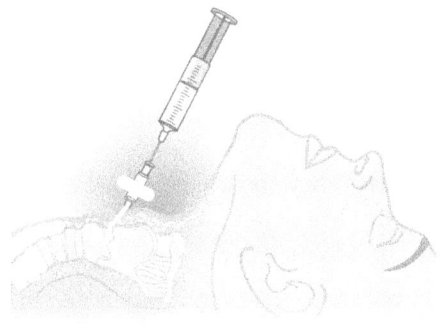

Figuur 14.1 *De Quicktrach.*

INBRENGEN VAN DE MELKER EMERGENCY CRICOTHYREOTOMIE-KATHETER

BENODIGDE MATERIALEN
- Monitorbewaking (hartfrequentie, tensie, ademfrequentie, saturatie).
- Infuus/infuusmateriaal.
- Desinfectiemiddel en gazen.
- Lokaal anesthesie in spuit met naald.
- Melker emergency cricothyreotomie-katheterset met: spuiten, naalden, guidewire, scalpel, gecuffte of ongecuffte canule (volwassene: 6 mm) met dilatator.

- Ambuballon met zuurstofreservoir of waterset aangesloten op zuurstofbron met zuurstofslang.
- Beademingsfilter, hoekstuk en beademingsmachine.

VOORBEREIDINGEN
1. Tref de voorbereidingen zoals uitgewerkt in de inleiding van dit boek.
2. Breng een intraveneuze toegangsweg aan/check de doorgankelijkheid.
3. Houd uitzuigapparatuur stand-by.
4. Leg, als er geen contra-indicatie bestaat, het hoofd en de nek in hyperextensie.
5. Desinfecteer het halsgebied.
6. Geef lokaal anesthesie indien nodig.

UITVOERING
1. Stabiliseer de larynx en de trachea met de duim en wijsvinger van de niet-dominante hand.
2. Palpeer de middellijn van de nek van boven naar beneden met de wijsvinger van de niet-dominante hand. Tussen het strottenhoofd en het cricoïd bevindt zich het cricothyreoïde membraan (zie figuur 13.1 in procedure 13).
3. Prik met de 18-gauge-inbrengnaald met spuit in een hoek van 45 graden door de huid in de trachea (zie figuur 13.2 in procedure 13).
4. Aspireer lucht met de spuit, dit is het teken dat de naald in de trachea ligt.
5. Verwijder de spuit en voer de guidewire op. Zorg dat de guidewire uit de naald blijft steken (zie figuur 14.2).
6. Verwijder de naald over de guidewire, fixeer daarbij de guidewire op de huid (zie figuur 14.3).
7. Maak met het mesje een lengte-incisie door de huid van 2-2,5 cm.
8. Voer de Melker-canule met dilatator over de guidewire op. Voor insertie van de katheter moet de guidewire uit de katheter steken (zie figuur 14.4).
9. Breng de canule in tot de flens op de huid ligt.
10. Verwijder de guidewire en de dilatator.
11. Blijf de canule met de hand fixeren tot definitieve fixatie is aangebracht (zie figuur 14.5).
12. Blaas de cuff op bij de gecuffte versie.
13. Plaats de ballon of de waterset met het hoekstuk en de filter op de canule en ausculteer het ademgeruis bij insuflatie met de ballon of tijdens een spontane ademteug met de waterset.

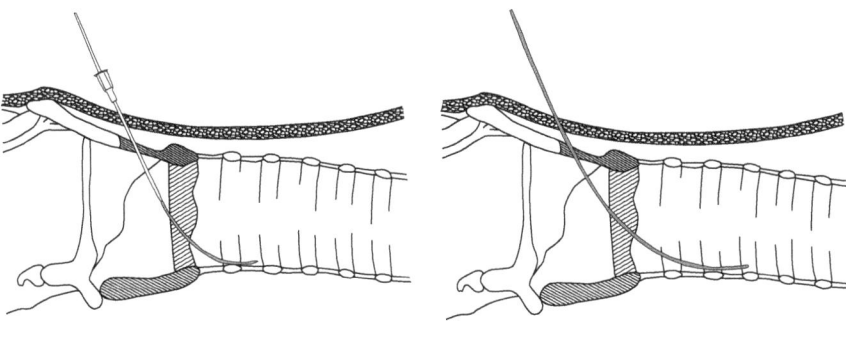

Figuur 14.2

Figuur 14.3

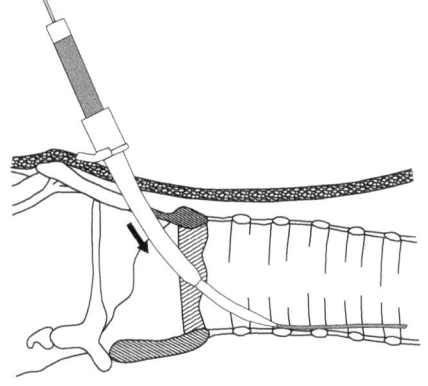

Figuur 14.4

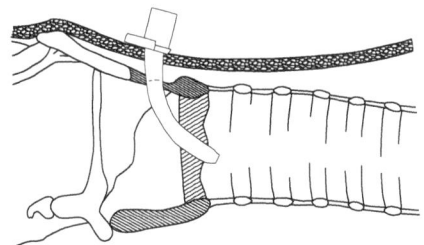

Figuur 14.5 Stappen inbrengen Melker emergency cricothyreotomie-katheter.

14 Sluit eventueel de beademingsmachine aan.
15 Plaats de cuvette van de capnometer op de canule, bewaak het capnogram. Bewaak de saturatie.
16 Fixeer de canule met klittenbandtape of tubelint.

UITVOERING BIJ EEN ANDERE LEEFTIJDSGROEP/
AFWIJKENDE ANATOMIE
Bij kinderen onder de twaalf jaar is cricothyreoïde membraan nog onvoldoende ontwikkeld, een cricothyreotomie wordt ontraden. Kies bij deze kinderen voor het inbrengen van de canule tussen de eerste en tweede of tweede en derde trachearing óf voor een naaldconiotomie. Voor kinderen boven de twaalf jaar jaar zijn een kleine maat Quick-trach en een (ongecuffte) Melker emergency crycothyrotomie-katheterset beschikbaar.

AANDACHTSPUNTEN BIJ UITVOERING
Bij een adipeuze nek dient na het verwijderen van de stopper de Quicktrach samen met de naald en spuit verder te worden opgevoerd totdat er lucht kan worden geaspireerd. Daarna kunnen de naald en de spuit worden verwijderd.

COMPLICATIES
- Bloeding of hematoomvorming.
- Perforatie van de achterwand van de trachea en de oesofagus.
- Beschadiging van omliggende weefsels door aanprikken van strottenhoofd, schildklier of grote vaten.
- Pneumothorax en/of ontstaan hematothorax.
- Subcutaan of mediastinaal emfyseem.
- Obstructie door aspireren van bloed, secreet en braaksel.
- Afknikken canule.
- Barotrauma.
- Hypercapnie, hypoxie.
- Hemodynamische en cardiale instabiliteit.
- Subglottis-oedeem of stenose.
- Verlamming stembanden, heesheid, stemverandering.
- Tracheaoesofagale fistel, tracheomalacie.

GEBRUIKTE LITERATUUR
- Turner NM, Vught AJ van. Advanced Paediatric Life Support. Nederlandse editie. Maarssen: Elsevier gezondheidszorg; 2004.
- Gebruiksaanwijzing Quicktrach. VBM Medizintechnik GmbH.
- Bowman A. Procedure 15, Cricothyrotomie. In: Proehl JA. Emergency Nursing. St. Louis: Saunders Elsevier; 2008.

15 Het inbrengen van een dubbellumentube

G. van der Vecht-Kroeze, senior ICU-verpleegkundige

DOEL VAN DE HANDELING
Met een dubbellumentube is het mogelijk om beide longen onafhankelijk van elkaar te ventileren. Dit maakt het mogelijk de gasuitwisseling te optimaliseren.

ANATOMIE
Een duidelijke unilaterale (eenzijdige) afwijking of een bilaterale (tweezijdige) ongelijk verdeelde longpathologie kan leiden tot een onvoldoende toereikende beademing via een gewone beademingstu-

be. Met een dubbellumentube worden de rechterlong tracheaal en de linkerlong bronchiaal beademd (zie figuur 15.1).

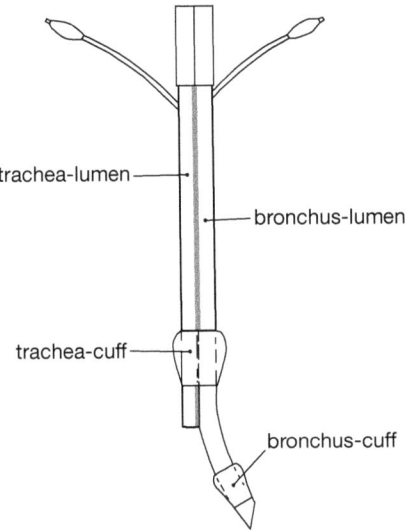

Figuur 15.1 Linker dubbellumentube.

INDICATIES
- Selectieve bescherming van de luchtwegen bij massale unilaterale longbloeding.
- Het garanderen van gaswisseling bij grote unilaterale bronchopleurale fistels.
- Het verbeteren van levensbedreigende gaswisselingsstoornissen door unilaterale parenchym-aandoeningen, zoals bij aspiratie, longcontusie, pneumonie, massale unilaterale embolus, atelectase en asymmetrisch longoedeem.
- Unilaterale airflowobstructie, zoals bij bronchusobstructie en tumorcompressie.

CONTRA-INDICATIES
Medisch zinloos handelen.

BENODIGDE MATERIALEN
- Algemene intubatiematerialen zoals benoemd in procedure 10.
- Twee keer 10-cc-spuit.
- Linker dubbellumentube (zie figuur 15.2) en bijbehorende connectors.
- Fixatiemateriaal.
- Y-stuk.
- Twee keer beademingsmachine.
- Twee keer bevochtiger of twee keer bacteriefilter.
- Twee keer CO_2-meter.
- Twee keer zuurstofklok.
- Twee keer beademingsballon.
- Uitzuigapparatuur.
- Uitzuigkatheters, indien mogelijk specifiek voor de dubbellumentube (langer en/of voorgevormd).
- Rood en blauw afplakband.

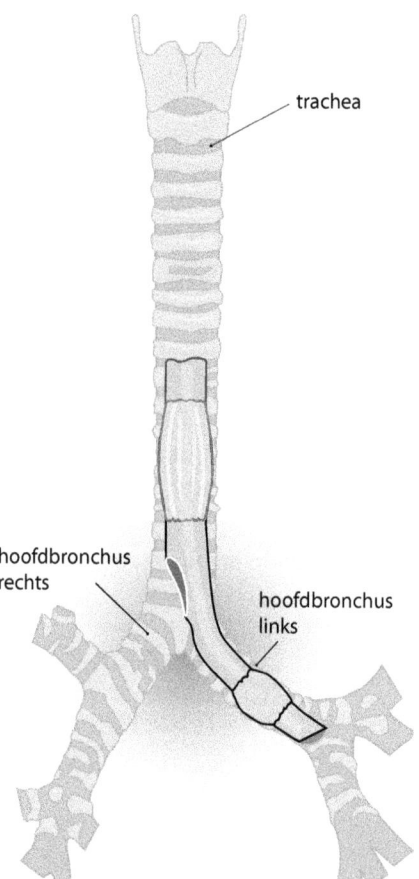

Figuur 15.2 *Positie van de dubbellumentube.*

VOORBEREIDINGEN

1. Codeer de apparatuur en materialen voor het linker- en rechterlumen (o.a. voorzijde van de beademingsmachines en de CO_2-meters):
   - Codeer de rechterlumen met rode tape (tracheale).
   - Codeer de linkerlumen met blauw tape (bronchiale).
2. Controleer de werking van beide beademingsmachines.
3. Stel de beademingsmachines in.
4. Zet de CO_2-meters aan.
5. Controleer de werking van de uitzuigapparatuur.
6. Controleer of de tubevoerder aanwezig is.
7. Controleer de beide cuffs op luchtlekkage.
8. Controleer de werking van het lampje van de laryngoscoop.
9. Maak het hoofdeinde van het bed vrij.
10. Positioneer de patiënt in rugligging.
11. Stel beide beademingsmachines vijf minuten voor de start van de procedure in op 100% FiO_2.
12. Synchroniseer de machines indien simultane inspiratie gewenst/mogelijk is.
13. Zuig de maag leeg via de maagsonde.

UITVOERING

1. Controleer tijdens de hele procedure hartritme, hartfrequentie, RR en SpO_2.
2. Preoxygeneer de patiënt met een beademingsballon.
3. Voer eventueel een bronchiaal toilet uit als de patiënt geïntubeerd is met een enkellumentube.
4. Dien de benodigde medicatie intraveneus toe (anestheticum, analgeticum, spierrelaxans).
5. Zuig de mond-keelholte schoon.
6. Verwijder, indien aanwezig de enkel lumentube.
7. Breng de laryngoscoop in en breng de stembanden in zicht.
8. Breng de dubbellumentube in.
9. Blaas eerst de cuff van het bronchiale lumen op en vervolgens die van het tracheale lumen.
10. Ausculteer de longen beiderzijds op ademgeruis.
11. Fixeer de tube.
12. Sluit op beide lumina een CO_2-meter aan, de met rode tape gemarkeerde meter op het tracheale lumen en de met blauw gemarkeerde meter op het bronchiale lumen.
13. Sluit de beademingsmachine met de rode tape aan op het tracheale lumen.

14 Sluit de beademingsmachine met de blauwe tape aan op het bronchiale lumen.
15 Noteer de diepte van de tube ten opzichte van de tandenrij.
16 Noteer de toegediende medicatie.
17 Controleer $ETCO_2$ en VCO_2 van de beide longen, de vorm en de hoogte van de $EtCO_2$-curve.
18 Controleer instelling en werking van beide beademingsmachines.
19 Neem 15-30 minuten na intubatie bloed voor een bloedgasanalyse af (zie procedure 18).
20 Maak een thoraxfoto om de positie van de dubbellumentube te bepalen. De juiste positie wordt aangegeven in figuur 15.1.

UITVOERING BIJ EEN ANDERE LEEFTIJDSGROEP/ AFWIJKENDE ANATOMIE
Niet van toepassing.

AANDACHTSPUNTEN BIJ UITVOERING
- Zo nodig tijdens het intuberen in opdracht van de arts de Sellick-manoeuvre uitvoeren (zie procedure 11).
- Gezien de expertise die noodzakelijk is voor het inbrengen van een dubbellumentube wordt de procedure vaak uitgevoerd door een anesthesist.

COMPLICATIES
- Saturatiedaling.
- Hemodynamische instabiliteit. Voor de gaswisseling is het niet noodzakelijk beide beademingsmachines te synchroniseren. Wel kan synchronisatie bijdragen aan het verminderen van hemodynamische instabiliteit. Bij synchronisatie wordt de cardiac output van de patiënt minder negatief beïnvloed door tegengestelde intrathoracale drukken en afname van de venous return.
- Hartritmestoornissen.
- Bronchospasme.
- Dislocatie van de tube.
- Beschadiging slijmvlies/bloedingen in mond-, neus- en keelholte.
- Beschadiging van tanden, lippen, tong of kaken.
- Beschadiging van de stembanden.

GEBRUIKTE LITERATUUR
- Commissie Landelijke Protocollering Intensive Care (LPRIC), Protocol differentiële longventilatie, september 2006.

- Scheffer GJ, Zandstra DF, Rutten FLPA. Luchtwegmanagement, 1998.
- Kroeze G. Dubbellumenventilatie: dubbel probleem of alleen lastig? Critical Care 2007; 6: p. 17-19.

16 Endotracheaal uitzuigen

W. Breeman, M-ANP, Verpleegkundig Specialist Acute Zorg, Ambulance- en Heli-MMT-verpleegkundige

DOEL VAN DE HANDELING
Verwijderen van vloeibare en vaste voorwerpen uit de trachea en diepere luchtwegen.

INDICATIES
Bloed, slijm of braaksel in de trachea en diepere luchtwegen van geïntubeerde patiënten of patiënten met een tracheostoma die niet in staat zijn dit zelf te verwijderen.

BENODIGDE MATERIALEN
- Uitzuigunit (mechanisch, gasdruk of handbediend).
- Uitzuigkatheters, diverse maten van voldoende lengte.
- Water of fysiologisch zout.
- Eventueel connector tussen katheter en zuigslang.
- Eventueel hartfrequentie- en zuurstofsaturatiemonitoring.

VOORBEREIDINGEN
1 Controleer de zuigunit op zuigcapaciteit: zet de unit aan, plaats vinger op de zuigslang en controleer op vacuümwerking en lekkage (maximale zuigkracht < 100 mmHg).
2 Monteer de juiste maat zuigkatheter en eventueel tussenstuk.
3 Controleer de zuigunit door wat water of fysiologisch zout op te zuigen.

UITVOERING
1 Leg de patiënt indien mogelijk in rugligging of glooiende houding met het hoofd in 'sniffing position'.
2 Koppel beademingsballon of beademingsapparaat af van de tube.
3 Maak de katheter vochtig met water of fysiologisch zout.
4 Breng de katheter via de tube of canule niet-zuigend in.
5 Wanneer de buis of katheter in situ is, schakel het apparaat of de vacuüm aan.

6 Trek de katheter nu voorzichtig, tussen de vingers draaiend terug.
7 Wanneer je merkt dat de katheter zichzelf vastzuigt, hef dan het vacuüm tijdelijk op.
8 Probeer weerstanden te voorkomen en pas op voor beschadigingen van de trachea of diepere luchtwegen.
9 Verwijder de katheter terwijl je intermitterend zuigt om beschadigingen van het slijmvlies te voorkomen.
10 Sluit zo snel mogelijk de beademingsballon of beademingsapparaat weer aan.

UITVOERING BIJ EEN ANDERE LEEFTIJDSGROEP/ AFWIJKENDE ANATOMIE

- Met name bij kinderen en baby's treedt snel hypoxie op. Zuig niet langer dan tien seconden achtereen uit.
- Preoxygeneer indien mogelijk.
- Beperk bij deze groep patiënten je zuigduur en dien zuurstof toe.

AANDACHTSPUNTEN BIJ UITVOERING

- Zuig niet meer dan vijftien seconden achtereen in verband met optredende hypoxie.
- Koppel zo snel mogelijk beademingsballon of beademingsapparaat weer aan.
- Monitor indien mogelijk de zuurstofsaturatie en hartfrequentie.
- Bij diep tracheaal, langdurig of herhaaldelijk uitzuigen bestaat de kans dat surfactant weggezogen wordt. Met name bij patiënten met longoedeem (bijvoorbeeld drenkelingen, intoxicaties, asthma cardiale, inhalatietrauma) dient de noodzaak tot uitzuigen steeds afgewogen te worden.
- Wanneer je de procedure moet herhalen, wacht dan bij voorkeur drie minuten en dien zuurstof toe. Gebruik bij voorkeur een schone katheter.

COMPLICATIES

- Hypoxie.
- Beschadiging trachea en diepere luchtwegen.
- Bloedingen door beschadiging.
- Kokhalzen, braken.
- Bradycardie door stimuleren van de Nervus Vagus.
- Verhoogde intracraniële druk.
- Wegzuigen surfactant.
- Onderbreking eventuele beademing.

GEBRUIKTE LITERATUUR
- Roberts, Hedges (eds.). Clinical Procedures in Emergency Medicine. 4th edition. Philadelphia: Saunders; 2004.
- Advanced Life Support Course Manual. 5th edition. Antwerpen: European Resuscitation Council; 2006.
- American Academy of Orthopaedic Surgeons. Nancy L. Caroline's Emergency Medicine in the Streets. 6th edition. Toronto: Jones and Bartlett Publishers; 2008.
- Gras T. Leerboek Handelingsschema's t.b.v. de SOSA opleiding. 3^e druk. Ambulancezorg Nederland; 2008.

17   Extubatie

W. van Ek, SEH-verpleegkundige

DOEL VAN DE HANDELING
Het verwijderen van de endotracheale tube en daarmee het herstel van de natuurlijke ademweg.

ANATOMIE
De ademweg bestaat uit mond, keel en neusholte eindigend in de larynx met epiglottis. Bij beschadiging van dit traject kan oedeem en/of een laesie ontstaan.

INDICATIES
Het niet meer afhankelijk zijn van mechanische beademing en daarbij in staat zijn tot ophoesten en slikken.

CONTRA-INDICATIES
- Broncho- en laryngospasmen.
- Glottisoedeem.
- Insufficiënte ademhaling.
- Stembandlaesie.
- Tongobstructie bij de patiënt met een verminderd bewustzijn.

BENODIGDE MATERIALEN
- Monitor (hartfrequentie, tensie, ademfrequentie, saturatie, capnografie, 12-kanaals-ECG).
- Intraveneuze toegangsweg met lopend infuus.
- Schaar.
- 10-cc-spuit om de cuff leeg te maken.
- Zuurstofklok met bevochtiging, gebruiksklaar.

- Zuurstofmasker of neuskatheter.
- Stethoscoop.
- Uitzuigbenodigdheden (gemonteerd en gebruiksklaar).
- Uitzuigkatheters en Yankauer.
- Mayo-tube passend bij patiënt.
- Reïntubatiemateriaal (zie procedures 10 en 12).

VOORBEREIDINGEN

1. Tref de voorbereidingen zoals beschreven in de inleiding van dit boek.
2. Controleer of de patiënt kan hoesten.
3. Controleer of de patiënt genoeg kracht heeft om zelf te ademen.
4. Controleer of de patiënt kan slikken.
5. Dien zo nodig medicatie toe (corticosteroïden vier uur van tevoren) om larynxoedeem te voorkomen.
6. Positioneer de patiënt zo zittend als mogelijk.
7. Indien maagsonde aanwezig, ledig de maag.
8. Voer een bronchiaal toilet uit zoals beschreven in procedure 16.

UITVOERING

1. Zuig de mond-keelholte leeg.
2. Verwijder de tubefixatie.
3. Plaats een schone uitzuigkatheter in de endotracheale tube.
4. Zuig de cuff leeg met de 10-cc-spuit. Let op: knip nooit de cufflijn door.
5. Verzoek de patiënt de mond wijd te openen en verwijder al zuigend, in één beweging, de endotracheale tube.
6. Sluit materiaal voor zuurstoftoediening aan en dien zuurstof toe via een zuurstofmasker of neusbril (zie procedure 23).

UITVOERING BIJ EEN ANDERE LEEFTIJDSGROEP/ AFWIJKENDE ANATOMIE

- Bij zuigelingen is de kans op atelectasen vrij groot. Uitzuigen tijdens het verwijderen van de tube is dan een contra-indicatie.
- Geef een kind na de extubatie vochtige, warme en zuurstofrijke lucht.

AANDACHTSPUNTEN BIJ UITVOERING

- Extubatie vindt plaats op voorschrift van een arts.
- Bij langdurig beademde patiënten vindt extubatie bij voorkeur overdag plaats.

- Er moet in de periode na extubatie voldoende (verpleegkundig) personeel aanwezig of beschikbaar zijn om te reageren op eventuele calamiteiten.
- Op indicatie wordt rond de extubatie medicatie toegediend, bijvoorbeeld diuretica of corticosteroïden.
- Stop, afhankelijk van de passagesnelheid, de sondevoeding en verwijder de maaginhoud vóór de extubatie.
- Laat de patiënt na extubatie alleen water drinken.
- Blijf direct na de extubatie bij de patiënt en creëer een rustige omgeving.

COMPLICATIES
- Heesheid.
- Stembandlaesie.
- Slijmvliesbloeding.
- Pneumonie door aspiratie.
- Stridor door glottis-, larynxoedeem.

GEBRUIKTE LITERATUUR
- Boel MG, Machielse P, Lichtveld RA, Bierens JJLM. Leerboek Spoedeisende Hulp Verpleegkunde. 2^e herziene druk. Maarssen: Elsevier gezondheidszorg; 2002.
- Meursing BTJ, Kesteren RG van. Handboek Reanimatie. 2^e herziene druk. Utrecht: De Tijdstroom; 2004.
- URL: www.nvicv.nl.
- URL: www.reanimatie.be.

Het bepalen van de kwaliteit van de ademhaling

3

18 Bloedgas prikken
19 Pulsoxymetrie
20 Het meten van het Eindtidal CO_2 bij de geïntubeerde patiënt
21 Laryngoscopie/fibroscopie

18   Bloedgas prikken

P. Machielse, SEH-verpleegkundige, Verpleegkundig Specialist i.o.

DOEL VAN DE HANDELING
Het verkrijgen van arterieel bloed ten behoeve van bloedgasanalyse.

INDICATIES
- Beoordelen van de gasuitwisseling (O_2 en CO_2).
- Bepalen van het zuur-base-evenwicht.
- Bepalen van het effect van beademing en zuurstoftherapie.
- Bepalen van het HbCo bij een verdenking van koolmonoxide-intoxicatie.

CONTRA-INDICATIES
Voorzichtigheid of vermijden van arteriepuncties bij:
- chirurgische ingrepen in het te prikken gebied na bijvoorbeeld venasectie, art-femoralisplastiek, dialyse-shunt;
- anticoagulantiagebruik of stollingsstoornissen;
- huidinfecten of huidschade (brandwonden) ter hoogte van de punctieplaats.

BENODIGDE MATERIALEN
- Spuit (2 ml, eventueel kant-en-klaarsysteem ten behoeve van bloedgasanalyse).
- Naald, 20-25 gauge (wanneer geen kant-en-klaarsysteem).
- Afsluitdopje voor spuit.

- Desinfectans.
- Gazen.
- Voor kinderen een butterfly 23-25 gauge.
- Heparine 1:1000, indien geen kant-en-klaarsysteem.
- Zwachtel of zandzakje.

VOORBEREIDINGEN

1 Bepaal de punctieplaats op basis van klinische situatie van patiënt. Bij een multitrauma of verminderde circulatie in de bovenste extremiteiten kan gekozen worden voor de art femoralis.
2 Bij keuze van de art radialis kan de Allen's test uitgevoerd worden. Hiermee wordt de doorgankelijkheid van de collaterale circulatie van de hand gecontroleerd. Echter, de betrouwbaarheid van de Allen's test is matig.
3 Als de Allen's test wordt gedaan:
   - Eleveer de hand van de patiënt gedurende enkele seconden. Laat de patiënt de vuist enkele malen openen en sluiten. Druk beide arteria (ulnaris en radialis) dicht tot de hand bleek wordt. Als de patiënt bewusteloos is, eleveer dan de hand boven hartniveau en druk de beide arteria dicht tot bleekheid ontstaat.
   - Vraag de patiënt de vuist te openen en de hand te ontspannen, terwijl de beide arteriën dichtgedrukt blijven.
   - Haal de druk van de art ulnaris, maar blijf de art radialis dichtdrukken. Beoordeel of de handpalm < 7 seconden roze wordt, hetgeen betekent dat de art ulnaris open is. Duurt het 8-14 seconden, dan is deze vertraagd en bij > 14 seconden is het afwijkend.
   - Gebruik zo nodig een Echo-Doppler om de flow van de art ulnaris te meten.
4 Positioneer de extremiteit.
   - Radialis: stabiliseer de onderarm en plaats de pols in 30 graden in dorsoflexie. Gebruik zo nodig een handdoekrolletje.
   - Brachialis: plaats de arm in de supinatie, de elleboog in lichte hyperextensie (handdoekrolletje), en de pols iets naar buiten gedraaid.
   - Femoralis: draai het been iets naar buiten. Voel pulsaties in de lies.

UITVOERING

1 Pak de kant-en-klaarspuit voor arteriepunctie of flush 2-cc-spuit met heparine.

2 Voel pulsaties van de arterie met de wijsvinger van de vrije hand en plaats deze proximaal van de punctieplaats. Een andere methode is om twee vingers (wijs- en middelvinger) over de arterie te plaatsen, pulsaties te voelen en dan tussen de beide vingers in te prikken.
3 Gebruik zo nodig lokaal anestheticum.
4 Desinfecteer de huid.
5 Houd de spuit in 'potloodgreep' en prik onder een hoek van 30-45 graden de art radialis of brachialis aan (90 graden bij de art femoralis). Kijk of de conus van de spuit zich vult met bloed.
6 Stop met verder inbrengen van de naald als er bloed verschijnt en aspireer bloed. Aspiratie is niet nodig bij spuiten met een 'half open' stamper. Deze sluit automatisch zodra er bloed tegen komt. Plaats de stamper dan op 2 ml.
7 Komt er geen bloed meer terug in de spuit, dan kan het zijn dat het vat geperforeerd is. Trek de naald dan langzaam terug. Komt er helemaal geen bloed, voel dan waar de pulsaties maximaal zijn en positioneer de naald in die richting en voer de naald op.
8 Wegvallen van pulsatie komt meestal door spasme van de arterie of hematoomvorming. Stop dan met de procedure, druk af en kies een andere punctieplaats.
9 Zorg voor een bloedmonster van 1-2 ml. Verwijder naald en spuit en druk punctieplaats 3-5 min af met een droog gaas of gebruik zwachtel of zandzakje. Bij patiënten met antistollinggebruik kan dit tot 10 min oplopen.
 - Verwijder lucht uit de spuit.
 - Steek naald in rubberblokje (vaak meegeleverd bij kant-en-klaarsysteem).
 - Deponeer naald in naaldencontainer.
 - Sluit spuit af met dopje.
 - Voorzie spuit van patiëntgegevens.
 - Zorg voor goede menging van bloed en heparine (ook bij kant-en-klaar gehepariniseerde spuiten).
 - Stuur het materiaal op naar het laboratorium voor de bepaling.
10 Beoordeel de insteekopening op hematoomvorming of op bloedingen.

UITVOERING BIJ EEN ANDERE LEEFTIJDSGROEP/
AFWIJKENDE ANATOMIE
• Bij kinderen is het risico op complicaties bij gebruik van de art brachialis hoog. Ook de femoralis dient bij peuters en kleuters niet standaard gebruikt te worden.

- EMLA-crème kan gebruikt worden als lokaal anestheticum.
- Bij kleine kinderen kan een butterfly van 23-25 gauge gebruikt worden in combinatie met een spuit. Het geheel systeem dient gehepariniseerd te zijn.
- Bij kleine kinderen dient er wel actief geaspireerd te worden.
- Neem niet meer dan 0,5-1 ml bloed af bij kleine kinderen voor analyse.

COMPLICATIES
- Bloedingen en hematomen in punctiegebied (anticoagulatia/stollingsstoornissen).
- Thrombusvorming.
- Zenuwletsel/uitval door punctie (dropping hand, sensibiliteitsverlies van de vingers).
- Vals positieve pO_2 door luchtbellen in het bloedmonster.
- Stolselvorming in spuit als er geen heparine is gebruikt, of niet goed is gemengd.

GEBRUIKTE LITERATUUR
Proehl JA. Emergency Nursing Procedures. 4th edition. St. Louis: Saunders Elsevier; 2008.

19 Pulsoxymetrie

P. Machielse, SEH-verpleegkundige, Verpleegkundig Specialist i.o.

DOEL VAN DE HANDELING
Het op non-invasieve wijze meten van de zuurstofsaturatie in het bloed.

ANATOMIE
Pulsoxymetrie is een meting van de zuurstofverzadiging van het Hb en geen meting voor de mate van ventilatie, de arteriële zuurstofspanning (PaO_2) of het zuur-base-evenwicht. Het gebruik van de afkorting SpO_2 laat zien dat de zuurstofsaturatie bepaald is door gebruik te maken van pulsoxymetrie, in plaats van bloedgasanalyse.
Indien de monitor de mogelijkheid heeft om waveforms te tonen, wordt het beeld dat zichtbaar is plethysmogram genoemd.
Er zijn diverse maten en vormen sensoren in de handel om deze op verschillende lichaamsdelen te plaatsen, zoals op neus, oorlel, voorhoofd, teen, vinger etc.

INDICATIES
- Snel, eenvoudig en op een non-invasieve manier meten van de zuurstofverzadiging (SpO_2) bij patiënten die mogelijk een hypoxemie hebben.
- Het meten van de polsfrequentie aan de hand van het plethysmogram.

CONTRA-INDICATIES

Er zijn geen contra-indicaties voor het gebruik van de pulsoxymeter, maar in enkele situaties kan de gevonden waarde verkeerd geïnterpreteerd worden.
- Beweging bij de patiënt kan artefacten veroorzaken. De huidige pulsoxymeters hebben een verbeterde foutcorrectie, waardoor bewegingen en andere artefacten weinig of geen invloed hebben op de uitslag.
- Anemie.
- Verhoogde spiegels van koolmonoxide in het bloed (roken en CO-intoxicatie) en methemoglobinemie tonen een onjuist hoge SpO_2-waarde. Pulsoxymetrie meet alleen maar de bezette plaatsen van het Hb-molecuul en kan niet differentiëren tussen zuurstof en andere stoffen. CO en methemoglobinemie hebben een grotere bindingscapaciteit met het Hb dan zuurstof, waardoor de zuurstof verdrongen wordt van de bindingsplaats.
- Het intraveneus toedienen van kleurstoffen (zoals methyleenblauw, indigo) geven een vals lage SpO_2-waarde, omdat de kleurstoffen al het licht absorberen van dezelfde golflengte als van het Hb.
- Shock, hartstilstand, massale vasoconstrictie ten gevolge van hypothermie of gebruik van vasopressoren, perifeer vaatlijden, sikkelcelcrisis met vaatafsluiting en sterk verminderde weefseldoorbloeding zorgen ervoor dat de pulsoxymeter niet accuraat werkt.
- Het plaatsen van een sensor aan de zijde waar een arteriële lijn is geplaatst of waar een bloeddrukmanchet zit, kan ervoor zorgen dat er een verminderde flow is die de pulsoxymeter niet kan detecteren.
- Het gebruik van een felle lichtbron in de buurt van de sensor kan ervoor zorgen dat er verkeerde uitslagen gelezen worden.

BENODIGDE MATERIALEN
- Monitor met pulsoxymeteraansluiting.
- Sensor (juiste maat) en verbindingskabels.

VOORBEREIDINGEN

Verwijder zo nodig nagellak, omdat bepaalde kleuren de meting van de pulsoximeter verstoren. Indien de nagellak niet verwijderd kan worden, zal er geen accurate SpO_2-meting kunnen plaatsvinden en dient er een andere plaats voor de sensor gevonden te worden.

UITVOERING

1. Zorg dat de meest geschikte en correcte maat sensor gebruikt wordt op het gekozen lichaamsdeel.
2. Plaats de sensor. Zorg dat de lichtbronnen, infrarode lichtbron en detector tegenover elkaar komen te liggen.
3. Check de polsfrequentie of apicale hartfrequentie met die van de pulsoxymeter of neem een arteriële bloedgasmeting af, als de meting van de pulsoxymeter niet overeenkomt met de klinische conditie van de patiënt.
4. Vasoconstrictie kan ervoor zorgen dat SpO_2-uitslag lager is en de waveforms kleiner zijn. Denk dan aan shock of hypothermie als oorzaak van veranderde waarden.

UITVOERING BIJ EEN ANDERE LEEFTIJDSGROEP/ AFWIJKENDE ANATOMIE

- Pulsoxymeters kunnen bij kleine kinderen om de gehele voet of hand geplaatst worden, door middel van een clip of pleister.
- Bij kleine kinderen kan er meer kans op bewegingsartefacten zijn.

AANDACHTSPUNTEN BIJ UITVOERING

- Wanneer de SpO_2 onder de 90% daalt, betekent dit voor de PaO_2 een flinke daling. Een SpO_2-uitslag van < 70% is onbetrouwbaar.
- Indien er geen goede uitslag/meting lukt, bepaal dan:
  - de circulatie van het extremiteit, cap refill, kleur en temperatuur;
  - de positie van de sensor;
  - of er andere sterkere lichtbronnen in de buurt zijn van de sensor die de uitslag kunnen beïnvloeden;
  - of er bloed, nagellak of vuil op de plaats van de sensor zit;
  - of er artefacten zijn door beweging (bijvoorbeeld rillen);
  - of de juiste maatvoering van de sensor/clip is gebruikt.
- Oplossingen bij problemen:
  - Verander de plaats van de sensor, de maat van de sensor of beide. Indien er een verminderde flow is in het meetgebied, dan een andere plaats zoeken waar de flow of de perfusie beter is, zoals de oorlel, om een betere uitlezing te krijgen.

- Repositioneer de sensor om er zeker van te zijn dat de lichtbronnen goed tegenover elkaar liggen.
- Zorg dat andere storende lichtbronnen uit de buurt zijn van de sensor, of dek deze af met een washandje.
- Vervang de sensor door een andere (nieuwe al dan niet disposabel) van de juiste maat of gebruik een clip.
- Maak de sensor en de plaats van meting schoon (bijvoorbeeld verwijderen van nagellak).

COMPLICATIES
- Reactie op latex van de sensor (allergie).
- Irritatie van de huid bij langdurige meting op dezelfde plaats.

GEBRUIKTE LITERATUUR
Proehl JA. Emergency Nursing Procedures. 4th edition. St. Louis: Saunders Elsevier; 2008.

20 Het meten van het Eindtidal CO_2 bij de geïntubeerde patiënt

I.M. Spaans, praktijkopleider SEH

DOEL VAN DE HANDELING
Het meten van het Eindtidal CO_2 (EtCO_2)-concentratie door een mainstream- of sidestream-CO_2-meter, aangebracht op de beademingstube.

ANATOMIE
CO_2 is een afvalproduct dat vrijkomt bij de metabole verbranding in het lichaam. Het overschot aan CO_2 wordt door de longen uitgescheiden via de uitademing. Eindtidal CO_2-meting geeft info over:
- de plaatsing van endotracheale tube;
- de kwaliteit van de ventilatie, perfusie en diffusie;
- het terugkeren van de circulatie bij cardiopulmonale resuscitatie (CPR).

Het CO_2-gehalte kan op meerdere manieren gemeten worden, mainstream (infraroodmeting) en sidestream (sample-methode). De gemeten waarde wordt door een capnograaf in tijd uitgezet in een (tijd)capnogram, dit is een grafische weergave van de CO_2-concentratie in de uitademingslucht (zie figuur 20.1). Met capnometrie wordt de CO_2-concentratie uitgedrukt in mmHg, kPa of procenten. Normaal schommelt deze tussen 30-35 mmHg of 4-4,7 kPa.

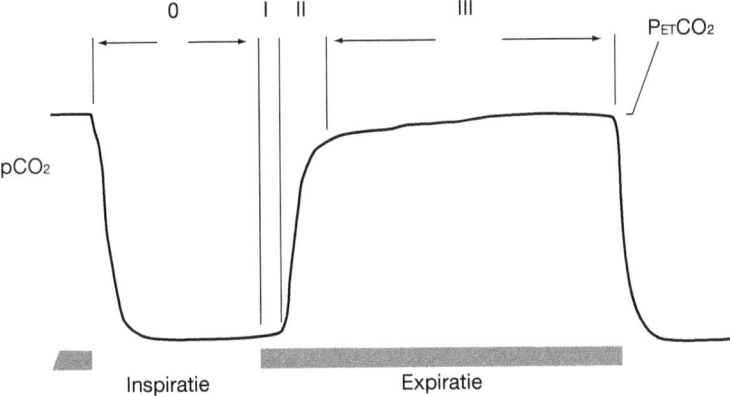

Figuur 20.1 Het tijdcapnogram
Fase 0 Inspiratie, de inademingslucht bevat nauwelijks CO_2, wat te zien is aan de vlakke baseline.
Fase I Expiratie van lucht uit de dode ruimte, deze bevat geen CO_2.
Fase II Expiratie van mengsel van lucht uit de dode ruimte en steeds meer alveolaire lucht, de curve stijgt snel.
Fase III Expiratie van uitsluitend alveolaire lucht. Het $EtCO_2$ wordt aan het eind van deze fase bepaald.

INDICATIES
- Controle van de plaatsing van de beademingstube bij een patiënt met een adequate circulatie.
- Controle van de doorgankelijkheid van de beademingstube.
- Bewaken van effectiviteit van cardiopulmonale resuscitatie of herstel van de circulatie.
- Controle van hypo- en hyperventilatie bij een beademingspatiënt (zie figuur 20.2).

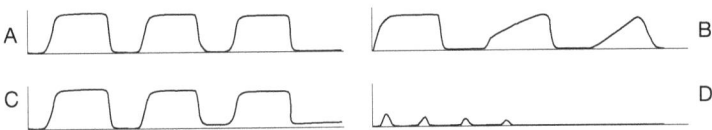

Figuur 20.2 Verschillende CO_2-curves
A Normale CO_2-curve.
B CO_2-curve bij een obstructie van de ademweg of beademingscircuit. Deze curve wordt gezien bij obstructief longlijden.
C Rebreathing van uitademingslucht bij een onjuist ingestelde beademingsmachine.
D CO_2-curve bij een oesofagale intubatie; dislocatie van de tube of afwezige pulmonale circulatie tijdens CPR.

Tabel 20.1 Oorzaken stijging en daling EtCO$_2$	
oorzaak daling EtCO$_2$	oorzaak stijging EtCO$_2$
verminderde CO$_2$-productie: • verminderde spierarbeid • lagere lichaamstemperatuur, hypothermie • verminderde cardiac output	verhoogde CO$_2$-productie: • verhoogde spierarbeid • koorts, hyperthermie, opwarmen • verhoogde cardiac output
longembolieën	natriumbicarbonaat-infuus
cardiopulmonaal arrest	losmaken van tourniquet
bronchospasme	vermindering bronchspasme
hyperventilatie	hypoventilatie
shock	na periode van shock

- Controle van de positie van de beademingstube tijdens transport en transfer van de patiënt.
- Controle van de effectiviteit van de ventilatie tijdens sedatie.

CONTRA-INDICATIES

Er bestaan geen contra-indicaties voor het meten van de eindexpiratoire CO$_2$ bij de geïntubeerde patiënt.

BENODIGDE MATERIALEN

- Eindtidal CO$_2$-meter:
  - sidestream: met een T-stuk tussen de beademingstube en de -machine word continu een deel van de uitademingslucht via een sampleslang naar de CO$_2$-meter gevoerd;
  - mainstream: met een CO$_2$-sensor op een cuvette tussen de beademingstube en de -machine wordt het CO$_2$-gehalte van de uitademingslucht gemeten. Met de aan de cuvette bevestigde monitorkabel wordt de waarde doorgegeven aan de monitor.
- Beademingsmachine of bewakingsmonitor met CO$_2$-meter of mogelijkheid om monitorkabel aan te sluiten.

VOORBEREIDINGEN

1 Tref de voorbereidingen zoals uitgewerkt in de inleiding van dit boek.
2 Voor de mainstream CO$_2$-meter: controleer of de CO$_2$-cuvette aan de binnen- en buitenzijde schoon en droog is. Controleer of de CO$_2$-meter schoon en droog is. Reinig de cuvette zo nodig met een gaasje of wattenstokjes met alcohol.

3 Voor de sidestreammeter: bevestig het T-stuk van de sidestreammeter tussen de beademingstube (met filter) en het beademingscircuit.

UITVOERING

Sidestreammeter
1 Sluit de sampleslang aan op de beademingsmachine of de bewakingsmonitor.
2 Breng het capnogram in beeld op display van de beademingsmachine.
3 Beoordeel het capnogram en de capnometrie op de beademingsmachine (zie figuren 20.1 en 20.2).

Mainstreammeter
1 Bevestig de CO_2-cuvette tussen de beademingstube (met filter) en het beademingscircuit.
2 Schuif de CO_2-sensor over de cuvette.
3 Sluit de CO_2-bewakingskabel aan op de beademingsmachine of bewakingsmonitor.
4 Breng het capnogram in beeld op display van de beademingsmachine.
5 Calibreer de capnometer door de CO_2-sensor op het calibreerglaasje (opschrift → o ←) in de kabel te zetten en toets de calibreerknop op de beademingsmachine of bewakingsmonitor in. Wacht tot de curve op de nullijn is gekomen.
6 Zet de CO_2-sensor weer op het de CO_2-cuvette en beoordeel het capnogram en de capnometrie op de beademingsmachine of bewakingsmonitor (zie figuren 20.1 en 20.2).

UITVOERING BIJ EEN ANDERE LEEFTIJDSGROEP/
AFWIJKENDE ANATOMIE

Mainstreammeter
- Gebruik bij kinderen < 15 kg een pediatrische CO_2-meter. Deze heeft een kleinere dode ruimte dan een grote CO_2-meter.
- Gebruik bij patiënten > 15 kg geen pediatrische CO_2-meter. Deze verhoogt de weerstand in het beademingscircuit.

Sidestreammeter
Sommige sidestreamsystemen verwijderen > 100 ml/min uit het beademingssysteem. Kies bij zuigelingen en kleine kinderen een low-flow sidestreammeter die 30 ml/min verwijdert uit het beademingssysteem of stel de monitor in op kindermodus.

AANDACHTSPUNTEN BIJ UITVOERING
- Bij een oesofagale intubatie kan de 'uitademingslucht' tijdens de eerste insuflaties met de ballon nog CO_2 bevatten. Daarna zakt de CO_2 naar 0.
- Hyperventilatie moet bij een neurotraumapatiënt te allen tijde worden voorkomen omdat dit cerebrale vasoconstrictie veroorzaakt, wat kan leiden tot ischaemie. Streef naar een normale $EtCO_2$.

Mainstreammeter
- De cuvette kan beslaan met vocht waardoor de sensor niet goed kan meten. CO_2-sensors zijn verwarmd om het vocht te laten verdampen.
- Hoge concentraties O_2 of stikstofbeademing kunnen de infraroodgolflengte die in de sensor wordt gebruikt beïnvloeden.

Sidestreammeter
De slang van de sidestreammeter bevat een hydrofiel filter, waardoor er geen water in de sensor in de beademingsmachine kan lopen.

COMPLICATIES
Mainstreammeter
- Vervuiling van de CO_2-cuvette en -sensor door secreet beïnvloedt de meting.
- Vergrote dode-ruimteventilatie bij het gebruik van een te grote mainstream CO_2-meter.
- Verhoogde weerstand bij gebruik van een te kleine mainstream CO_2-meter.

Sidestreammeter
- Lekkage door het loslaten van de sampleslang
- Afwijkende waarde door een verzadigd hydrofielfilter
- Geen zichtbare curve of gemeten waarde door een verstopte sampleslang, of een knoop of knik in de sampleslang

GEBRUIKTE LITERATUUR
- Brink G van den. Observatie van de gaswisseling. Leerboek intensive-care-verpleegkunde, deel 2. Maarssen: Elsevier gezondheidszorg; 2003.
- McMahon M. Procedure 24, End-Tidal Carbon Dioxide Detection and Monitoring. In: Proehl JA. Emergency Nursing. St Louis: Saunders Elsevier; 2008.
- Westerduin P. Capnografie op de IC. Critical Care 2009; 1: p. 22-24.
- URL: www.capnography.com.

21 Laryngoscopie/fibroscopie

Drs. G.F. Giannakopoulos, coassistent

DOEL VAN DE HANDELING
Laryngoscopie is een endoscopisch onderzoek dat in het algemeen door de KNO-arts wordt uitgevoerd. Via de neusholte en de farynx kan de larynx worden beoordeeld. In de spoedeisende geneeskunde wordt dit onderzoek verricht om letsels, vernauwingen en/of obstructies van de larynx aan te tonen en te beoordelen.

ANATOMIE
De larynx maakt deel uit van de bovenste luchtwegen en heeft drie functies:
1 een klepfunctie (hierdoor komt er geen voedsel in de trachea);
2 een rol bij de intrathoracale en de intra-abdominale drukverhoging;
3 een rol in de fonatie (het produceren van klanken).

Partiële of totale obstructie van de ademweg kan worden veroorzaakt door een bloeding, zwelling/oedeem, corpus alienum of door structurele schade van de larynx door een trauma. Ook schildklierafwijkingen, bijvoorbeeld een fors struma, kunnen de larynx obstrueren.

INDICATIES
- Letsels van de larynx kunnen veroorzaakt worden door zowel stomp als penetrerend trauma van de hals. De symptomen die zich in deze situaties kunnen voordoen zijn: stridor, acute respiratoire insufficiëntie, haemoptysis, cervicale pijnklachten en subcutaan emfyseem.
- Brandwonden van het aangezicht en inhalatie van hete dampen zijn een indicatie om een laryngoscopie te verrichten. De mate van larynxoedeem kan dan beoordeeld worden. Dit is van groot belang voor de overweging de patiënt preventief te intuberen (zie procedure 85).
- Bij moeilijke intubaties kan de flexibele laryngoscoop ingebracht worden door mond of neus om de stemspleet en de trachea te visualiseren, waarna men de scoop zelf gebruikt als geleider voor de tube.

CONTRA-INDICATIES
Epiglottitis (of bij verdenking hiervan). Bij dit ziektebeeld kan de geringste opwinding zorgen voor een totale luchtwegobstructie. Vraag in dit geval direct hulp van een anesthesioloog en KNO-arts.

BENODIGDE MATERIALEN
- Flexibele laryngoscoop. Deze heeft aan het ene uiteinde een heldere lichtbron en aan de andere kant een lens waarmee het beeld vergroot wordt en de structuren bij het onderzoek nog duidelijker zichtbaar zijn.
- Xylocaïnespray.

VOORBEREIDINGEN
1 Het onderzoek kan zowel bij een liggende als bij een zittende patiënt worden uitgevoerd.
2 Met xylocaïnespray kunnen eventueel de neus en keel plaatselijk verdoofd worden om irritatie te voorkomen.

UITVOERING
1 Voer de flexibele scoop via de neus op.
2 Beoordeel de larynx op eventuele afwijkingen zoals bloedingen, oedeem, roet, ontstekingsverschijnselen en/of andere structurele afwijkingen.
3 Verwijder na beoordeling de flexibele scoop.

UITVOERING BIJ EEN ANDERE LEEFTIJDSGROEP/ AFWIJKENDE ANATOMIE
De flexibele laryngoscopie is een onderzoek dat goed uit te voeren is bij patiënten van alle leeftijdsgroepen voor wie geen anesthesie nodig is. Ook bij afwijkende anatomie van KNO-gebied is de flexibele laryngoscopie zonder problemen uit te voeren.

AANDACHTSPUNTEN BIJ UITVOERING
- Zorg ervoor dat de patiënt zo min mogelijk beweegt en rustig blijft doorademen via de neus.
- Indien er sprake is van een braakreflex tijdens het onderzoek, kan overwogen worden de keel te verdoven. Hierdoor neemt deze reflex af.
- Indien er gekozen wordt voor verdoving van de keel, laat de patiënt dan minimaal één uur na het onderzoek niet eten of drinken in verband met kans op aspiratie.

COMPLICATIES
- Ongemak zoals misselijkheid en lichte keelpijn na afloop. Soms heeft de patiënt een paar dagen last van een ruwe keel en heesheid.
- Opwekken van een braakreflex.
- Luchtwegobstructie bij epiglottitis.
- Slikklachten en/of verslikking na afloop van het onderzoek door het verdoven van het keelgebied.

GEBRUIKTE LITERATUUR
- Donkelaar HJ ten, Lohman AHM. Klinische anatomie en embryologie. 2^e druk. Maarssen: Elsevier gezondheidszorg; 2001.
- Moore EE, Feliciano DV, Mattox KL (eds.). Trauma. 5th edition. New York: McGraw-Hill; 2005.
- Ballenger JJ. Diseases of the Nose, Throat, Ear, Head, and Neck. 14th edition. London: Lea and Febiger; 1996.
- Turner NM, van Vught AJ. Advanced Paediatric Life Support, de Nederlandse editie. 2^e druk. Maarssen: Elsevier gezondheidszorg; 2006.

Het ondersteunen van de ademhaling

4

22 Het verbeteren van de ademhaling door aanpassing van de houding
23 Zuurstoftoediening
24 Non-invasieve beademingsvormen, CPAP/BiPAP
25 Het vernevelen van medicatie via een vernevelaar met mondstuk of masker
26 Het vernevelen van medicatie met een dosisinhaler en inhalatiekamer

22 Het verbeteren van de ademhaling door aanpassing van de houding

I.M. Spaans, praktijkopleider SEH

DOEL VAN DE HANDELING
Door de patiënt met een respiratoire insufficiëntie in een optimale houding te plaatsen kan de spontane ademhaling worden verbeterd.

ANATOMIE
De respiratoir insufficiënte patiënt kan veel van zijn totale energieproductie verbruiken door toegenomen ademarbeid. De patiënt raakt uitgeput, ontwikkelt een verminderd bewustzijn en zakt in een slechte houding, waardoor de respiratoire insufficiëntie toeneemt en hij nog slechter doorademt.

INDICATIES
Verbeteren van de spontane ademhaling en oxygenatie bij de patiënt met een matige tot ernstige respiratoire insufficiëntie. Bijvoorbeeld bij: exacerbatie COPD, decompensatio cordis en astma cardiale.

CONTRA-INDICATIES
- Verdenking (cervicaal) wervelletsel.
- Ademwegobstructie.

- Hemodynamische instabiliteit.
- Verlaagd bewustzijn.
- Niet-coöperatieve patiënt.

BENODIGDE MATERIALEN
- Brancard of bed met verstelbare rug- en beensteun.
- Voetsteun.
- Kussens.
- Blad of tafel dat over de brancard kan worden geschoven.

VOORBEREIDINGEN
Tref de voorbereidingen zoals beschreven in de inleiding van dit boek.

UITVOERING
1 Leg de patiënt op de rug, hoog op de brancard.
2 Zet de rugsteun van de brancard rechtop tot 45 graden, ondersteun het hoofd en de nek met kussens.
3 Laat de brancard in Trendelenburg zakken of zet de verstelbare beensteun omhoog. De patiënt zit nu in een hoge Fowlerse houding en zakt minder onderuit (zie figuur 22.1).
4 Indien nodig: ondersteun de armen met kussens en ondersteun de voeten met een voetsteun.
5 Doe de hekken van de brancard omhoog.
6 Bij COPD-patiënten kan de patiënt in plaats van in de hoge Fowlerse houding rechtop in voorovergebogen houding worden gezet. Zet de patiënt op de rand van de brancard met bungelende benen of zet de patiënt rechtop in bed.
7 Zet een tafeltje met de juiste hoogte met een kussen of een deken voor de patiënt.
8 Laat de patiënt met beide armen voor zich op de tafel leunen.

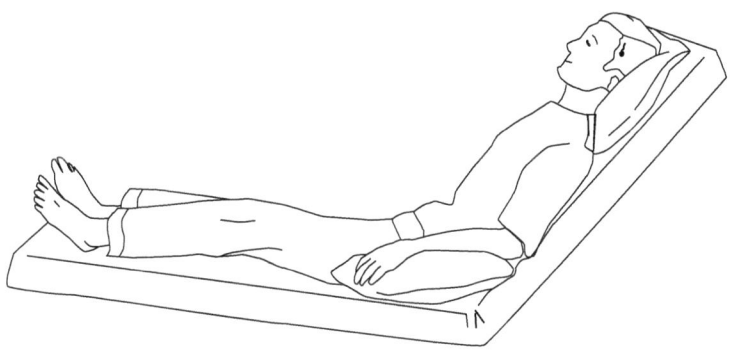

Figuur 22.1 Patiënt in hoge Fowlerse houding.

UITVOERING BIJ EEN ANDERE LEEFTIJDSGROEP/
AFWIJKENDE ANATOMIE
- Respiratoir insufficiënte kinderen die kunnen zitten, nemen vaak een voorkeurshouding aan. Oudere kinderen: rechtop of licht voorovergebogen. Baby's buigen het hoofd achterover.
- Contact met de ouder/verzorger vermindert angst bij het kind. Laat het kind, zo comfortabel mogelijk, bij de ouder/verzorger op schoot zitten. Indien dit niet mogelijk is: betrek de ouder/verzorger bij de behandeling van het kind.
- Gebruik geen kussens bij kleine kinderen. De ademweg wordt daarmee afgeknikt en de ademhaling wordt bemoeilijkt.
- Behandel kinderen tot zes maanden op de rug of laat ze door de ouder/verzorger rechtop houden. Flexie van de relatief korte nek die het grote hoofd moet ondersteunen, wordt hiermee voorkomen.

AANDACHTSPUNTEN BIJ UITVOERING
- Verpleeg de patiënt in het zicht of instrueer de begeleider om direct te waarschuwen wanneer de ademweg obstrueert en/of de ademhaling verslechtert.
- Bewaak de hartfrequentie, ritme, zuurstofsaturatie en bewustzijn van deze patiënt.

COMPLICATIES
Toepassing van deze methodes bij patiënten met nekletsel kan schade aan het ruggenmerg geven.

GEBRUIKTE LITERATUUR
- Turner NM, Vught AJ van. Advanced Paediatric Life Support. Nederlandse editie. Maarssen: Elsevier gezondheidszorg; 2004.
- Will TL. Procedure 18, Positioning the Dyspneic Patient. In: Proehl JA. Emergency Nursing Procedures. 4 druk. St. Louis: Saunders Elsevier; 2008. p. 77-79.

23 Zuurstoftoediening

I.M. Spaans, praktijkopleider SEH

DOEL VAN DE HANDELING
Het verbeteren van de met een saturatiemeter gemeten lage zuurstofsaturatie bij een spontaan ademende patiënt.

ANATOMIE
Hypoxie kan leiden tot een verminderd bewustzijn, ritmestoornissen en weefselbeschadiging van organen.

INDICATIES
- Respiratoire insufficiëntie.
- O_2-saturatie lager dan 90% bij de (ernstig) gewonde of zieke patiënt.
- Bloedgas waarin de pO_2- en O_2-saturatie te laag zijn.
- Diverse cardiale ziektebeelden zoals ritmestoornissen; myocardinfarct.
- Diverse cardiorespiratoire ziektebeelden zoals decompensatio cordis, astma cardiale.
- Hemodynamische instabiliteit: shock.
- Hyperthermie.
- Ernstige traumata ongeacht de hoogte van de zuurstofsaturatie.

CONTRA-INDICATIES
Hypoxic drive bij COPD-patiënten.

BENODIGDE MATERIALEN
- Zuurstofbron:
  - muuraansluiting met O_2-klok;
  - zuurstofcilinder met losse O_2-klok;
  - zuurstofcilinder met geïntegreerde O_2-klok.
- Eventueel zuurstofklok.
- Bevochtigingssysteem, indien van toepassing.
- Zuurstoftoedieningssysteem naar keuze (zie tabel 23.1).
- Diverse slangen, nippels en aansluitstukjes.

VOORBEREIDINGEN
1 Leg de patiënt en zijn begeleider uit dat zuurstoftoediening de kans op brandgevaar verhoogt. Waar zuurstof wordt toegediend, zijn roken en het ontsteken van lucifers of aansteker verboden.
2 Zet of leg de patiënt in een comfortabele houding, tenzij daar een contra-indicatie voor bestaat.
3 Leg de patiënt uit dat het zuurstofmasker goed moet aansluiten of dat een neusbril in beide neusgaten moet zitten.
4 Breng een Mayo-tube in bij een patiënt die de ademweg niet vrij kan houden.

Tabel 23.1 Verschillende zuurstoftoedieningssystemen

zuurstoftoedieningssysteem	O_2-flow liters/minuut	FiO_2	voordelen	nadelen
Neusbril met O_2-klok.	1 2 3 4 5 6	24% 28% 32% 36% 40% 44%	• goed te verdragen • patiënt kan eten en drinken • kan met bevochtiger worden gebruikt	• decubitus van neus en oren • irritatie en uitdroging van neusslijmvlies • ongeschikt bij mondademhaling
Rebreathingmasker met O_2-klok.	7 8-15	65% 70-80%	zonder flow geschikt voor de hyperventilerende patiënt	• patiënt kan moeilijk hoesten, neus snuiten, eten en drinken • verzorging van de mond en gezicht is lastig • patiënt kan in kap braken en aspireren • irritatie en uitdroging van ogen • masker sluit slechter bij aanwezigheid van maaghevel
O_2-mask met O_2-klok.	5-6 6-7 7-8 • onvoldoende O_2-flow kan leiden tot inademen van uitgeademd CO_2 • geef minstens 5 l/min flow	40% 50% 60%	• geschikt voor mondademhaling of bij neusobstructie • kan met bevochtiger worden gebruikt	
Non rebreathing mask met O_2-klok.	10-15 • onvoldoende O_2-flow kan leiden tot inademen van uitgeademd CO_2 • geef genoeg flow om het O_2-reservoir opgeblazen te houden	> 80%	• grootste O_2-afgifte voor een niet-geïntubeerde patiënt • zonder flow geschikt voor de hyperventilerende patiënt	
Venturi mask met O_2-klok.	de O_2-flow dient te worden aangepast aan de grootte van de opening in het spruitstuk	24/50%	• precieze afgifte van FiO_2 • geschikt voor COPD-patiënten met een hypoxic drive	

4 Het ondersteunen van de ademhaling

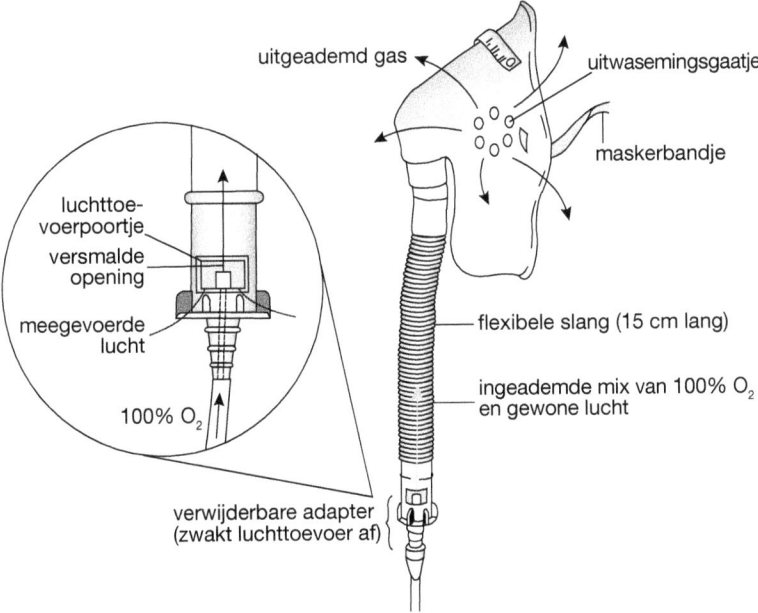

Figuur 23.5 Venturi-masker met O_2-klok.

UITVOERING

Met een muuraansluiting

1. Sluit de zuurstofklok aan op de muuraansluiting.
2. Sluit eventueel het luchtbevochtigingssysteem aan op de zuurstofklok.
3. Sluit het zuurstoftoedieningssysteem (zie tabel 23.1) aan op de zuurstofklok of luchtbevochtiger.
4. Stel het aantal liters O_2 in. Bij de zuurstofklok dient het midden van de float ball op het gewenste aantal liters O_2 te staan.
5. Voel of er flow is door het masker of de neusbril. Bij gebruik van een non-rebreathing masker dient het O_2-reservoir continu gevuld te zijn. Dit wordt bereikt met een flow van 10-15 liter per minuut.
6. Zet het masker op het gezicht van de patiënt of plaats de neusbril in de neus van de patiënt.
7. Controleer of het masker strak aansluit om een zo hoog mogelijke O_2-concentratie te garanderen. Verstel zo nodig het elastiek of de metalen neusstrip. Zorg eventueel voor extra padding onder de neusstrip.
8. Controleer of de uitademingsklepjes van het masker niet worden geblokkeerd.

9 Controleer de aansluitingen regelmatig op luchtlekkage. Controleer of de slangen niet zijn afgeknikt en of de O_2-flow gelijk blijft.
10 Bewaak de O_2-saturatie van de patiënt.

Met een zuurstofcilinder
1 Controleer de hoeveelheid aanwezige O_2 in de zuurstofcilinder.
2 Sluit het zuurstoftoedieningssysteem aan op de zuurstofcilinder.
3 Open de afsluiter van de O_2-cilinder en stel het gewenste aantal liters O_2 in met de (geïntegreerde) O_2-klok.
4 Voer stap 5 tot en met 10 uit zoals hierboven beschreven.
5 Controleer regelmatig of de cilinder nog voldoende gevuld is. Houd een reservecilinder stand-by en verwissel de cilinder op tijd.
6 Sluit de afsluiter van een lege O_2-cilinder altijd af.

UITVOERING BIJ EEN ANDERE LEEFTIJDSGROEP/
AFWIJKENDE ANATOMIE
- Laat een alert kind zelf een comfortabele positie aannemen. Contact met de ouder/verzorger vermindert angst bij het kind. Laat het kind zo comfortabel mogelijk bij de ouder/verzorger op schoot zitten. Indien dit niet mogelijk is: betrek de ouder/verzorger bij de behandeling van het kind.
- O_2-toediening kan beangstigend voor het kind zijn. Laat de ouder/verzorger het zuurstoftoedieningssysteem bij het kind houden (blow by) en zorg voor voldoende afleiding.

AANDACHTSPUNTEN BIJ UITVOERING
- Zuurstof is een zeer brandbevorderende stof. Voorzorgsmaatregelen voor het werken met zuurstof zijn beschreven in kader 23.1.
- Bescherm de huid rond de neus en oren met extra padding tegen decubitus.
- Verwijder een zuurstofmasker kortdurend om de patiënt te laten praten, eten, drinken, hoesten, neus snuiten of braken. Verpleeg de patiënt glooiend of in zijligging om aspiratie van braaksel via het masker te voorkomen.
- Het effect van de aangeboden O_2-concentratie kan variëren door:
  - de O_2-flow;
  - luchtlekkage langs het masker of de neusbril;
  - de ademhalingsfrequentie en -diepte;
  - dode-ruimteventilatie.
- Een non-rebreathing masker of rebreathing masker met een lage/zonder O_2-flow kan gebruikt worden bij het couperen van een hyperventilatie-aanval (zie tabel 23.1).

- Voor het berekenen van O_2-percentages naar liters per minuut kan gebruik gemaakt worden van de volgende formule:
  $O_2\%$ - 21(%) : 4 = aantal liters per minuut
  Rekenvoorbeeld: de patiënt krijgt 30% O_2 op een masker: 30 - 21 : 4 = 2,2 liter/minuut via neusbril.

COMPLICATIES
- Onvoldoende O_2-toediening door verschuiven van de neusbril of het masker. Een onrustige of niet-coöperatieve patiënt kan deze makkelijk verwijderen.
- Bij het gebruik van een luchtbevochtigingssysteem kan de zuurstoftoediening worden belemmerd door gecondenseerd vocht in de zuurstofslang.
- Aspiratie van braaksel door braken in het masker.
- O_2-toediening kan de gewenste en ongewenste effecten van sommige geneesmiddelen versterken of laten afnemen.
- Toediening van te hoge O_2-concentraties kan de volgende toxische effecten hebben:
  - atelectase;
  - benauwdheid, hypoventilatie, hoesten en pijn op de borst;
  - misselijkheid, duizeligheid, angst en verwardheid, spierkrampen, verlies van bewustzijn en epileptische insulten.
- Bij pasgeborenen en prematuren kan de toediening van O_2 leiden tot:
  - oogbeschadigingen (retinopathie);
  - longmisvormingen (bronchopulmonaire dysplasie);
  - bloedingen in hart, hersenen, of ruggenmerg;
  - ontstekingen van de darmen met lokaal versterf en perforaties (enterocolitis necroticans).

Kader 23.1 Voorzorgsmaatregelen bij het werken met zuurstof
Zuurstof is een zeer brandbevorderende stof. Bij het gebruik van O_2-gascilinders dienen de volgende voorzorgsmaatregelen genomen te worden:
- Een zuurstofcilinder mag niet worden gebruikt:
  - als deze zichtbaar is beschadigd;
  - als er een vermoeden van beschadiging bestaat;
  - na blootstelling aan extreme temperaturen.
- Bij lekkage dient de afsluiter van de O_2-cilinder direct te worden gesloten. Lukt dit niet, laat dan de O_2-cilinder op een veilige plaats in de buitenlucht leeglopen.

- Zuurstof kan heftig reageren met bepaalde (organische) stoffen. Alle contact met olie, vet of andere koolwaterstoffen dienen tijdens opslag en/of gebruik te worden vermeden.
- Gloeiende of smeulende materialen kunnen door O_2 plotseling ontvlammen. Roken en open vuur in de nabijheid van een O_2-cilinder is absoluut verboden. Vlambare vloeistoffen en elektrische apparaten die vonken, dienen uit de buurt te worden gehouden.
- Aansluitingen voor slangen, ventielen etc. dienen schoon en droog te zijn. Gebruik geen oplosmiddelen. Voor reinigen en afdrogen dienen schone niet-pluizende doeken te worden gebruikt.

Bij de opslag van O_2-cilinders dienen de volgende veiligheidsvoorschriften in acht te worden genomen:
- O_2-cilinders worden bewaard tussen -20° C en +65° C in een goed geventileerde ruimte waar alleen medicinale gassen worden opgeslagen. De ruimte mag geen brandbare materialen bevatten.
- O_2-cilinders mogen niet opgeslagen worden nabij warmtebronnen.
- O_2-cilinders dienen beschermd te worden tegen schokken of vallen. De cilinders worden verticaal in een (verrijdbare) krat opgeslagen. O_2-cilinders met een bolle bodem worden horizontaal of in een krat opgeslagen. Grotere cilinders worden vastgezet.
- Cilinders die een ander soort gas bevatten, dienen apart te worden opgeslagen.
- Volle en lege cilinders dienen apart te worden opgeslagen.

GEBRUIKTE LITERATUUR
- Bowman AJ. Procedure 25, General Principles of Oxygen Therapy and Oxygen Delivery Devices. In: Proehl JA. Emergency Nursing Procedures. St. Louis: Saunders Elsevier; 2008. p. 106-112.
- McSwain NE, Frame S, Salomone JP. PHTLS. Nederlandse uitgave. Maarssen: Elsevier gezondheidszorg; 2003.
- Gebruiksaanwijzing Linde Gas Therapeutics Benelux. Eindhoven: Linde Gas Therapeutics; 2006.

24 Non-invasieve beademingsvormen, CPAP/BiPAP

T. Verhoeven, Nurse Practitioner Intensive Care, IC-verpleegkundige

DOEL VAN DE HANDELING
Het ondersteunen van de ademhaling bij een respiratoir insufficiënte/bedreigde patiënt zonder dat deze geïntubeerd hoeft te worden. Non-invasieve beademing kan van zes uur tot twee dagen worden toegepast, afhankelijk van de indicatie en het resultaat.

ANATOMIE
Non-invasieve beademing dient na één tot twee uur een verbetering bij de patiënt teweeg te brengen. De ademarbeid moet zijn verminderd en de ventilatie en de oxigenatie moeten zijn verbeterd. Is dit niet het geval, dan moeten intubatie en volledige beademing worden overwogen.

INDICATIES
- Exacerbatie bij COPD.
- (Cardiaal) longoedeem (acuut).
- Ontwenningsprobleem.
- Postoperatieve respiratoire insufficiëntie.
- Immuun-gecompromitteerde patiënten.

CONTRA-INDICATIES
- Niet-coöperatieve patiënt.
- Verlaagd bewustzijn.
- Apnoes.
- Hemodynamische instabiliteit.
- Ernstige ritmestoornissen.
- Luchtwegobstructie.
- Braken.
- Chirurgie/letsel aan hoofd/hals.
- Deformiteiten aan hoofd en/of hals.

BENODIGDE MATERIALEN
- Monitor (hartfrequentie, tensie, ademfrequentie, saturatie, 12-kanaals-ECG).
- Masker/helm geschikt voor non-invasief beademen.
- Total-facemasker.
- Bevestigingsband.
- Disposable beademingsslangen.
- Beademingsapparatuur geschikt voor het geven van CPAP/BiPAP.

VOORBEREIDINGEN
1 Tref de voorbereidingen zoals beschreven in de inleiding van dit boek.
2 Meet een goed passend masker/helm aan.
3 Stel op de beademingsmachine in: FiO_2, CPAP, PEEP of BiPAP, afhankelijk van de gebruikte beademingsmachine.

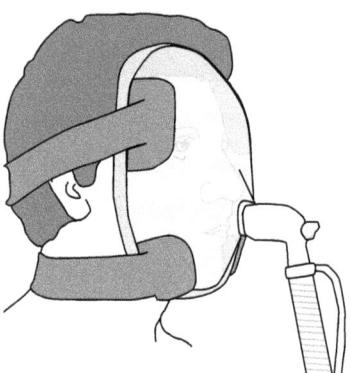

Figuur 24.1 CPAP total-facemasker.

UITVOERING
1 Plaats de patiënt in een halfzittende houding met de rugsteun in 45 graden, zoals beschreven bij procedure 22.
2 Plaats het masker op het gezicht van de patiënt.
3 Sluit de banden om het hoofd.
4 Probeer de patiënt met gesloten mond te laten ademen.
5 Start de beademingsmachine.
6 Controleer de instelling van de beademingsmachine en pas deze zo nodig aan.
7 Controleer lekkage langs het masker en stel zo nodig de bevestiging bij.
8 Leid de eventuele maagsonde(s) langs het masker.
9 Controleer een bloedgas na een halfuur.

UITVOERING BIJ EEN ANDERE LEEFTIJDSGROEP/
AFWIJKENDE ANATOMIE
Voor kinderen gelden de volgende aandachtspunten:
- Gebruik bij baby's en neonaten (meestal) een neusmasker.
- Beadem neonaten in rugligging.
- Zorg voor een goed passend masker dat aansluit bij de andere anatomische verhoudingen.

- Gebruik aangepaste beademingsslangen ter voorkoming van een te grote weerstand en dode-ruimteventilatie.
- Pas de beademingsinstellingen aan.

AANDACHTSPUNTEN BIJ UITVOERING
- Geef een goede uitleg aan de patiënt en stimuleer de patiënt door te ademen.
- Bescherm de huid met extra padding tegen decubitus door het masker.
- Overweeg de maagsonde te verwijderen bij ernstige lekkage langs het masker.
- Beoordeel elk uur de discomfortscore bij de patiënt, volgens de Visual Analogue Scale (VAS). De patiënt geeft op een schaal van 0 tot 10 een comfortwaarde aan.
- Verzorg elk uur de mond en/of neus ter voorkoming van uitdroging van de slijmvliezen.
- Overweeg, in overleg met de arts, een lichte sedatie bij een onrustige patiënt.

COMPLICATIES
- Afname van de pre-load waardoor de bloeddruk daalt.
- Maagdilatatie.
- Aspiratie.
- Drukplekken van het masker.
- Conjunctivitis door luchtlekkage langs het masker en de neusbrug.
- Pneumothorax.

GEBRUIKTE LITERATUUR
- The evidence for NPPV in the care of patients in acute respiratory failure: a systematic review of the literature. Respiratory Care 2004; 49 (7): p. 810-829.
- Mehta S. Non invasive ventilation. American Journal of Respiratory and Critical Care Medicine; Volume 163; Number 2; February 2001: p. 540-577.
- Verwiel J. Niet-invasieve beademing: te luchtig of zwaarwegend. (Betreft een powerpoint-presentatie.)

25 Het vernevelen van medicatie via een vernevelaar met mondstuk of masker

T. Verhoeven, Nurse Practitioner Intensive Care, IC-verpleegkundige

DOEL VAN DE HANDELING
Het vernevelen van medicatie via een vernevelaar met een mondstuk of masker.

ANATOMIE
Het vernevelen van medicatie wordt vooral toegepast bij patiënten met een respiratoire insufficiëntie bij wie het gebruik van de dosisinhaler niet mogelijk is (zie procedure 26).

INDICATIES
- Bronchospasme.
- Longemfyseem.
- Chronische bronchitis.
- ARDS.
- Pneumonie.
- Mucusretentie.
- COPD.
- Laryngitis subglottica of kroep.
- Epiglottitis.

CONTRA-INDICATIES
- Niet-coöperatieve patiënt.
- Verlaagd bewustzijn.
- Overgevoeligheid voor het toe te dienen medicijn.
- Overgevoeligheid voor atropine en atropine afgeleide stoffen.
- Tachycardie of aritmieën.

BENODIGDE MATERIALEN
- Persluchtbron: muuraansluiting met flowmeter.
- Vernevelset met mondstuk of masker.
- Voorgeschreven medicatie om te vernevelen.
- Eventueel NaCl 0,9% of water voor injectie om de medicatie te verdunnen.

VOORBEREIDINGEN
1 Tref de voorbereidingen zoals beschreven in de inleiding van dit boek.
2 Zet de patiënt in rechtop zittende houding.

UITVOERING

1. Spuit de medicatie in het daarvoor bestemde reservoir van de vernevelset.
2. Sluit verbindingsslang aan op de perslucht met flowmeter en vernevelset.
3. Plaats de vernevelset in de mond of de kap over mond en neus van de patiënt.
4. Stel de flow in op 5-8 l/min, zodanig dat er nevel ontstaat. Gebruik bij medicatie (Pulmicort) die hoog in de luchtweg neer moet slaan een lagere flow zodat er grotere druppels ontstaan.
5. Plaats de vernevelset zo rechtop mogelijk.
6. Laat de patiënt regelmatig extra diep inhaleren.
7. Laat de patiënt alleen door de mond in- en uitademen.

UITVOERING BIJ EEN ANDERE LEEFTIJDSGROEP/ AFWIJKENDE ANATOMIE

Bij kinderen gelden de volgende aandachtspunten:
- Laat een alert kind zelf de vernevelset vasthouden. Contact met de ouder/verzorger tijdens het vernevelen vermindert angst bij het kind. Laat het kind bij de ouder/verzorger op schoot zitten. Indien dit niet mogelijk is, betrek dan de ouder/verzorger bij de behandeling van het kind.
- Vernevelen met een mondstuk kan het kind beangstigen. Kies dan voor een masker. Wil het kind geen masker op, laat dan de ouder/verzorger het masker bij het kind houden (blow-by).
- Huilen voorkomt de opname van de vernevelde medicatie. Laat een huilend kind niet vernevelen.
- Gebruik een goed passend masker, zowel bij kinderen (andere anatomische verhoudingen) als bij een afwijkende anatomie.
- Pas de medicatiedosering aan.
- Pas de flowsnelheid aan.

AANDACHTSPUNTEN BIJ UITVOERING

- Maak de vernevelaar na gebruik goed schoon met heet water, alcohol 70% en laat de vernevelaar goed drogen.
- Vervang de (disposable) vernevelset één keer per 48 uur.
- Voer tijdens en tot dertig minuten na het vernevelen geen bloedgascontrole uit.
- Draag bij het vernevelen van antibiotica masker en handschoenen.
- Overweeg het gebruik van een masker indien de patiënt het vernevelsysteem niet goed kan vasthouden of niet adequaat door het systeem in- en uitademt.

COMPLICATIES
- Hyperventileren.
- Bijwerkingen van de medicatie zoals misselijkheid, braken, tremoren, hoofdpijn en tachycardieën.
- Bronchospasme.

GEBRUIKTE LITERATUUR
Layman M. Procedure 36, Nebulizer Therapy. In: Proehl JA. Emergency Nursing. St Louis: Saunders Elsevier; 2008.

26 Het vernevelen van medicatie met een dosisinhaler en inhalatiekamer

T. Verhoeven, Nurse Practitioner Intensive Care, IC-verpleegkundige

DOEL VAN DE HANDELING
Het inhaleren van medicatie uit een dosisinhaler. Eventueel in combinatie met een inhalatiekamer.

ANATOMIE
Het inhaleren van medicatie via een dosisinhaler zorgt voor een bronchodilatatie van de bronchospastische luchtwegen. De dosisinhaler geeft zeer kleine partikels af. Deze komen beter en dieper in de longen dan bij vernevelen. Bij kleine kinderen wordt de dosisinhaler samen met een inhalatiekamer gebruikt.

INDICATIES
- Mucusretentie.
- Bronchospasme.
- COPD.
- Infiltraten.

CONTRA-INDICATIES
- Niet-coöperatieve patiënt.
- Verlaagd bewustzijn.
- Overgevoeligheid voor het toe te dienen medicijn.
- Overgevoeligheid voor atropine en atropine afgeleide stoffen.
- Tachycardie of aritmieën.

BENODIGDE MATERIALEN
- Dosisinhaler of poederinhalator met voorgeschreven medicatie.
- Mondstuk of neuskapje passend bij de desbetreffende dosisinhaler.
- Inhalatiekamer.

VOORBEREIDINGEN
1. Tref de voorbereidingen zoals beschreven in de inleiding van dit boek.
2. Zet de patiënt in rechtop zittende houding.
3. Verwarm de dosisinhaler door deze tussen de handen te rollen.
4. Schud de dosisinhaler.

UITVOERING
Dosisinhaler
1. Plaats de dosisinhaler in het daarvoor bestemde mondstuk.
2. Laat de patiënt diep uitademen.
3. Plaats de inhaler in de mond van de patiënt of met een kapje over mond en neus.
4. Druk tijdens een diepe, langzame inademing de dosisinhaler in.
5. Laat de patiënt de adem vijf tot zeven seconden inhouden.
6. Wacht dertig tot zestig seconden en herhaal stap 2 tot en met 5.

Dosisinhaler met inhalatiekamer
1. Plaats de dosisinhaler in de inhalatiekamer.
2. Plaats het mondstuk van de inhalatiekamer in de mond van de patiënt.
3. Druk de dosisinhaler in.
4. Laat de patiënt enkele malen rustig in- en uitademen zonder de mond van het mondstuk te halen.

UITVOERING BIJ EEN ANDERE LEEFTIJDSGROEP/ AFWIJKENDE ANATOMIE
Bij kinderen gelden de volgende aandachtspunten:
- Gebruik bij kleine kinderen altijd een inhalatiekamer.
- Overweeg het gebruik van een neus- en mondmasker bij kleine kinderen.

AANDACHTSPUNTEN BIJ UITVOERING
- Let op juiste dosering en toediening van de medicatie.
- Laat de patiënt de mond spoelen na het inhaleren van corticosteroïden.

COMPLICATIES
- Hyperventileren.
- Bijwerkingen van de medicatie zoals misselijkheid, braken, tremoren, hoofdpijn en tachycardieën.
- Candida-infectie bij inhalatie van corticosteroïden.
- Bronchospasme.
- Overdosering van de medicatie.

GEBRUIKTE LITERATUUR

Layman M. Procedure 37, Metered-Dose Inhaler. In: Proehl JA. Emergency Nursing. St Louis: Saunders Elsevier; 2008.

5 Het overnemen van de ademhaling

27 Ambuballon en maskerbeademing
28 Waterset, Jackson Rees en maskerbeademing
29 Mechanische beademing
30 Beademing tijdens transport

27   Ambuballon en maskerbeademing

T. Verhoeven, *Nurse Practitioner Intensive Care, IC-verpleegkundige*

DOEL VAN DE HANDELING
Het ondersteunen of overnemen van de ademhaling bij een respiratoir insufficiënte patiënt.

ANATOMIE
Bij een patiënt met een insufficiënte of afwezige ademhaling dient de ademhaling zo snel mogelijk ondersteund of overgenomen te worden. De ambuballon is een self-inflating ballon waarmee manuele positieve-drukbeademing kan worden gerealiseerd. Bij de ambuballon bestaat de mogelijkheid om een zuurstofreservoir aan de niet-patiëntzijde te plaatsen waardoor er een non-rebreathing systeem ontstaat. Zonder dit reservoir kan maar met maximaal 50% O_2 worden beademd. Met dit reservoir kan tot 60-98% O_2 worden beademd, afhankelijk van de zuurstofflow. De ambuballon kan ook worden uitgerust met een PEEP-klep.

INDICATIES
- Patiënt met apnoe.
- Preoxygenatie voor intubatie.
- CO_2-retentie:
  - exacerbatie COPD;
  - CO_2-retentie op basis van medicatie;
  - hypercapnisch coma;

- obstructief slaapapnoesyndroom, obesitas;
- restrictieve thoraxafwijkingen;
- neuromusculaire aandoeningen;
- longparenchymziekten.
• Acute respiratoire insufficiëntie met hypoxemie:
- astma cardiale;
- pneumonie, ARDS, acuut longoedeem;
- postextubatie hypoxemie;
- postextubatief longoedeem;
- ribfracturen, fladderthorax;
- immuun-gecompromitimeerde patiënten met respiratoire insufficiëntie (PCP, transplantatie).
• Overige:
- medisch zinloos handelen;
- do-not-intubate patiënten.

CONTRA-INDICATIES

Bij genoemde indicaties: geen. Voorzichtigheid is geboden bij patiënten met:
• (verdenking op) cervicaal letsel;
• aanwezigheid van corpus alienum in mond-keelholte;
• (spannings)pneumothorax;
• aangezichtsletsel en brandwonden van het gelaat;
• maag-oesofagusbloedingen;
• buitensporig veel secreet, slijm of sputumproductie;
• groot aspiratierisico;
• geagiteerde patiënt.

BENODIGDE MATERIALEN
• Monitor (hartfrequentie, tensie, ademfrequentie, saturatie, 12-kanaals-ECG, CO_2-meter).
• Zuurstofbron met zuurstofklok.
• Mayo-tube (Guedell).
• Passend masker.
• Ambuballon met zuurstofreservoir en verbindingsslang.
• PEEP-klep of hoekstuk.
• Beademingsfilter.
• CO_2-meter.
• Swivelconnector met harmonicaslang bij geïntubeerde patiënt.

VOORBEREIDINGEN

1 Tref de voorbereidingen zoals beschreven in de inleiding van dit boek.
2 Zorg voor een vrije ademweg zoals beschreven in hoofdstuk 2.
3 Sluit de kap, PEEP-klep of hoekstuk, filter, CO_2-meter aan op de ambuballon.
4 Sluit de zuurstofslang tussen de zuurstofklok en de ambuballon aan.
5 Zet zuurstof aan met een flow 10-15 l/min.
6 Zet uitzuigmateriaal klaar zoals beschreven in procedure 8.
7 Neem plaats aan het hoofdeind van de brancard.

UITVOERING

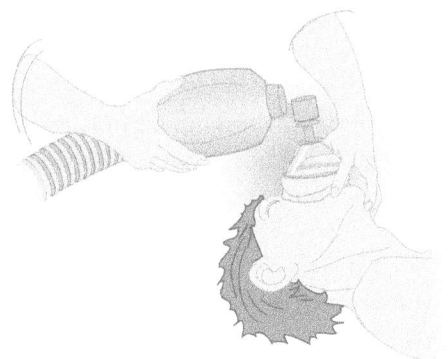

Figuur 27.1 Eén hulpverlener plaatst het masker.

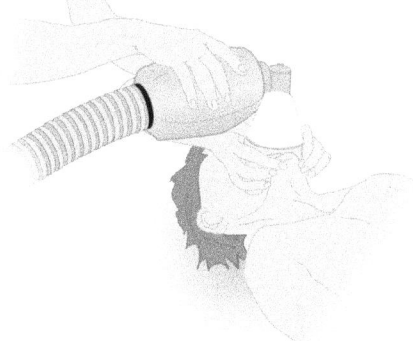

Figuur 27.2 Twee hulpverleners plaatsen het masker.

1 Breng, als de patiënt dit accepteert een Guedell in, zoals beschreven in procedure 5.
2 Leg het hoofd in 'sniffing position'.
3 Plaats een passend masker over de neus en mond. De ogen worden niet bedekt en het smalle deel valt over de neusbrug.
4 Fixeer het masker. Dit kan op twee manieren:
   – met één hulpverlener: fixeer het masker stevig met de duim over de neus, de wijsvinger over de kin en de andere vingers onder de kin (zie figuur 27.1);
   – met twee hulpverleners: één hulpverlener fixeert het masker zoals hierboven beschreven, met twee handen (zie figuur 27.2).

5 Knijp met zoveel kracht in de ballon dat thoraxexcursie waar te nemen is. Dit kan op twee manieren:
   – met één hand; lukt dit niet dan kan de ballon tegen het dijbeen leeg gedrukt worden;
   – met twee handen (zie figuur 27.2).
6 Controleer of de thorax symmetrisch uitzet.
7 Beadem 12-14 maal per minuut.
8 Pas de handbeademing aan aan de ademhalingsfrequentie van de patiënt (indien van toepassing).

UITVOERING BIJ EEN ANDERE LEEFTIJDSGROEP/ AFWIJKENDE ANATOMIE
Voor kinderen gelden de volgende aandachtspunten:
- Kies een kleinere goed passend masker en kleinere ballon.
- Beadem 15-30 maal per minuut afhankelijk van de leeftijd van het kind (zie tabel 2.1 in procedure 2).
- Houd een inspiratietijd van 1-1,5 seconden aan.
- Kinderen zijn gevoeliger voor barotrauma. Voorkom maximale thoraxexcursies. Als de thorax beweegt, is het tidal-volume voldoende.
- Overweeg het inbrengen van een maagsonde om maagdilatatie door maskerbeademing te voorkomen.

AANDACHTSPUNTEN BIJ UITVOERING
- Controleer tijdens de masker-ballonbeademing continu:
  – luchtlekkage langs het masker;
  – weerstand bij insufflatie;
  – symmetrische thoraxexcursies;
  – kokhalzen en braken van de patiënt;
  – hartfrequentie, hartritme, bloeddruk, saturatie en capnogram.
- Voorkom beschadiging van de aangezichtszenuw door de vingers niet te stevig onder de kin te haken.
- Overweeg cricoïddruk ter voorkoming van insufflatie van de maag.
- Houd het uitzuigmateriaal stand-by om snel uit te zuigen als de patiënt begint te braken.
- Overweeg intubatie of non-invasieve beademing wanneer klinische situatie van de patiënt niet verbetert.

COMPLICATIES
- Aspiratie.
- Hyper/hypoventilatie.
- Verergering CWK-letsel, waardoor dwarslaesie kan ontstaan.
- Maagdilatatie.

- Prikkeling van de Nervus Vagus.
- Oogbeschadigingen door druk op de ogen bij het gebruik van een te groot masker.
- Ritmestoornissen.
- (Spannings)pneumothorax.

GEBRUIKTE LITERATUUR
- Tromp Meesters RC. Protocol non-Invasieve beademing. SLAZ; mei 2001.
- Protocol NIPPV. AZN; september 2002.
- BiPAP Vision, klinische handleiding. Respironics Inc.; 1999.
- Gebruiksaanwijzing Image 3, full face mask. Respironics Inc.
- Gebruiksaanwijzing total-facemasker. Respironics Inc.

28 Waterset, Jackson Rees en maskerbeademing

T. Verhoeven, *Nurse Practitioner Intensive Care, IC-verpleegkundige*

DOEL VAN DE HANDELING
Het ondersteunen of overnemen van de ademhaling bij een respiratoir insufficiënte patiënt.

ANATOMIE
In principe is het beademen met een waterset gelijk aan de beademing met de ambuballon (zie procedure 27). Het verschil zit in de zachte ballon waar een zuurstofflow voor nodig is om deze op te blazen. Met deze ballon kan de insufflatie en de compliantie van de longen beter worden aangevoeld. Met het ventiel kan de overdruk eerder en sneller ontsnappen en PEEP gegeven worden. De patiënt heeft de mogelijkheid om zelf te ademen.

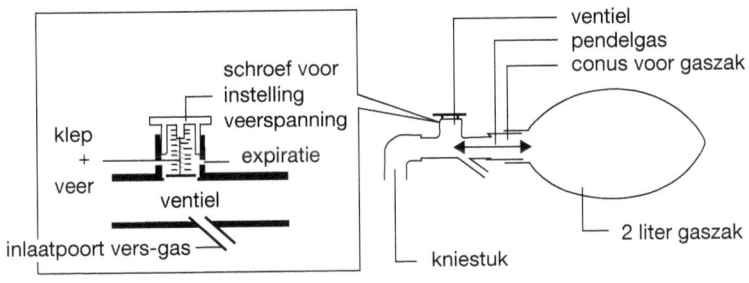

Figuur 28.1 *Doorsnede ventiel en ballon van de waterset.*

Tabel 28.1 Verschillen tussen Jackson Rees en waterset	
Jackson Rees-set	**waterset**
kleiner ballonvolume, meer geschikt voor het gebruik bij kinderen	groot ballonvolume
open ballon of in te stellen ventiel aan patiëntzijde	gesloten ballon en ventiel aan patiëntzijde
mogelijkheid om hoge concentratie O_2 te geven	idem

In principe is het beademen met een Jackson Reese gelijk aan de beademing met de waterset. Tussen de twee systemen bestaan de volgende verschillen:

INDICATIES
- Zie de indicaties bij procedure 27.
- Inadequate ventilatie.
- Sputummobilisatie, -recruitment.
- Bronchiaal toilet.

CONTRA-INDICATIES
Zie de contra-indicaties bij procedure 27.

BENODIGDE MATERIALEN
- Monitor (hartfrequentie, tensie, ademfrequentie, saturatie, 12-kanaals-ECG, CO_2-meter).
- Zuurstofbron met zuurstofklok.
- Mayo-tube (Guedell).
- Passend masker.
- (Disposable) waterset en verbindingsslang.
- PEEP-klep of hoekstuk.
- Beademingsfilter.
- CO_2-meter.
- Swivelconnector met harmonicaslang bij geïntubeerde patiënt.

VOORBEREIDINGEN
1 Tref de voorbereidingen zoals beschreven in de inleiding van dit boek.
2 Zorg voor een vrije ademweg zoals beschreven in hoofdstuk 2.
3 Sluit de kap, PEEP-klep of hoekstuk, filter, CO_2-meter aan op de waterset.
4 Sluit de zuurstofslang tussen de zuurstofklok en de waterset aan.

5 Zet zuurstof aan met een flow 10-15 l/min. Sluit het masker af. De watersetballon zal zich opblazen.
6 Zet uitzuigmateriaal klaar zoals beschreven in procedure 8.
7 Neem plaats aan het hoofdeind van de brancard.

UITVOERING
1 Breng, als de patiënt dit accepteert, een Guedell in, zoals beschreven in procedure 5.
2 Leg het hoofd in 'sniffing position'.
3 Plaats een passend masker over de neus en mond. De ogen worden niet bedekt en het smalle deel valt over de neusbrug.
4 Fixeer het masker, wat op twee manieren kan:
   – met één hulpverlener: fixeer het masker stevig met de duim over de neus, de wijsvinger over de kin en de andere vingers onder de kin (zie figuur 27.1);
   – met twee hulpverleners: één hulpverlener fixeert het masker zoals hierboven beschreven, met twee handen (zie figuur 27.2).
5 Knijp met zoveel kracht in de ballon dat thoraxexcursie waar te nemen is. Dit kan op twee manieren:
   – met één hand; lukt dit niet dan kan de ballon tegen het dijbeen leeg gedrukt worden;
   – met twee handen (zie figuur 27.2).
6 Controleer of de thorax symmetrisch uitzet.
7 Beadem 12-14 maal per minuut.
8 Pas de handbeademing aan aan de ademhalingsfrequentie van de patiënt (indien van toepassing).

UITVOERING BIJ EEN ANDERE LEEFTIJDSGROEP/
AFWIJKENDE ANATOMIE
Zie voor aandachtspunten bij kinderen procedure 27.

AANDACHTSPUNTEN BIJ UITVOERING EN COMPLICATIES
Zie procedure 27.

GEBRUIKTE LITERATUUR
• Handboek standaardhandelingen intensive-care-verpleegkunde UMC. Utrecht: 1998. p. 5087-5090.
• Vries CJ de, Mechanische beademing. 5^e druk. 1991. p. 73-74.
• Brink G van den. Leerboek intensive-care-verpleegkunde neonatologie. 1^e druk. Maarssen: Elsevier gezondheidszorg; 2001.

29 Mechanische beademing

T. Verhoeven, Nurse Practitioner Intensive Care, IC-verpleegkundige

DOEL VAN DE HANDELING
Het geheel of gedeeltelijk overnemen van de normale ademhaling bij een patiënt die hiertoe niet zelf (meer) in staat is.

ANATOMIE
Een patiënt met een respiratoire insufficiëntie of respiratoir falen bij wie zuurstoftherapie niet aanslaat dient te worden geïntubeerd en te worden beademd.
Er wordt onderscheid gemaakt tussen non-invasieve en invasieve beademing. In het eerste geval draagt de patiënt een masker op zijn neus en mond. Dit is met beademingsslangen verbonden aan de beademingsmachine. In het tweede geval wordt een endotracheale tube of tracheacanule in de bovenste luchtwegen ingebracht. De tube of canule sluit de trachea af met een opblaasbare cuff, zodat er geen lucht kan ontsnappen.

INDICATIES
Acuut respiratoir falen of acute respiratoire insufficiëntie:
- coma;
- ademhalingsdepressie door (een intoxicatie met) geneesmiddelen;
- luchtwegobstructie;
- apnoe of respiratoir falen zoals acute pneumonie, acute ernstige astmabronchiale aanval, ernstige decompensatio cordis, exacerbatie COPD, ARDS;
- spierparalyse door spierverslappers;
- neuromusculaire aandoeningen zoals myasthenia gravis of Guillain-Barré;
- oplopend CO_2 bij brandwonden, sepsis of hyperthermie.

CONTRA-INDICATIES
Geen, tenzij de patiënt een niet-beademenverklaring heeft.

BENODIGDE MATERIALEN
- Monitor (hartfrequentie, tensie, ademfrequentie, saturatie, capnografie, 12-kanaals-ECG).
- Intraveneuze toegangsweg met lopend infuus.
- Materiaal voor het inbrengen van een maaghevel, katheter en arterielijn.

- Beademingsmachine.
- (Disposable) beademingsslangen.
- Luchtbevochtiger.
- Persluchtbron.
- Zuurstofbron.

VOORBEREIDINGEN
1 Tref de voorbereidingen zoals beschreven in de inleiding van dit boek.
2 Zorg voor een goed lopend infuus voor de toediening van medicatie en vocht.
3 Intubeer de patiënt zoals beschreven in hoofdstuk 2 van dit boek, of bereid de patiënt voor op non-invasieve beademing (zie procedure 24).
4 Breng een maaghevel en katheter in.
5 Breng een arterielijn in voor regelmatige bloedgasafname.

UITVOERING
Er zijn diverse beademingsvormen, die op verschillende beademingsmachines kunnen worden ingesteld. De meest voorkomende beademingsvormen op de SEH zijn:

Gecontroleerde beademingsvormen

Volume Control (VC)
Bij deze beademingsvorm worden ingesteld:
- teugvolume;
- ademfrequentie;
- PEEP;
- FiO_2;
- I:E-verhouding.

Daarnaast worden ook de pauzeduur, inspiratoire stijgtijd en de trigger ingesteld. De beademingsmachine berekent de flow die nodig is om in de inspiratietijd het gewenste teugvolume toe te dienen. Deze constante flow wordt tijdens de inspiratie gegeven om zo het gewenste volume toe te dienen. Het volume loopt lineair op naarmate de flow wordt ingeblazen. Wil de patiënt zelf ademen dan is dit mogelijk. De patiënt triggert de machine. Deze valt eerder in met een constante flow. De expiratie begint als het ingestelde teugvolume is bereikt of de bovenste drukgrenswaarde wordt overschreden.
Bewaak bij deze beademingsvorm de beademingsdrukken en het ademminuutvolume.

Pressure Control (PC)

Dit is een *tijdgestuurde* en *drukgecontroleerde* beademingsvorm waarbij worden ingesteld:
- Pressure Control-niveau boven PEEP;
- ademfrequentie;
- PEEP;
- FiO_2;
- I:E-verhouding.

Daarnaast worden ook de inspiratoire stijgtijd en de trigger ingesteld. Bij deze beademingsvorm houdt de beademingsmachine de druk tijdens de gehele inspiratie constant. Tijdens de inspiratie geeft de beademingsmachine een decelererende flow om de gewenste druk te bereiken. Het ademminuutvolume hangt af van de inspiratiedruk (PC-niveau), de inspiratieduur, de eigenschappen van de luchtwegen en longen, het beademingscircuit en de tube.

Wil de patiënt zelf ademen dan is dit mogelijk. De patiënt triggert de machine. Deze valt eerder in met de ingestelde inspiratoire druk. De expiratie begint na het verstrijken van de ingestelde inspiratietijd en als het PC-niveau wordt overschreden.

Pressure Regulated Volume Control (PRVC)

Dit is een *drukgecontroleerde* beademingsvorm waarbij worden ingesteld:
- teugvolume;
- ademfrequentie;
- PEEP;
- FiO_2;
- I:E-verhouding.

Daarnaast worden ook de inspiratoire stijgtijd en de trigger ingesteld. Bij deze beademingsvorm wordt elke inspiratie aangepast aan de veranderingen in de longen en de thorax. De beademingsmachine streeft ernaar om het ingestelde teugvolume met een zo laag mogelijke druk toe te dienen.

Tijdens de inspiratie geeft de beademingsmachine een decelererende flow om de gewenste druk te bereiken. De inspiratie start op ingestelde tijdstippen of als de patiënt triggert. De expiratie start wanneer de ingestelde inspiratietijd is verstreken of als de bovenste drukgrenswaarde wordt overschreden. Patiënten die in aanmerking komen voor PRVC zijn:
- patiënten met longtrauma;
- patiënten met astma en chronische obstructieve bronchitis;

- postoperatieve patiënten;
- pediatrische patiënten;
- patiënten bij wie hoge beademingsdrukken moeten worden vermeden.

Ondersteunende beademingsvormen

Pressure Support (PS)

Dit is een *drukondersteunende* beademingsvorm, waarbij worden ingesteld:
- Pressure Support-niveau boven PEEP;
- PEEP;
- FiO_2.

Daarnaast wordt ook de inspiratoire stijgtijd, trigger, eindinspiratoire cyclus en Pressure Control-niveau boven PEEP ingesteld.

Bij deze beademingsvorm wordt de mate van ondersteuning bepaald door het Pressure Support-niveau boven PEEP. Hoe hoger dit niveau, hoe groter de ondersteuning.

De patiënt triggert de beademingsmachine. Het ingestelde drukniveau (PS-niveau) wordt door de beademingsmachine met een decelererende flow geleverd en gecontroleerd, terwijl de patiënt de frequentie en de inspiratieduur bepaalt.

De expiratie start wanneer de ingestelde inspiratoire flow daalt tot een ingesteld percentage van de inspiratoire piekflow. De expiratie begint ook als de bovenste drukgrenswaarde wordt overschreden.

Wanneer er geen PS-niveau wordt ingesteld en het PEEP-niveau is > 0 cm H_2O, ontstaat er een andere beademingsvorm: CPAP (Continuous Positive Airway Pressure).

Volume Support (VS)

Dit is een *volumeondersteunende* beademingsvorm waarbij worden ingesteld:
- teugvolume;
- PEEP;
- FiO_2;
- I:E-verhouding.

Daarnaast worden ook de inspiratoire stijgtijd, trigger, eindinspiratoire cyclus ingesteld. De patiënt triggert de beademingsmachine. Het ingestelde teugvolume wordt door de beademingsmachine met een decelererende flow geleverd.

Bij deze beademingsvorm wordt elke inspiratie aangepast aan de veranderingen in de longen en de thorax. De beademingsmachine streeft ernaar om het ingestelde teugvolume met een zo laag mogelijke ondersteuningsdruk toe te dienen.

Indien er een apnoe optreedt, wordt er omgeschakeld naar PRVC-beademing of naar een vooraf gekozen back-up beademingsvorm.

Patiënten die in aanmerking komen voor VS zijn:
- postoperatieve patiënten met een gedeeltelijk ademhalingsvermogen;
- patiënten die voor ontwennen in aanmerking komen;
- patiënten bij wie een garantie van het slagvolume wenselijk is;
- patiënten die triggeren maar geen adequaat volume kunnen realiseren.

UITVOERING BIJ EEN ANDERE LEEFTIJDSGROEP/
AFWIJKENDE ANATOMIE

Kinderen hebben andere lichaamsverhoudingen. Daarom moeten beademingsmachines voor kinderen aan de volgende algemene eisen voldoen:
- Het teugvolume, FiO_2 en PEEP moeten zeer nauwkeurig in te stellen zijn.
- De beademingsfrequentie moet tot zeer hoog in te stellen zijn zonder dat dit ten koste gaat van de I:E-verhouding.
- De I:E-verhouding moet instelbaar zijn en de mogelijkheid hebben tot inversed I:E-verhouding.
- De reactietijd van de beademingsmachine (op de flowtrigger van het patiëntje) moet zo kort mogelijk zijn.
- Teugvolumes, ademminuutvolume en beademingdrukken moeten nauwkeurig kunnen worden gemeten.
- De compliance van de beademingsslangen moet worden gecompenseerd.

COMPLICATIES
- Intrathoracale druktoename.
- Intracraniële druktoename.
- Maagdilatie en hoogstand van het diafragma.
- Ventilator Associated Pneumonia (VAP)
- Barotrauma.
- Atelectasen.
- Verminderde doorbloeding van vitale organen.

GEBRUIKTE LITERATUUR
- Classificatiesysteem van R.L. Chatburn. Respiratory Care 1991; Vol 36; No 10.
- Respiratory Care Principles & Practice 2002. Dean Hess.
- ARDS network.
- Verbrugge SJ, Lachmann B. Mechanisms of ventilation-induced lung injury: physiological rationale to prevent it. Monaldi Arch Chest Dis 1999; Feb; 54 (1): p. 22-37.
- Urden LD et al., Critical Care Nursing, diagnosis and management. 3rd edition.
- Lanken PN. The Intensive Care Unit Manual 2001.
- Gebruiksaanwijzing servo 300(A).
- Gebruiksaanwijzing servo-i.
- Brink G van den. Leerboek intensive-care-verpleegkunde, deel 2. Maarssen: Elsevier gezondheidszorg; 2003.
- Kirchmann L. Anatomie en fysiologie van de mens. 15^{e} druk. Maarssen: Elsevier gezondheidszorg; 2003.
- NVICV-protocollen.

30 Beademing tijdens transport

T. Verhoeven, *Nurse Practitioner Intensive Care, IC-verpleegkundige*

DOEL VAN DE HANDELING
Het vervoeren van de beademde patiënt binnen de kliniek of interklinisch.

INDICATIES
Gewenst vervoer van de patiënt.

CONTRA-INDICATIES
- Ernstige hemodynamische instabiliteit.
- Ernstige pulmonale instabiliteit.

BENODIGDE MATERIALEN
- Monitor met accu (hartfrequentie, tensie, ademfrequentie, saturatie, capnografie).
- Beademingsmachine geschikt voor transport (met accu).
- Persluchtcilinder met voldoende inhoud voor de duur van het vervoer.
- Zuurstofcilinder met voldoende inhoud voor de duur van het vervoer.

- Spoedinterventiemateriaal voor re-intubatie:
  - medicatie;
  - Mayo-tube;
  - tubes;
  - thoraxdrain en Heimlich-ventieldrain;
  - laryngoscoop met diverse bladen.
- Beademingsballon met masker en PEEP-ventiel.
- Mobiele uitzuigunit.

VOORBEREIDINGEN

1 Tref de voorbereidingen zoals beschreven in de inleiding van dit boek.
2 Regel het transportmiddel en begeleiding.
3 Voor interklinisch vervoer: ambulance of MICU (Mobiele Intensive Care Unit) met eventuele politiebegeleiding.
4 Voor klinisch vervoer: brancard met toebehoren.
5 Stel uit het beschikbare personeel een multidisciplinair team samen.
6 Stel een volledige overdracht op.
7 Informeer de patiënt en breng de familie op de hoogte.
8 Informeer de ontvangende afdeling/ziekenhuis.
9 Bereid voldoende medicatie die mogelijk tijdens het transport nodig is.
10 Controleer de werking, accu's en alarmen van alle apparatuur die tijdens het transport gebruikt wordt.

UITVOERING

1 Sluit alle relevante apparatuur aan en stel de alarmgrenzen in.
2 Sluit de patiënt aan op de mobiele monitor en beademingsmachine.
3 Til de patiënt zo nodig over op de transportbrancard.
4 Controleer na elke transfer de ABCDE en specifiek de positie van de beademingstube (zie procedure 10).
5 Controleer of de beademingsslangen vrij van het gezicht liggen.
6 Controleer de fixatie van alle infuuslijnen, drains en katheters.
7 Controleer of alle lijnen, drains en katheters onbelemmerd lopen.
8 Controleer of de ledematen vrij liggen en breng eventueel padding aan.
9 Voer voor vertrek een bronchiaal toilet uit.
10 Dek de patiënt goed toe om afkoeling tijdens het transport te voorkomen.

UITVOERING BIJ EEN ANDERE LEEFTIJDSGROEP/ AFWIJKENDE ANATOMIE

- Voor kinderen is er speciaal transport (PICU, Pediatric Intensive Care Unit) beschikbaar. Ook voor pasgeborenen en neonaten is er speciaal vervoer beschikbaar.
- Voor volwassenen is de MICU beschikbaar.

AANDACHTSPUNTEN BIJ UITVOERING
Bij interklinisch transport gelden de volgende aandachtspunten:
- Acceleratie (optrekken) en deceleratie (remmen) van het vervoermiddel kunnen hemodynamische en pulmonale instabiliteit veroorzaken. Laat de chauffeur 'glijdend' rijden.
- Overweeg een extra katheterzak en drainagemateriaal mee te nemen.

COMPLICATIES
- Hemodynamische en pulmonale instabiliteit tijdens het vervoer.
- Dislocatie van de tube.
- Detubatie.
- Losraken van connecties van de beademingsslangen.
- Afknikken van beademingsslangen.

GEBRUIKTE LITERATUUR
Vendeville R. Haastige spoed - veilige spoed. Critical Care 2005; 5: p. 10-13.

Het ontlasten van een pneumo-hemotothorax

6

31 Thoraxpunctie
32 Pleurapunctie
33 Het inbrengen van de thoraxdrain en drainage
34 De ventiel- of Heimlich-/Vietnam-drain
35 Thoraxdrainagesystemen

31 Thoraxpunctie

Dr. F.W. Bloemers, traumachirurg

DOEL VAN DE HANDELING

Het acuut ontlasten van een spanningspneumothorax bij een acuut respiratoir insufficiënte patiënt.

ANATOMIE

Door een defect van de thoraxwand, de luchtwegen en/of het longweefsel kan er lucht lekken in de thoraxholte. De long aan de aangedane zijde klapt geheel of gedeeltelijk in door de druk die in de thoraxholte ontstaat: de pneumothorax. Hierbij is er behalve mogelijke benauwdheid geen acute levensbedreigende situatie voor de patiënt.
Bij een spanningspneumothorax kan deze druk in de thorax zodanig oplopen dat er een verplaatsing van het mediastinum plaatsvindt en de patiënt zelfs in circulatoire shock raakt. Een spanningspneumothorax moet in principe direct worden ontlast door het inbrengen van een naald. De druk in de thoraxholte wordt gelijk aan die buiten het lichaam.

INDICATIES

De thoraxpunctie dient gereserveerd te blijven voor de spanningspneumothorax en altijd gevolgd te worden door een definitieve behandeling: de thoraxdrain (zie procedure 33).

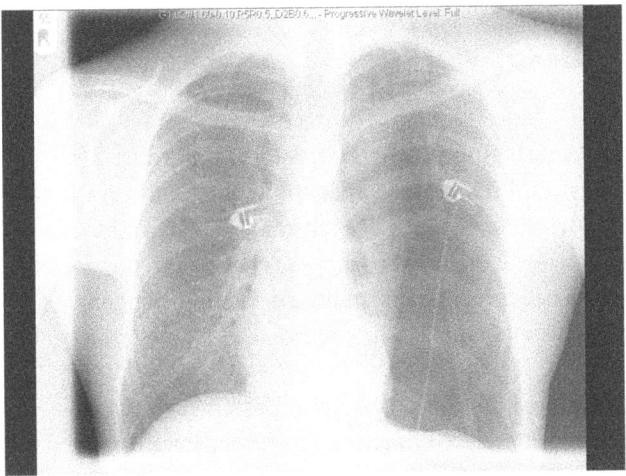

Figuur 31.1 Spanningspneumothorax links. De linkerlong is ingeklapt, het mediastinum is naar rechts verplaatst en het diafragma is links afgeplat.

CONTRA-INDICATIES
- Afwezigheid pneumothorax: een punctie kan zelfs een pneumothorax veroorzaken. Bij afwezigheid van een pneumothorax kunnen longweefsel of bloedvaten worden geraakt.
- Diafragmaruptuur: indien abdominale inhoud door diafragma hernieert kan dit voor een spanningspneumothorax worden aangezien. Een thoraxpunctie geeft dan contaminatie van de thoraxholte.

BENODIGDE MATERIALEN
- Handschoenen.
- Steriele gazen.
- Desinfectans.
- Lokaal anesthesie opgezogen in 10-cc-spuit, met opzuignaald (in een levensbedreigende situatie wordt niet gedesinfecteerd en verdoofd).
- Infuusnaald 10 tot 18 gauge (minimaal 4,5 tot 6 cm).
- Pleisters.
- Afvalbak voor scherp materiaal.

VOORBEREIDINGEN
1. Leg de patiënt en eventuele begeleider het doel van de punctie uit.
2. Leg de patiënt in rugligging, of in halfzittende houding, tenzij daar een contra-indicatie voor bestaat zoals het vermoeden van letsels van de wervelkolom.

3 Desinfecteer de insteekplaats indien de kliniek van de patiënt dit toelaat.

UITVOERING
1 Dien lokaal anesthesie toe zoals beschreven in procedure 76.
2 Breng de infuusnaald in: aan de kant van de pneumothorax loodrecht, in de midclaviculair lijn, 1 à 2 cm vanaf het sternum, *over de derde rib* in de tweede intercostaalruimte (over de rib, aangezien zich onder de rib de intercostale zenuw en arterie bevinden).
3 Luister of er lucht ontsnapt. Het is een goed teken als er lucht ontsnapt.
4 Onderzoek bij afwezigheid van evident ontlasten van de spanningspneumothorax andere oorzaken van respiratoire disfunctie zoals pericardtamponade of myocardcontusie.
5 Verwijder de naald en laat de infuuscanule in situ.
6 Bescherm de canule tegen afknikken met een kocher of een pleisterrol.
7 Plak de canule vast met steriel afdekmateriaal.
8 Start de voorbereidingen voor het plaatsen van een thoraxdrain. Deze dient direct na de punctie te worden geplaatst.

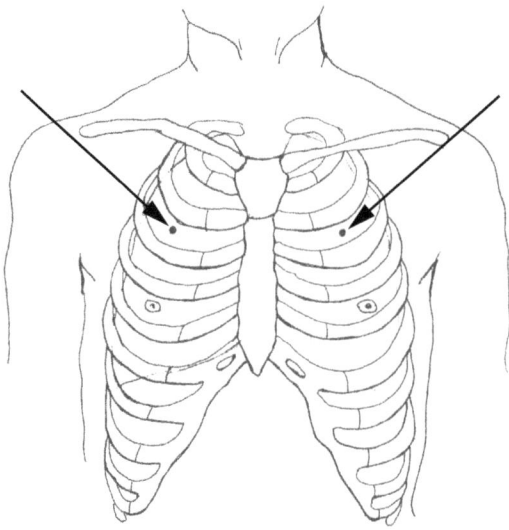

Figuur 31.2 *Plaatsing van de canule bij het ontlasten van een spanningspneumothorax.*

Illustrator: Wilma IJzerman-Lap

UITVOERING BIJ EEN ANDERE LEEFTIJDSGROEP/
AFWIJKENDE ANATOMIE

De uitvoering van een thoracocenthese bij kinderen is gelijk aan die van een volwassene. Voor de materiaalkeuze geldt: gebruik een 16-gauge-naald, of groter.

AANDACHTSPUNTEN BIJ UITVOERING
- Indien er niet direct een thoraxdrain geplaatst kan worden, bijvoorbeeld tijdens transport in het ziekenhuis, voer dan bij opnieuw optredende respiratoire stress een nieuwe thoraxpunctie uit.
- Na definitieve behandeling met thoraxdrainage moet een thoraxfoto worden gemaakt.

COMPLICATIES
- Hematothorax door het inbrengen van de naald. Bijvoorbeeld als een intercostale arterie is geraakt. Lokale exploratie of een minithoracotomie en opnieuw een drain plaatsen is dan noodzakelijk.
- Het creëren van een pneumothorax indien er geen spanningspneumothorax was.
- Thoraxempyeem na enkele dagen (zelden).

GEBRUIKTE LITERATUUR
- Advanced Trauma Life Support. 8th edition. American college of surgeons; 2008.
- Britten S, Palmer SH, Snow TM. Needle thoracocentesis in tension pneumothorax. Injury 27, p. 321-322.

32   Pleurapunctie

Dr. F.W. Bloemers, traumachirurg

DOEL VAN DE HANDELING

Een pleurapunctie wordt uitgevoerd om vocht dat zich in de pleuraholte bevindt te verwijderen. Door het pleuravocht eenmalig te puncteren kan de dyspnoe van de patiënt verbeteren. Tevens kan pleuravocht voor analyse voor microbiologie of pathologie worden afgenomen. Een pleurapunctie hoeft, in tegenstelling tot de naaldthoracocenthese, niet acuut te worden uitgevoerd (zie procedure 31). Ook de locatie van een pleurapunctie is anders.

ANATOMIE

Tussen de pleura parietalis en visceralis bevindt zich vocht door pleura-effusie of -irritatie. Meestal is dit een langzaam, in dagen ontstane, situatie. De ademhaling van de patiënt is verstoord en er ontstaat dyspnoe.

INDICATIES
- Pleuravocht dat toeneemt en niet spontaan resorbeert.
- Het stellen van een diagnose bij bepaalde longziekten.
- Pleuravocht dat dyspnoe geeft.

CONTRA-INDICATIES
- Het puncteren van de pleura door een gebied van een geïnfecteerde huid is een absolute contra-indicatie.
- Relatieve contra-indicatie is een patiënt met anticoagulantiagebruik of stollingsproblematiek.
- Een respiratoir instabiele patiënt met longschade heeft meer kans op een longperforatie.

BENODIGDE MATERIALEN
- Steriele gazen.
- Steriele handschoenen.
- Desinfectans.
- Steriele doeken.
- Lokaal anesthesie opgezogen in een 10-cc-spuit.
- Punctienaalden, circa 5 cm lang.
- 50-cc-spuit of opvangsysteem aangesloten op een verlengslang met driewegkraantje.
- Kweekflesjes.
- Absorberend verband.
- Pleisters.
- Afvalbak voor scherp materiaal.

VOORBEREIDINGEN
1 Leg de patiënt en de begeleider het doel van de procedure uit. Geef aan dat de pijn meestal meevalt. Vraag de patiënt niet te hoesten tijdens de punctie.
2 Plaats de patiënt zittend in voorovergebogen houding (zie figuur 32.1).
3 Percuteer de pleuravochtspiegel, teken deze af met pen en markeer de punctieplaats: achterste axillair lijn of midscapulair (zie figuur 32.1).

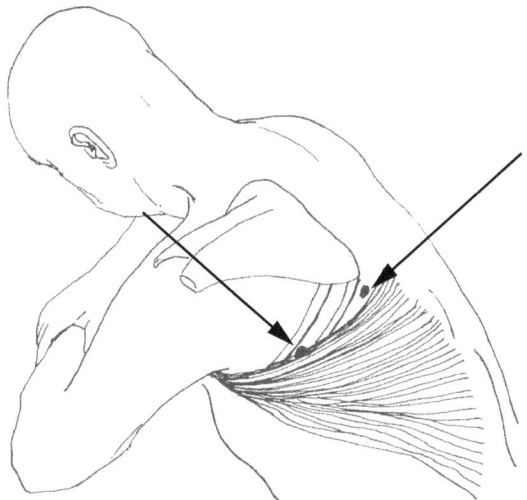

Figuur 32.1 Punctieplaats voor pleurapunctie.

Illustrator: Wilma IJzerman-Lap

4 Desinfecteer de insertieplaats.
5 Dien, bij een niet-gesedeerde patiënt, lokaal anesthesie toe.
6 Drapeer steriele doeken rond de insertieplaats.

UITVOERING
1 Breng de punctienaald in: achterste axillair lijn of midscapulair (over de rib aangezien zich onder de rib de intercostale zenuw en arterie bevinden).
2 Verwijder de naald uit de canule.
3 Sluit de verlengslang met driewegkraan en opvangsysteem aan op de naald of canule.
4 Puncteer niet meer dan 1000-1500 ml per keer.
5 Vang een deel van het punctaat op voor microbiologisch en/of pathologisch onderzoek.
6 Verwijder de naald.
7 Maak een thoraxfoto bij ieder verdacht symptoom na de punctie.

UITVOERING BIJ EEN ANDERE LEEFTIJDSGROEP/
AFWIJKENDE ANATOMIE
De uitvoering van een pleurapunctie bij kinderen is gelijk aan die bij een volwassene. Voor de materiaalkeuze geldt: gebruik een kleinere naald of katheter.

AANDACHTSPUNTEN BIJ UITVOERING
In veel ziekenhuizen wordt bij de punctie gebruik gemaakt van echografie.

COMPLICATIES
- Vasovagale reactie.
- Syncope.
- Hypoxemie bij patiënt met een onderliggend longlijden.
- Beschadiging van de canule door de naald.
- Kans op re-expansie pulmonair oedeem, hypovolemie en hypoxemie wanneer meer dan 1000 tot 1500 ml pleuravocht afloopt.
- Iatrogene pneumothorax door beschadiging longweefsel.
- Hematothorax door beschadiging longweefsel, diafragma of intercostale vaten.
- Perforatie andere organen zoals lever en milt.
- Luchtembolie.

GEBRUIKTE LITERATUUR
- Barefoot, W. Performing thoracocenthesis. In: McHale-Wiegand l & Carlson KK (eds.). AACN procedure manual for critical care. 5th edition. 2005. p. 174-185.
- Turner NM, Vught AJ van. Advanced Paediatric Life Support. Nederlandse editie. Maarssen: Elsevier gezondheidszorg; 2004.
- Upton DA. Procedure 47, Thoracocentesis. In: Proehl JA. Emergency Nursing Procedures. 4^e druk. St. Louis: Saunders Elsevier; 2008: p. 219-222.

33   Het inbrengen van de thoraxdrain en drainage

Dr. F.W. Bloemers, traumachirurg

DOEL VAN DE HANDELING
De in de thoraxholte aangebrachte drain doet de ingeklapte long ontplooien. Ook bloed of pleuravocht wordt uit de thorax gedraineerd.

ANATOMIE

Door een defect van de thoraxwand, luchtwegen en/of het longweefsel kan de thoraxholte zich vullen met lucht, bloed of beide. De long aan de aangedane zijde kan geheel of gedeeltelijk inklappen door de druk die in de thoraxholte ontstaat. Door de ingeklapte long wordt de ademhaling van de patiënt insufficiënt. Bij een thoraxholte gevuld met lucht spreekt men van een pneumothorax. Is de thoraxholte gevuld met bloed dan spreekt men van een hematothorax.

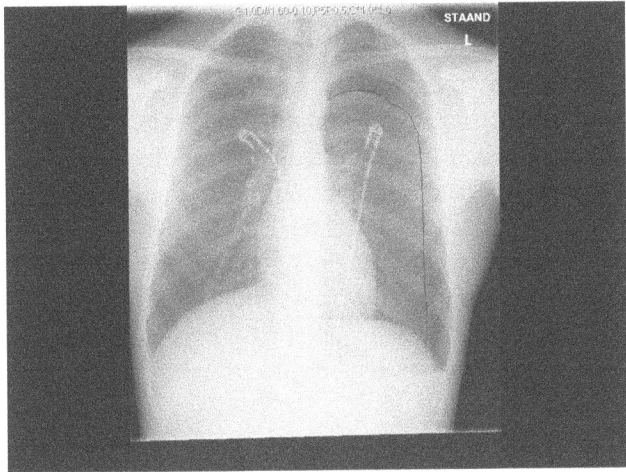

Figuur 33.1 Pneumothorax links, gemarkeerd met zwarte lijn.

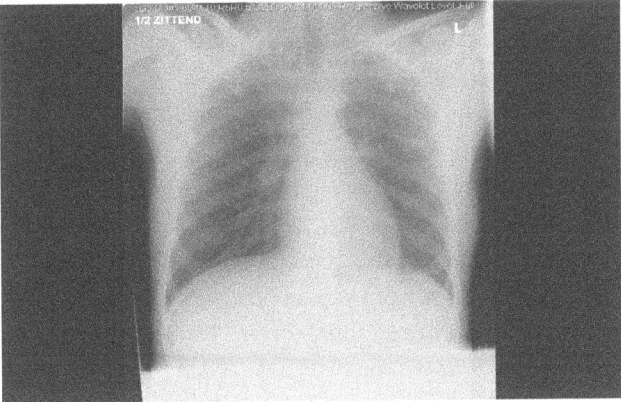

Figuur 33.2 Na plaatsing thoraxdrain links, de long ligt aan.

INDICATIES
- Een evidente pneumothorax is de belangrijkste indicatie. Bij een minimale pneumothorax, een zogenaamde randpneu, kan een expectatief beleid worden gevoerd. Bij een beademde patiënt wordt ook bij een randpneu een thoraxdrain geadviseerd. Door de relatief hoge druk bij beademing en de daarbij gesedeerde patiënt kan de pneumothorax snel toenemen en een levensbedreigende spanningspneumothorax ontstaan.
- Bij penetrerend thoraxletsel of ernstig stomp thoraxletsel (fladderthorax of ernstige longcontusie) kan bij de beademde patiënt een profylactische thoraxdrain worden overwogen. Zelfs als er (nog) geen pneumothorax aanwezig is.
- Bij een hematothorax dient een thoraxdrain te worden ingebracht. Indien deze drain meer dan 1500 ml ineens of meer dan 500 ml per uur produceert, dient meestal een thoracotomie te worden uitgevoerd om de bloeding operatief te behandelen.
- Veel reactief pleuravocht of empyeem kan gedraineerd worden met een thoraxdrain.
- Chylluslekkage, bijvoorbeeld postoperatief na een oesofagusresectie, kan met een thoraxdrain worden behandeld.

CONTRA-INDICATIES
Bij het inbrengen van een thoraxdrain moet rekening worden gehouden met het volgende:
- Drainage van een massale hematothorax kan leiden tot hemodynamische instabiliteit van de patiënt. Bij een vermoeden van een ernstige intrathoracale bloeding dient voor het inbrengen van de drain al intraveneus vulling te worden gegeven.
- Veel thoraxdrains worden geleverd met een trocart of naald. Hiermee kunnen bij het inbrengen de long of andere vitale thoracale structuren geraakt worden. De meeste chirurgen raden het gebruik van deze hulpmiddelen af.
- Indien een patiënt al eerder een thoracotomie of drainage heeft ondergaan, kunnen er verklevingen van de pleura aanwezig zijn. Dit bemoeilijkt het inbrengen van een thoraxdrain.
- Indien een spoedthoracotomie moet worden verricht, heeft het plaatsen van een drain geen nut.
- Drains van minimaal 20 charrière worden het meest gebruikt. Een te dunne drain knikt snel af of raakt verstopt door bijvoorbeeld stolsels.
- Vooraf is een X-thorax vaak informatief, met name voor de bevestiging van de diagnose.

BENODIGDE MATERIALEN
- Steriele handschoenen.
- Steriele gazen.
- Desinfectans.
- Steriele doeken.
- Lokaal anesthesie opgezogen in 10-cc-spuit.
- Scalpel nummer 10 of 15.
- Gebogen grote klem.
- Mayo-schaar.
- Naaldvoerder.
- Hechtmateriaal: Vicryl 1.0 of Ethilon 3.0.
- Thoraxdrain, charrière 20.
- Thoraxdrainagesysteem.
- Pleisters.
- Kocher.
- Afvalbak voor scherp materiaal.

VOORBEREIDINGEN
1 Tref de voorbereidingen zoals beschreven in de inleiding van dit boek.
2 Leg de patiënt in rugligging, in maximaal 30 graden elevatie.
3 Dien zuurstof toe via een non-rebreathing masker (zie procedure 23).
4 Zorg voor een intraveneuze toegangsweg.
5 Maak het thoraxdrainagesysteem klaar voor gebruik zoals beschreven in procedure 35.
6 Plaats de arm aan de aangedane thoraxzijde zo mogelijk onder het hoofd, zie figuur 33.3.

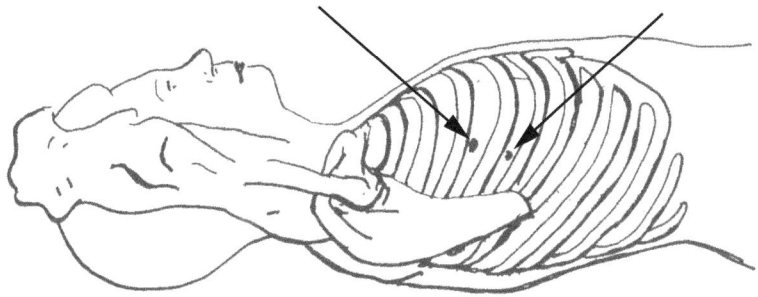

Figuur 33.3 *Positioneren van patiënt en voorkeurslocatie inbrengen thoraxdrain.*

Illustrator: Wilma IJzerman-Lap

7 Bepaal de insertieplaats: een goede plaats is de 4- of 5-intercostaalruimte, juist voor de midaxillaire lijn. Dit is meestal ter hoogte van de tepel. Bij lager inbrengen kan men intra-abdominaal terechtkomen.
8 Desinfecteer de insertieplaats.
9 Dien steriel lokale anesthesie toe bij een niet-gesedeerde patiënt (zie procedure 76).
10 Drapeer steriele doeken rond de insertieplaats.

UITVOERING
1 Maak op de insertieplaats een incisie van circa 5 cm, in het verloop van en over de rib (onder de rib bevinden zich de intercostale zenuwen en arteriën) (zie figuur 33.4a).
2 Voer een stompe dissectie en spreiding uit van de intercostaalspieren met de gebogen klem (zie figuur 33.4b).
3 Perforeer met de gebogen klem de pleura parietalis. Dit is meestal een pijnlijk moment. Bij een pneumothorax ontsnapt lucht hoorbaar uit de thoraxholte, bloeding bij een hematothorax.
4 Spreid de wond met de gebogen klem (zie figuur 33.4d).
5 Palpeer en tast voorbij de rib. Controleer op mogelijke aanwezigheid van milt, lever of adhesies (zie figuur 33.4e).

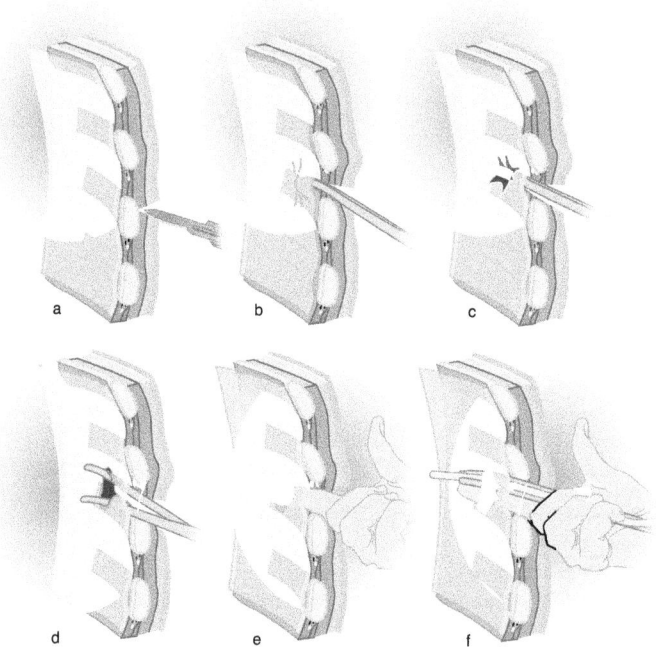

Figuur 33.4 *Verschillende stappen van het inbrengen van de thoraxdrain.*

6. Breng de thoraxdrain stomp langs de vinger omhoog de thoraxholte in. Zorg dat alle gaten van de drain zich in de borstholte bevinden (zie figuur 33.4f).
7. Voer de drain circa 20 cm naar boven op. Het beslaan van de drain, ontsnappen van lucht of vullen van de drain met bloed bevestigt een adequate plaatsing.
8. Eventueel kan een kocher op de drain geplaatst worden bij massale bloeding.
9. Hecht de wond dicht rondom de drain en hecht de drain zorgvuldig vast.
10. Verbind de thoraxdrain met het thoraxdrainagesysteem.
11. Verzorg de insertieplaats met steriele gazen en pleisters.
12. Plak de drain tevens direct vast op de huid. Dit voorkomt, samen met de hechting, het abusievelijk verwijderen van de drain door de patiënt of bij transport.
13. Controleer de hoeveelheid geproduceerd bloed of drainvocht. Let ook op of er niet veel luchtlekkage is. Dit kan op longletsel wijzen.
14. De thoraxdrain dient in een vloeiende lijn omlaag te lopen aan de ipsilaterale zijde van de patiënt.
15. Maak een nieuwe X-thorax om de juiste ligging en liefst ontplooiing van de long vast te leggen.

UITVOERING BIJ EEN ANDERE LEEFTIJDSGROEP/AFWIJKENDE ANATOMIE

Het inbrengen van een thoraxdrain bij kinderen is gelijk aan het inbrengen bij een volwassene. Voor de materiaalkeuze geldt: kies een drain op basis van het gewicht en de leeftijd.

AANDACHTSPUNTEN BIJ UITVOERING

- Blijf nadat de drain is ingebracht de hoeveelheid geproduceerd bloed of drainvocht controleren.
- Controleer of er niet veel luchtlekkage is. Continue luchtlekkage kan op luchtweg- of longletsel wijzen.
- Controleer regelmatig of de slangen niet verstopt zitten of afgeknikt liggen.
- Observeer veranderingen in ademhaling en pijnklachten.
- Help de patiënt bij het draaien in bed en mobiliseren.

COMPLICATIES

- Tijdens de handeling: dyspnoe, vasovagale reactie, hypovolemie.
- Ondiep plaatsen van de drain waarbij een gaatje in de drain subcutaan of buiten de patiënt ligt geeft inadequate drainage.

- Afknikken of verstoppen van de drain. Aandacht hiervoor is essentieel en minstens zo belangrijk als het inbrengen van de drain.
- Luxatie van de drain door niet goed vasthechten.
- Nabloeding van de incisie. Meestal is een extra hechting plaatsen afdoende om dit probleem te verhelpen.
- Longbeschadiging of beschadiging van andere intrathoracale of abdominale organen door verkeerde introductie, bijvoorbeeld te laag of met de vaak bijgeleverde naald/trocart.
- Pijn bij in- en expiratie nadat de long zich heeft ontplooid. Meestal is dit een goed teken: de pleurabladen liggen aan.
- Hematothorax door het inbrengen. Bijvoorbeeld als een intercostale arterie is geraakt. Lokale exploratie of een mini-thoracotomie en opnieuw een drain plaatsen is dan noodzakelijk.
- Zelden treedt er, na enige dagen, infectie of zelfs thoraxempyeem op. Echter, voor het profylactisch toedienen van antibiotica bestaat geen evidence.

GEBRUIKTE LITERATUUR
- Advanced Trauma Life Support. 8th edition. American College of Surgeons; 2008.
- Kirsch et al. Tube thoracostomy. In: JR Roberts & Hedges JR (eds). Clinical procedures in emergency medicine. 2005. p. 187-209.

34 De ventiel- of Heimlich-/Vietnam-drain

Dr. F.W. Bloemers, traumachirurg

DOEL VAN DE HANDELING
Een Heimlich- of Vietnam-drain wordt meestal prehospitaal ingebracht als een eenwegverbinding met een ventielwerking. Lucht en vocht kunnen vanuit de intrapleurale ruimte alleen naar buiten draineren. In de Vietnam-oorlog werd deze methode vaak toegepast.

INDICATIE
- Het (prehospitaal) ontlasten van een pneumo- of heamatothorax.
- Bij afwezigheid van een adequaat thoraxdrainagesysteem.
- Ter vervanging van een thoraxdrainagesysteem bij interklinisch vervoer.

CONTRA-INDICATIES
- Onjuist aansluiten van de ventieldrain geeft een averechts effect. De pneumothorax neemt zelfs toe.

- Bij een hematothorax of bij veel pleuravocht kan de ventielfunctie niet werken. De ventieldrain dient dan te worden vervangen door een standaard thoraxdrainagesysteem.

BENODIGDE MATERIALEN
- Ingebrachte en gefixeerde thoraxdrain 18 of 20 charrière.
- Kochers.
- De eenweg-/ventieldrain.
- Pleisters.
- Opvangzak voor het vocht uit de thorax, bijvoorbeeld een urine-opvangzak.
- Afvalbak voor scherp materiaal.

VOORBEREIDINGEN
1. Tref de voorbereidingen zoals beschreven in de inleiding van dit boek.
2. Plaats de patiënt rechtop, of in halfzittende houding, tenzij daar een contra-indicatie voor bestaat zoals het vermoeden van letsels van de wervelkolom.
3. Zorg voor een vrije ademweg.
4. Dien zuurstof toe via een non-rebreathing masker als de patiënt zelf ademt.
5. Indien nodig: ondersteun of neem de ademhaling over.
6. Plaats de thoraxdrain zoals beschreven in procedure 33.

UITVOERING
1. Plaats de kochers op de drain.
2. Indien er al een thoraxdrain met reservoir bevestigd is, maak dit reservoir los en plaats het ventiel ertussen. Let op juiste richting van het ventiel: het dichtgevallen einde van het ventiel wordt aangesloten op de opvangzak.
3. Plaats eerst een opvangzak aan het ventiel als er veel bloed of vocht vermoed wordt.
4. Plak de verbindingen van de ingebrachte drain en de ventieldrain zoals beschreven in procedure 35.
5. Fixeer de ventieldrain met pleisters op het lichaam van de patiënt. Zorg ervoor dat de slangen niet afknikken.
6. Verwijder de kochers.
7. Maak een X-thorax na de procedure.

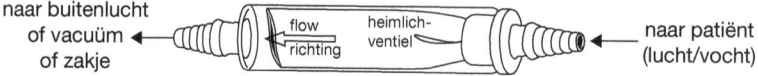

Figuur 34.1 *Ventieldrain. Het samengevallen eind van de ventiel wordt van de patiënt af geplaatst om drainage vanuit de thorax te bewerkstelligen.*

UITVOERING BIJ EEN ANDERE LEEFTIJDSGROEP/
AFWIJKENDE ANATOMIE

Bij kinderen geldt het volgende aandachtspunt: gebruik een overzetstukje voor de aansluiting van een kleine charrièredrain op een ventieldrain.

AANDACHTSPUNTEN BIJ UITVOERING
- Instrueer de patiënt dat hij de slangen niet afknikt of op de slangen gaat liggen.
- Instrueer de patiënt en de begeleider om toename van pijn en/of dyspnoe tijdig aan te geven.
- Controleer bij verslechtering van de patiënt of de drain goed gefixeerd is, niet afknikt en goed afloopt.

COMPLICATIES
- Spanningspneumothorax indien het ventiel in de verkeerde richting wordt geplaatst.
- Spanningspneumothorax door afklemmen, afknikken of verstopping van de drain.
- Infectie bij onvoldoende aseptisch handelen.

GEBRUIKTE LITERATUUR
- Gebruiksaanwijzing ventieldrain.
- Upton DA. Procedure 41, One-Way Valve. In: Proehl JA. Emergency Nursing Procedures. St. Louis: Saunders Elsevier; 2008: p. 191-192.

35 Thoraxdrainagesystemen

I.M. Spaans, praktijkopleider SEH

DOEL VAN DE HANDELING

Nadat de thoraxdrain is ingebracht kan een thoraxdrainagesysteem worden aangesloten om actief of passief lucht en/of vocht uit de pleuraholte te verwijderen.

ANATOMIE

Thoraxdrainagesystemen worden aangesloten op de thoraxdrain om vocht en/of lucht uit de pleuraholte te verwijderen. De negatieve intrathoracale druk kan zo worden hersteld en de long krijgt de mogelijkheid om zich te ontplooien.

INDICATIES

Zie procedures 31 t/m 34.

CONTRA-INDICATIES

Hypoxic drive.

BENODIGDE MATERIALEN

- Ingebrachte thoraxdrain.
- Thoraxdrainagesysteem. Zie tabel 35.1 voor de verschillende typen thoraxdrainagesystemen.
- Steriele gazen.
- Steriele vaseline.
- Pleisters en afplakmateriaal.
- Desinfectans.

Tabel 35.1 Verschillende thoraxdrainagesystemen

thoraxdrainagesysteem	bijzonderheden
losse flessen: 1-flessysteem 2-flessensysteem 3-flessensysteem	
Pleur-Evac disposable systemen: • Pleur-Evac A-8000 thoraxdrainage system • Pleur-Evac A-6000 dry-suction control thoraxdrainage system • Pleur-Evac Sahara	aansluiten autotransfusiesysteem mogelijk
Argyle disposable systemen: • aqua-Seal • thora-Seal III • sentinel-Seal	aansluiten autotransfusiesysteem mogelijk vacuüm nodig, het opvangreservoir kan gewisseld worden
Atrium disposable systemen: • atrium wet-suction control • atrium dry-suction control	aansluiten autotransfusiesysteem mogelijk geen vacuüm nodig vacuüm nodig

VOORBEREIDINGEN

1 Tref voorbereidingen zoals beschreven in de inleiding van dit boek.
2 Haal het thoraxdrainagesysteem uit de verpakking en vul het waterslotreservoir met steriel water volgens de instructies van de producent.
3 Sluit de slang van de suctiepoort aan op de vacuüm-muuraansluiting.
4 Breng de thoraxdrain in zoals beschreven in procedure 33.
5 Hecht de wond dicht rondom de drain en hecht de drain zorgvuldig vast (zie procedure 33).

UITVOERING

1 Sluit de slang van het thoraxdrainagesysteem aan op de thoraxdrain.
2 Verwijder de aangebrachte kocher(s) van de drain.
3 Start met de zuigdrainage op het door de arts voorgeschreven aantal cm H_2O.
4 Fixeer de verbinding tussen de slang en de thoraxdrain met een pleister in de lengte en circulair.
5 Breng eventueel steriele vaseline aan op de insertieplaats.
6 Breng steriele absorberende splitgazen aan rond de drain en op de insteekopening.
7 Bedek de splitgazen en de drain met steriele gazen.
8 Plak de gazen en een deel van de drain vast op de huid.
9 Laat de thoraxdrain in een vloeiende lijn omlaag lopen aan de ipsilaterale zijde van de patiënt.
10 Fixeer de thoraxdrain en de slang met een teugel aan de thorax en/of de abdomen.
11 Controleer de slangen en de thoraxdrain elk uur op:
 – rijzen en dalen van het waterslot: bij een spontane ademhaling en een long die niet geheel ontplooid is, zal het waterniveau van het waterslot bij inademing rijzen en dalen bij de uitademing. Bij afgeknikte slangen, een obstructie of een goed ontplooide long zal het waterniveau minder schommelen;
 – luchtlekkage: bij een pneumothorax ontsnapt er lucht door het waterslot. Wanneer de long zich goed ontplooit, vermindert en stopt de luchtlekkage. Blijft er continu luchtlekkage aanwezig dan kan er sprake zijn van een longbeschadiging of een lek in drain, slang of thoraxdrainagesysteem. Klem de drain zo dicht mogelijk bij de insertieplaats af en controleer of er nog steeds luchtlekkage aanwezig is. Is dit het geval dan lekt het systeem bij de aansluiting van de slang op de drain;

- fixatie van de drain en slangen;
- vrije afloop van de slangen;
- drainproductie: hoeveelheid, kleur, aspect.
12 Controleer de ligging van de thoraxdrain met een thoraxfoto.

Het verwisselen van het thoraxdrainagesysteem
1 Plaats voor het verwisselen van een thoraxdrainagesysteem twee kochers haaks op elkaar op de drain.
2 Verwijder de pleisters van de verbinding tussen de drain en het thoraxdrainagesysteem.
3 Desinfecteer de drainuitgang.
4 Voer stap 1 tot en met 11 van de uitvoering uit.

UITVOERING BIJ EEN ANDERE LEEFTIJDSGROEP/
AFWIJKENDE ANATOMIE
- Voor kinderen bestaan kleinere thoraxdrainagesystemen met een nauwkeurige schaalverdeling. Is dit systeem niet meteen voorhanden dan kan tijdelijk een systeem voor volwassenen worden aangesloten.
- Stel de zuigkracht bij kinderen in tussen de 10-20 cm H_2O. Bij zeer kleine kinderen kan met 5 cm H_2O worden gezogen of kan de drain passief aflopen.
- Bij baby's kan een adequate ventilatie in gevaar komen door het fixeren van de thoraxdrain met te grote pleisters.
- Het voorzichtig 'melken' van thoraxdrains kan bij kinderen met de hand of rollertang worden uitgevoerd.
- Kinderen hebben een klein circulerend volume, de drainproductie moet daarom nauwlettend bewaakt worden. Neem regelmatig bloed af voor bloedbeeld en Hb, Ht en stolling.

AANDACHTSPUNTEN BIJ UITVOERING
- Drainagesystemen met een waterslot moeten te allen tijde rechtop staan of hangen. Valt het systeem om en loopt het waterslot leeg dan verdwijnt de negatieve intrapleurale druk. Er kan lucht in de pleurale ruimte lopen.
- Klem de drain(s) alleen bij hoge noodzaak af: bij het wisselen van het thoraxdrainagesysteem en het opsporen van luchtlekkage.
- Bij het 'melken' van de slangen kan een zeer hoge negatieve druk worden opgebouwd, longweefsel kan beschadigd raken. Voer het 'melken' alleen uit als de slang verstopt is door een stolsel. Vouw de slang drie keer dubbel. Een vouw is circa 10 cm lang. Knijp drie à

vier keer stevig in de slang en laat de slang los. Voer de controles uit zoals beschreven bij stap 11 van de uitvoering.
- Houd het thoraxdrainagesysteem nooit boven thoraxhoogte. Het teruglopen van drainvocht in de thorax kan infecties veroorzaken.
- Laat de slang van het thoraxdrainagesysteem niet onder het niveau van het drainagesysteem komen of over de grond lopen. Wanneer drainagevocht stilstaat in een lus van de slang, is er meer intrathoracale druk nodig om vocht uit de thoraxholte af te laten lopen.
- Schiet de drain los, klem dan de drain onmiddellijk af. Overweeg om het uiteinde van de drain tijdelijk 2,5 cm onder water te hangen in een steriel bakje met steriel water. De klemmen kunnen dan verwijderd worden. Sluit zo snel mogelijk een (nieuw) thoraxdrainagesysteem aan.
- Bij accidentele verwijdering van de drain: laat de patiënt hoesten of hard uitademen en plak de insertieplaats af met een vet gaas. Fixeer deze aan drie zijden. Controleer of de patiënt geen tekenen van een spanningspneumothorax ontwikkelt.

Bij een aanspreekbare, mobiele patiënt
- Help de patiënt met draaien en mobiliseren. Leer de patiënt dat de slangen vrij moeten liggen en hangen. De patiënt moet direct waarschuwen als de slangen losschieten.
- Laat de patiënt waarschuwen bij benauwdheid, dyspnoe, pijn in de borst.
- Laat de patiënt regelmatig hoesten en doorzuchten. Zorg voor regelmatige en adequate pijnstilling.

COMPLICATIES
- Spanningspneumothorax door obstructie van de slangen (afknikken, afklemmen).
- Scheuren of losraken van het thoraxdraingesysteem waardoor een open pneumothorax ontstaat.
- Accidentele verwijdering of dislocatie van de thoraxdrain.

GEBRUIKTE LITERATUUR
- Upton D. Procedure 39, Chest Tube Insertion. In: Proehl JA. Emergency Nursing Procedures. St. Louis: Saunders Elsevier; 2008.
- Upton D. Procedure 40 t/m 46, Management of Chestdrainage Systems and Chestdrainage Devices. In: Proehl JA. Emergency Nursing Procedures. St. Louis: Saunders Elsevier; 2008.
- Brink G van den. Leerboek intensive-care-verpleegkunde kinderen. 2^e druk. Maarssen: Elsevier gezondheidszorg; 2000.

7 Het bepalen van de kwaliteit van de circulatie

36 Het Echo-Doppler-onderzoek
37 3-5-kanaalsmonitorbewaking
38 Het maken van een 12-kanaals-ECG
39 Het afnemen van bloed met venapunctie
40 Het afnemen van bloedkweken
41 Het bepalen van het bloedglucosegehalte
42 Het signaleren van het compartimentsyndroom in de extremiteiten

36 Het Echo-Doppler-onderzoek

K.J. Weststrate, Verpleegkundig Specialist SEH

DOEL VAN DE HANDELING
Het beoordelen van de arteriële perifere circulatie.

ANATOMIE
Het arteriële systeem van de extremiteiten is als volgt opgebouwd:
- armen: de arteria brachialis is gelegen in de bovenarm. In de elleboog wordt deze gesplitst in de arteria radialis en de ulnaris die de bloedvoorziening van de hand verzorgen;
- benen: de arteria femoralis is gelegen in het bovenbeen. In het kniegebied gaat deze over in de arteria poplitea. Onder de knie wordt deze gesplitst in de arteria tibialis posterior, de arteria tibialis anterior en de arteria peroneus. Op de voetrug zijn de arteria dorsalis pedis en de arteria tibialis posterior te palperen (zie figuur 36.1a en 36.1b).

Op vier plaatsen in de benen en twee of drie in de armen zijn deze arteriële vaten oppervlakkig gelegen. Hier kunnen pulsaties worden gepalpeerd. Dit zijn tevens de plaatsen waar het Echo-Doppler-onderzoek wordt uitgevoerd.

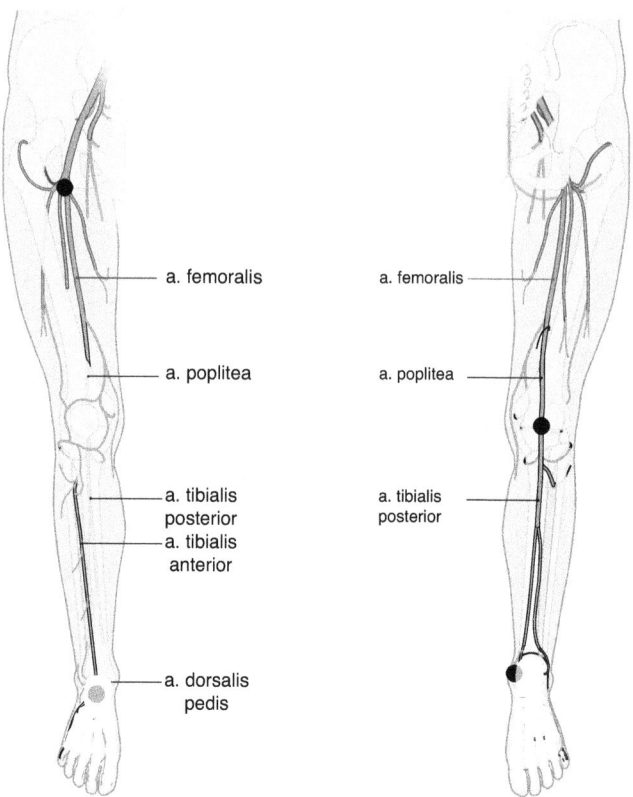

Figuur 36.1a   Figuur 36.1b

Armen
- Arteria brachialis: mediane zijde elleboog boven de mediale condyl tussen de musculus biceps en de musculus triceps.
- Arteria radialis: volaire zijde pols ter plaatse van de distale radius.
- Arteria ulnaris: volaire zijde pols ter plaatse van de distale ulna (pulsaties niet altijd palpabel).

Benen
- Arteria femoralis: dieper gelegen in de lies, tussen symphysis en bekkenkam.
- Arteria poplitea: dieper gelegen in het midden van de knieholte.
- Arteria dorsalis pedis: dorsale zijde voet iets lateraal van de strekpees van de hallux.
- Arteria tibialis posterior: mediane zijde enkel onder de mediale malleolus.

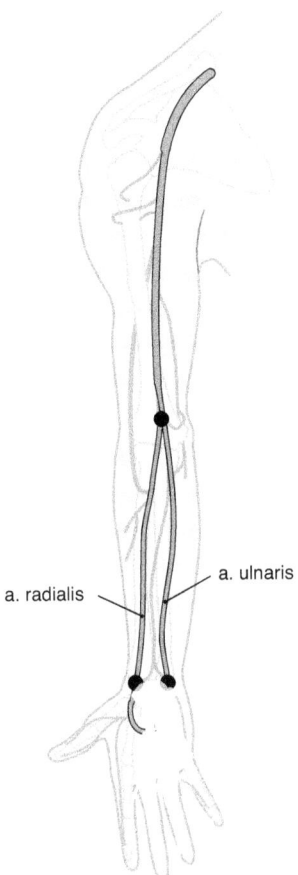

Figuur 36.1c Plaatsen op been en arm waar het Echo-Doppler-onderzoek kan worden uitgevoerd.

INDICATIES
De algemene indicatie voor het uitvoeren van een Echo-Doppler-onderzoek is de verdenking van een arterieel bedreigde extremiteit. In dat geval is er sprake van de volgende symptomen: Pain, Pallor, Paresthesia, Paralysis, Pulselessness, Poikilothermia (6 P's). Dit kan voorkomen bij:
- trauma (fractuur, wond, compartimentsyndroom);
- trombus in bloedvat;
- slechte vascularisatie (diabetes mellitus, atherosclerose);
- postoperatief (aortabifurcatie prothese);
- afwezigheid van perifere pulsaties;
- koude cyanotische extremiteit;
- hulpmiddel bij Allen's test (zie procedure 18).

CONTRA-INDICATIES
Geen.

BENODIGDE MATERIALEN
- Ultrasone geleidingsgel.
- Echo-Doppler-apparaat.
- Eventueel waterproofmarkeerstift.

VOORBEREIDINGEN
Tref de voorbereidingen zoals beschreven in de inleiding van dit boek.

UITVOERING
1 Breng geleidingsgel aan op het gebied waar pulsaties vermoed worden.
2 Zet de Doppler aan.
3 Zet de probe van het apparaat op de plaats waar de arterie geacht wordt te lopen.
4 Beweeg de probe langzaam over de lengte van het bloedvat in een hoek van 45 graden totdat er een helder signaal wordt gehoord.
5 Bij afwezigheid van een signaal: herhaal procedure in een meer proximaal deel van de arterie.
6 Markeer gevonden plaats met markeerstift.
7 Verwijder de geleidingsgel.

UITVOERING BIJ EEN ANDERE LEEFTIJDSGROEP/
AFWIJKENDE ANATOMIE
De handeling wordt zowel bij volwassenen als kinderen op dezelfde wijze uitgevoerd.

AANDACHTSPUNTEN BIJ UITVOERING
- Let op het juiste signaal: arteriële pulsaties klinken luid en pulserend. Controleer bij twijfel een palpabele arterie of harttonen. Veneuze pulsaties zijn langzaam en worden beïnvloed door de ademhaling.
- Afwezigheid van een signaal kan veroorzaakt worden door:
  – te lage bloedflow om te kunnen meten;
  – te veel druk op de arterie waardoor deze dichtgedrukt wordt;
  – te laag ingesteld geluidsvolume van het apparaat;
  – defecte apparatuur, met name de kristallen in de probe zijn zeer kwetsbaar;
  – te lage accuspanning.
- Slechte kwaliteit van het signaal kan veroorzaakt worden door beweging van het lichaamsdeel, overmatige beharing en luchtbellen in de gel.

COMPLICATIES
Geen.

GEBRUIKTE LITERATUUR
- Bickley LS, Hoekelman AR. Bate's Guide to Physical Examination and History Taking. Philadelphia: Lippincott Williams & Wilkins; 1999.
- Colyar MR, Ehrhardt C. Ambulatory Care Procedures for the Nurse Practitioner. Philadelphia: F. A. Davis Company; 2004.
- Quigley M. Procedure 49, Doppler Ultrasound for Assessment of Blood Pressure and Peripheral Pulses. In: Proehl JA. Emergency Nursing Procedures. St. Louis: Saunders Elsevier; 2008.

37   3-5-kanaalsmonitorbewaking

B.L. van der Wielen en M.A. Geers, SEH-verpleegkundigen

DOEL VAN DE HANDELING
Het continu observeren, bewaken en registreren van het hartritme en de hartgeleiding, zodat:
- ischemie kan worden gedetecteerd;
- ritme- en geleidingsstoornissen kunnen worden geïnterpreteerd;
- (dis)functie van een pacemaker kan worden gedetecteerd.

ANATOMIE
Met ECG-bewaking worden het ritme en de geleiding van het hart grafisch weergegeven. Hierin zijn de volgende fases te herkennen:
- P-top: depolarisatie van de atria (SA-knoop, geleiding over het rechter- en vervolgens linkeratrium). De repolarisatie van de atria valt samen met het QRS-complex en is van een kleine omvang (minder weefsel dan de ventrikels);
- QRS-complex: geeft de depolarisatie van de ventrikels weer. De letters QRS worden op verschillende manieren geschreven om verschillende vormen aan te duiden:
  - Q: eerste negatieve deflectie na de P-top. Als die er niet is, is er dus geen Q;
  - R: positieve deflectie;
  - S: negatieve deflectie na de R-top;
- Met de kleine letters (q, r, s) worden kleine deflecties aangegeven. Bijvoorbeeld: qRS = kleine q, hoge R, diepe S;
- R' (uitspraak: R-accent): wordt gebruikt om een tweede R-top aan te geven (bijvoorbeeld bij een rechter-bundeltakblok);

- ST-segment: volgt op het QRS-complex en geeft de repolarisatie van de ventrikels weer;
- T-golf: ontstaat door repolarisatie van de ventrikels. Tijdens de T-golf is er geen spieractiviteit (het hart staat stil);
- U-golf: de oorsprong hiervan is onbekend. Mogelijk duidt deze golf op 'afterdepolarisaties' van de ventrikels.

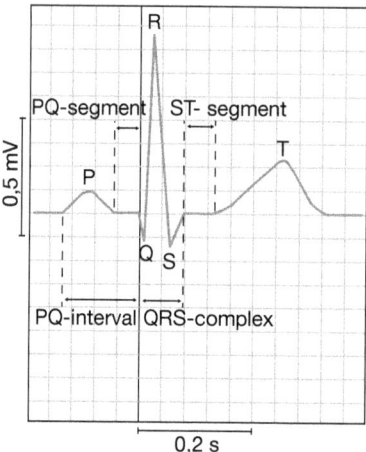

Figuur 37.1 *PQRS-complex, zonder afwijkingen. Eén hartslag omvat een boezemsystole (P-top → contractie atria), kamersystole (QRS-complex → kamercontractie) en de rustfase (T-top) tussen twee slagen.*

INDICATIES
Continue bewaking van de hartfrequentie, -ritme en ST-segment bij een patiënt met een verhoogde kans op ritme- en geleidingsstoornissen en/of ST-segmentveranderingen.

CONTRA-INDICATIES
Geen.

BENODIGDE MATERIALEN
- Monitor die 3-5-kanaalsafleiding kan weergeven.
- ECG-kabels met 3-5-afleidingen.
- Disposable ECG-elektroden.

Indien nodig:
- Scheermesje.
- Alcohol en/of petroleumether op gazen.

VOORBEREIDINGEN

1 Verwijder eventuele kledingstukken.
2 Leg de patiënt met een ontbloot bovenlijf in rugligging, of in halfzittende houding, tenzij daar een contra-indicatie voor bestaat zoals het vermoeden van letsels van de wervelkolom.

UITVOERING

1 Zet de monitor aan en sluit de ECG-kabel aan.
2 Scheer bij overbeharing de plaatsen voor de elektroden om beter contact te maken met de huid.
3 Droog of ontvet de huid met alcohol of petroleumether bij overmatig transpireren of vette huid.
4 Plaats de elektroden op de huid (zie figuur 37.2):
   - rood: rechterarm (AVR);
   - geel: linkerarm (AVL);
   - groen: linkerbeen (AVF);
   - zwart: rechterbeen (neutraal);
   - wit, C/VI: rechts van het sternum vierde intercostale ruimte.
5 Kies op de monitor de gewenste afleiding. Afleiding II wordt het meest gebruikt.

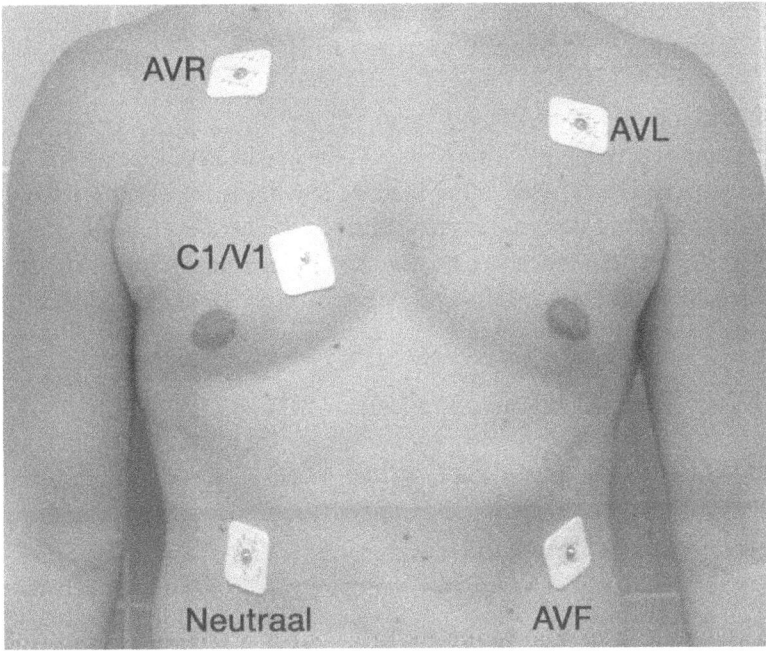

Figuur 37.2 Het plaatsen van de elektroden (5 leads).

6 Stel de alarmgrenzen in en houd rekening met het klinisch beeld dat de patiënt laat zien.
7 Waarschuw de behandelende arts bij een vermoeden van afwijkingen of veranderingen.

UITVOERING BIJ EEN ANDERE LEEFTIJDSGROEP/
AFWIJKENDE ANATOMIE
- 3-5-kanaalsmonitorbewaking bij kinderen gebeurt met kleine elektroden, speciaal voor kinderen.
- Bij een patiënt met een pacemaker is de plaatsing van de elektroden anders. Raadpleeg hiervoor de richtlijnen van de instelling.

AANDACHTSPUNTEN BIJ UITVOERING
- Behandel de patiënt als geheel en niet alleen wat je op de monitor ziet. Het klinisch beeld dat de patiënt vertoont, is belangrijker dan het ritme.
- Controleer bij veranderingen in het ritme en/of in de frequentie altijd de aansluitingen van de elektroden en kabels.

COMPLICATIES
- Huidleasies ten gevolge van bevestiging van de elektroden.
- Niet- of slecht werkende apparatuur.
- Storing door bewegingen: tremor of onrust.

GEBRUIKTE LITERATUUR
- Grondbeginselen ECG. URL: http://nl.ecgpedia.org.
- American Heart Association, Practice Standards for Electrocardiographic Monitoring in Hospital Settings. Dallas Texas: 2004.
- McMahon MD. Procedure 55, Electrocardiographic Monitoring. In: Proehl JA. Emergency Nursing Procedures. St. Louis: Saunders Elsevier; 2008.

38 Het maken van een 12-kanaals-ECG

B.L. van der Wielen en M.A. Geers, SEH-verpleegkundigen

DOEL VAN DE HANDELING
Het verkrijgen van een grafische weergave van de elektrische activiteit van het hart, zodat:
- ischemie kan worden gedetecteerd en gelokaliseerd;
- ritme- en geleidingsstoornissen kunnen worden geïnterpreteerd;
- (dis)functie van de pacemaker kan worden gedetecteerd.

ANATOMIE

Zie voor de elektrische geleiding van het hart procedure 37.
Een elektrocardiogram of ECG is een registratie van de elektrische activiteit van de hartspier. De elektrische activiteit wordt gevolgd door de mechanische activiteit: het contraheren van de atria en ventrikels. Een ECG geeft informatie over de conditie van de hartspier, ritmestoornissen en de bloed- en zuurstofvoorziening van de hartspier. Over de pompwerking van het hart geeft het echter alleen op indirecte wijze informatie.
De diverse afleidingen van het ECG geven specifieke informatie over de locaties van de hartspier en de bloedvaten die betrokken zijn bij de zuurstoftoevoer naar deze gebieden (zie figuur 38.1 en tabel 38.1).

Tabel 38.1 Hulp bij het lokaliseren van een myocardinfarct

lokalisatie	ST-elevatie	reciproke ST-depressie	kransslagvat
voorwandinfarct (anterior)	V1-V6	geen	LAD
septaal infarct	V1-V4, verdwijnen septum Q in V5,V6	geen	LAD
lateraal infarct	I, aVL, V5, V6	II,III, aVF	RCX óf Marginalis Obtusis
onderwandinfarct (inferior)	II, III, aVF	I, aVL	RCA (80%) óf RCX (20%)
achterwandinfarct (posterior)	V7, V8, V9	hoge R in V1-V3 met ST depressie V1-V3 > 2 mm (gespiegeld)	RCX
rechter-ventrikelinfarct	V1, V4R	I, aVL	RCA
boezeminfarct	Pta segment		RCA

INDICATIES

- Vermoeden van cardiologische problemen en veranderingen (verergering of verbetering van klachten).
- Ter controle na interventies: gegeven medicatie, (chemische) cardioversie.
- Voorbereiding op OK, onderzoek of behandeling.
- Nazorg OK, onderzoek of behandeling.

CONTRA-INDICATIES

Geen.

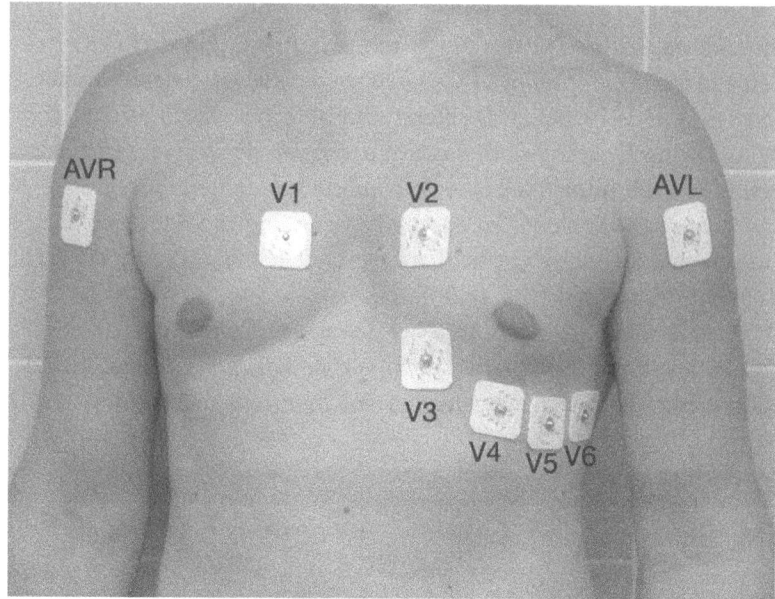

Figuur 38.1 Het plaatsen van de borstwandelektroden.

BENODIGDE MATERIALEN
- ECG-apparaat (12-kanaals).
- ECG-kabels.
- Disposable ECG-elektroden.

Indien nodig:
- Scheermesje.
- Alcohol en/of petroleumether.

VOORBEREIDINGEN

1 Verwijder eventuele kledingstukken van thorax, onderarmen en onderbenen.
2 Leg de patiënt in rugligging, eventueel gesteund door een kussen, tenzij daar een contra-indicatie voor bestaat zoals het vermoeden van letsels van de wervelkolom.
3 Instrueer de armen langs het lichaam te houden en de benen naast elkaar.

UITVOERING
Standaard 12-kanaals-ECG
1. Scheer bij overbeharing de plaatsen voor de elektroden om beter contact te maken.
2. Droog of ontvet de huid met gazen, alcohol of petroleumether bij overmatig transpireren of een vette huid.
3. Plaats de elektroden (zie figuur 38.1):
   – vier extremiteitselektroden:
     - rood: rechterarm (AVR);
     - geel: linkerarm (AVL);
     - groen: linkerbeen (AVF);
     - zwart: rechterbeen (neutraal);
   – zes borstwandelektroden V1 t/m V6:
     - V1: rechts van het sternum vierde intercostale ruimte (wit);
     - V2: links van het sternum vierde intercostale ruimte (geel);
     - V3: tussen V2 en V4 (groen);
     - V4: vijfde intercostale ruimte, midclavicullairlijn links (bruin);
     - V5: tussen V4 en V6, voorste axillairlijn links (zwart);
     - V6: vijfde intercostale ruimte, midaxillairlijn links (paars).
4. Sluit de juiste ECG-kabels aan op de elektroden. Let daarbij op de kleurcodering en de nummering.
5. Vraag de patiënt rustig te blijven liggen, niet te bewegen en niet te spreken.
6. Wacht op een storingsvrij beeld.
7. Druk het ECG af.
8. Vermeld op het ECG: patiëntgegevens, klachten, een afwijkende elektrodenplaatsing, een afwijkende houding.
9. Beoordeel het ECG volgens de geldende criteria of laat de arts het ECG beoordelen. Een ECG moet altijd beoordeeld worden in relatie tot de klachten en de klinische toestand van de patiënt en eventueel in vergelijking met een oud of eerder gemaakt ECG.
10. Verwijder de ECG-kabels en elektroden. Laat de elektroden in situ bij een afwijkend ECG of wanneer er meerdere ECG's moeten worden gemaakt.
11. Informeer of consulteer de behandelend arts bij een afwijkend ECG.

Rechts uitgepoold ECG
1. Voer stap 1 en 2 uit zoals beschreven bij het standaard-ECG.
2. Plaats de elektroden op de thorax en de extremiteiten:
   – vier extremiteitselektroden: zoals beschreven bij standaard-ECG;
   – zes borstwandelektroden V1 t/m V6:

- V1 en V2 behouden hun plaats zoals beschreven bij het standaard-ECG;
- V3 tm V6 worden op dezelfde plaats gezet, maar dan langs de *rechterkant* van het sternum: (zie figuur 38.2);
- V3R: tussen V1 en V4R;
- V4R: vijfde intercostale ruimte, midclavicullairlijn rechts;
- V5R: tussen V4R en V6R, voorste axillairlijn rechts;
- V6R: vijfde intercostale ruimte, midaxillairlijn rechts.

3 Voer stap 4 t/m 11 zoals beschreven bij het standaard-ECG. Vermeld naast de patiëntgegevens en klachten ook dat dit een rechts-ECG is.

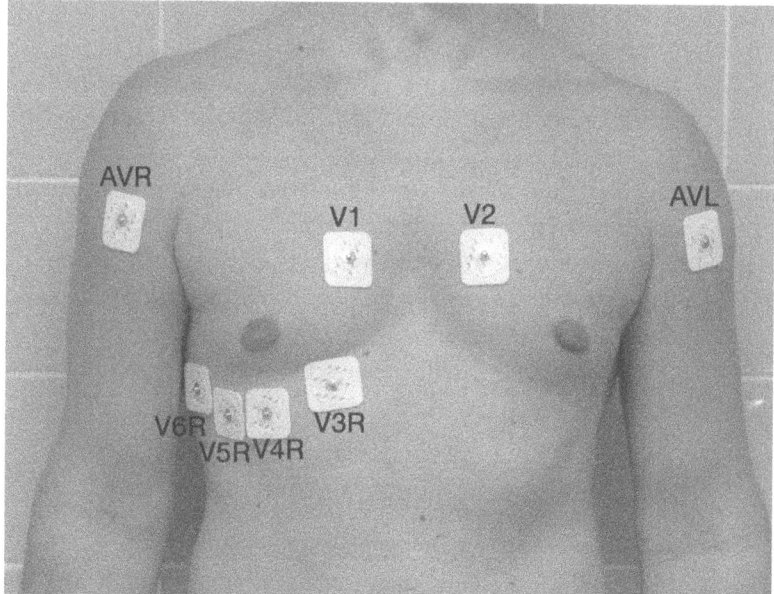

Figuur 38.2 *Het plaatsen van de borstwandelektroden voor een rechtsuitdraai.*

Achter uitgepoold ECG

1 Voer stap 1 en 2 uit zoals beschreven bij het standaard-ECG.
2 Plaats de elektroden op de thorax en extremiteiten:
   – vier extremiteitselektroden: zoals beschreven bij standaard-ECG;
   – zes borstwandelektroden V1 t/m V6:
      - V1 t/m V3 behouden hun plaats zoals beschreven bij het standaard-ECG;
      - verplaats V4 t/m V6 gespiegeld naar de rugzijde van de patiënt;
      - deze afleidingen heten V7-V8-V9 en worden gebruikt om een posteriorinfarct aan te tonen.

3 Voer stap 4 t/m 11 uit zoals beschreven bij het standaard-ECG. Vermeld naast de patiëntgegevens en klachten ook dat dit een achteruitdraai-ECG is.

UITVOERING BIJ EEN ANDERE LEEFTIJDSGROEP/ AFWIJKENDE ANATOMIE

Het maken van een ECG bij kinderen verschilt per leeftijdsgroep. Volg hiervoor geldende specialistische protocollen en/of vraag daarin gespecialiseerde en opgeleide medewerkers om hulp.

AANDACHTSPUNTEN BIJ UITVOERING
- Een ECG dat niet op de juiste wijze is gemaakt, is niet betrouwbaar bij diagnostiek.
- Controleer altijd de ijk: 0,1 mV.
- Het ECG-papier is millimeterpapier. Het tijdsverloop tussen de dikke lijnen (5 mm) is 0,2 seconden. Het ECG wordt standaard 25 mm/sec geschreven. Voor een nauwkeurige registratie kan de papiersnelheid op 50 mm/sec gezet worden.
- Storing op het ECG kan veroorzaakt worden door een transpirerende of rillende patiënt, draadbreuk in de ECG-kabel, storende apparatuur in de directe omgeving en slecht contact van (een) afleiding(en).

COMPLICATIES
- Huidirritatie/laesies ten gevolge van bevestiging van de elektroden.
- Niet- of slecht werkende apparatuur.
- Storing door bewegingen: tremor of onrust.

GEBRUIKTE LITERATUUR
- Grondbeginselen ECG. URL: http://nl.ecgpedia.org.
- ECG, het maken van een 12-afleidingenelektrocardiogram. URL: www.nvicv.nl/LPRIC/SH/Cardiaal/ECG-12-afleid.htm.
- Schuppert W. Protocol ECG maken. VU medisch centrum; november 2007.
- Dubin D. Snelle interpretatie van ECG's. 3^e editie. Den Haag: Nederlandse Hartstichting.

39   Het afnemen van bloed met venapunctie

B.L. van der Wielen en M.A. Geers, SEH-verpleegkundigen

DOEL VAN DE HANDELING
Het verzamelen van bloedmonsters uit een perifere vene voor diagnostische doeleinden.

ANATOMIE

De venapunctie vindt meestal plaats in een van de vena brachialis (elleboog), vena antebrachia (onderarm) of vena dorsalis (handrug). Houd bij het inbrengen rekening met de gesteldheid van de beschikbare vaten en de conditie van de huid. De venen kunnen moeilijk aan te prikken zijn door onder andere medicijngebruik, frequent aanprikken of een slechte conditie van de patiënt.

Het zichtbaar maken en aanprikken van de venen wordt vergemakkelijkt door het stuwen van de bloedvaten, het omlaag hangen van de arm en het 'kloppen' op de vaten. Neem geen bloed af uit de arm waar een infuus op loopt. Dit kan namelijk de bloeduitslagen van onder andere de electrolyten en glucose beïnvloeden.

INDICATIES
- Het uitvoeren van diagnostische bepalingen van hematologische en biologische parameters.
- Het controleren van effecten van een medische behandeling.
- De controle van bloedspiegels van medicijnen, alcohol en drugs.

CONTRA-INDICATIES
- Bloedafname aan de zijde waar een mastectomie en/of okselkliertoilet is verricht of lymfoedeem bestaat.
- Aanwezigheid van een infuus in de arm van waaruit bloed wordt afgenomen.
- Aanwezigheid van een dialyseshunt.

Extra voorzichtigheid is geboden bij patiënten met:
- een hematologische aandoening;
- stollingsstoornissen;
- oncologische aandoeningen;
- een slechte perifere circulatie.

BENODIGDE MATERIALEN
- Stuwband.
- Laboratoriumbuizen.
- Deppers/gazen.
- Desinfectiemiddel.
- Naaldencontainer.
- Pleister.
- Onsteriele handschoenen.
- Onderlegger.

- Bloedafnamemateriaal voor verschillende wijzen van afname:
  - vacutainer en opzetnaald;
  - vacutainer en vlindernaald;
  - vacutainer met opzetstuk op driewegkraantje en ingebrachte infuusnaald.
- Diverse aanvraagformulieren voor laboratoriumonderzoek.
- Stickers met patiëntgegevens.

VOORBEREIDINGEN
1 Vul het aanvraagformulier in, zorg ervoor dat de patiëntgegevens op de buizen en formulieren staan.
2 Leg de patiënt in een comfortabele houding met arm naar buiten gedraaid, tenzij daar een contra-indicatie voor bestaat.

UITVOERING
Venapunctie met vacutainer en opzetnaald
1 Neem de meest voor de hand liggende arm van de patiënt. De desbetreffende arm is niet geschikt indien:
  - er een lopend infuus is aangebracht;
  - er op de punctieplaats zich een hematoom bevindt;
  - de patiënt aangeeft dat er in een bepaalde arm geen bloed mag of kan worden afgenomen.
2 Laat de patiënt vervolgens de desbetreffende arm vrijmaken, of maak zelf de arm vrij.
3 Leg de onderlegger onder de arm van de patiënt.
4 Breng de stuwband om de bovenarm aan en trek deze aan.
5 Palpeer de punctieplaats ter hoogte van de binnenzijde van de elleboog op bruikbaarheid, laat de patiënt zo nodig een vuist maken en laat de arm naar beneden hangen. Indien de aangeboden arm niet geschikt is, maak dan de stuwband los en zoek een andere vene (zie figuur 39.1).
6 Desinfecteer de punctieplaats.
7 Desinfecteer ook de eigen vinger waarmee de punctieplaats gezocht moet worden.
8 Verwijder de huls van de naald en neem de vacutainer met naald in de hand waarmee geprikt wordt.
9 Plaats de duim van de andere hand ongeveer 5 cm onder de punctieplaats en trek de huid strak.
10 Breng de naald in de vene onder een hoek van 45 graden (zie fig. 39.2).
11 Neem de vacutainer in de ene hand en druk de eerste afnamebuis met behulp van de andere hand aan de naald in de vacutainer.

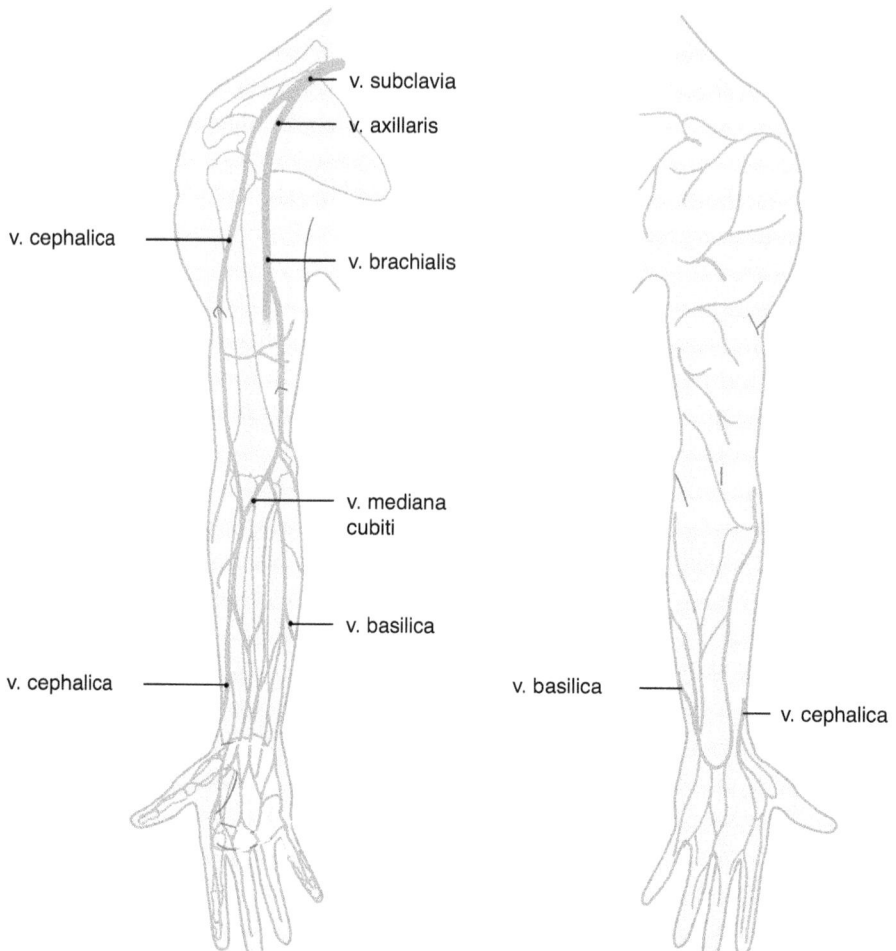

Figuur 39.1 *Verloop van de oppervlakkige venen van de arm. Links: vooraanzicht; rechts: achteraanzicht.*

12 Maak de stuwband losser (maar verwijder deze niet) en laat de patiënt de vuist openen, zodra het bloed vrij in de eerste buis stroomt. Trek de stuwband weer aan indien het bloed tijdens de bloedafname niet meer vrij stroomt. Corrigeer zo nodig de positie van de naald.

13 Druk de volgende buizen één voor één in de vacutainer. De juiste volgorde van de buizen is beschreven bij 'Aandachtspunten bij uitvoering'.

14 Haal de naald uit de vene en druk de punctieplaats af met een droog gaas. Laat de patiënt hierbij de arm gestrekt houden; de vene geneest zo sneller.

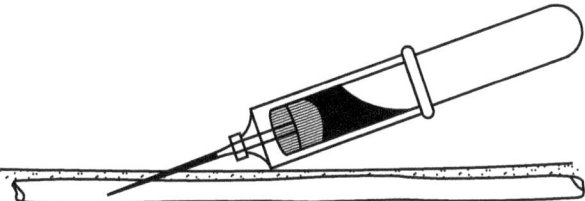

Figuur 39.2 Het inbrengen van de naald in de vene onder een hoek van 45 graden.

15 Koppel de naald los van de vacutainer en deponeer de naald direct in de naaldencontainer. Recappen zorgt voor 80% van de prikaccidenten.
16 Controleer met regelmatige tussenpozen of de nabloeding is gestopt door iets aan de huid bij de punctieplaats te trekken. Breng eventueel een drukverband aan. Indien de nabloeding na tien minuten nog niet gestopt is: waarschuw de behandelend arts.
17 Plak een gaasje met behulp van een pleister vast op de arm.

Venapunctie met vlindernaald en vacutainer
1 Draai het vindernaaldje op de vacutainer.
2 Voer de stappen uit zoals hierboven beschreven.
3 Het is mogelijk om de vlindernaald door middel van tape over de vleugels aan de huid van de patiënt te fixeren, waardoor er een extra hand vrijkomt.

Extractie uit een verblijfscanule/waaknaald, tijdens of vlak na het inbrengen
1 Draai het opzetstuk op de vacutainer.
2 Voer stap 1 t/m 5 uit van de handeling venapunctie met opzetnaald.
3 Leg een gaas onder de verblijfscanule/waaknaald.
4 Druk de verblijfscanule/waaknaald met een vinger af en draai het dopje eraf of verwijder het afsluitsysteem.
5 Sluit het driewegkraantje met daaraan het opzetstuk met vacutainer op de verblijfscanule aan. Stop met afdrukken.
6 Breng eventueel de stuwband aan en trek deze aan. Meestal is dit niet nodig en worden de buizen zonder stuwen gevuld.

7 Neem de vacutainer in de ene hand en druk de eerste afnamebuis met behulp van de andere hand aan de naald in de vacutainer. Als de infuusnaald al is doorgespoten: neem eerst een stolbuis af en gooi deze weg.
8 Druk, na het vullen van alle buizen, wederom de verblijfscanule/ waaknaald met een vinger af.
9 Verwijder de vacutainer met het opzetstukje.
10 Spuit eventueel de verblijfscanule/waaknaald door met 10 ml NaCl 0,9%.
11 Plaats het dopje of het afsluitsysteem weer terug op de canule of driewegkraantje.

Alternatieve methodes voor de venapunctie en bloedafname
- Prik de vene rechtstreeks aan met een injectienaald en laat het bloed in de laboratoriumbuis druppelen.
- Prik de vene rechtstreeks aan met een injectienaald aangesloten op een spuit. Zuig het bloed aan en injecteer het bloed in de bloedbuizen.

UITVOERING BIJ EEN ANDERE LEEFTIJDSGROEP/ AFWIJKENDE ANATOMIE
- Gebruik bij kinderen eventueel verdovende zalf (bijvoorbeeld EMLA®), ongeveer één uur voor venapunctie.
- Laat pasgeborenen en kinderen alleen prikken door ervaren beroepsbeoefenaren.
- Verwijder EMLA vijftien minuten voor het prikken en hef de vasoconstrictie van de vaten op.

AANDACHTSPUNTEN BIJ UITVOERING
- Hanteer de juiste buisvolgorde (in verband met het risico van contaminatie van het monster):
  1 buizen zonder additieven;
  2 buizen voor stollingsonderzoek;
  3 overige buizen met additieven (heparinebuis, EDTA-buis, BSE-buis etc.).
- Neem nooit in de eerste buis een monster af voor de bepaling van ethanol of voor stollingsonderzoek.
- Meng alle buizen goed.
- Ga na of er bloedmonsters zijn die direct na afname bewerkt moeten worden. Zorg dat deze monsters dan onmiddellijk naar het laboratorium gaan.

COMPLICATIES
- Hematoom rond de punctieplaats.
- Beschadiging van zenuw- of ander weefsel.
- Infectie.
- Nabloeding.
- Onverwachte reacties van de patiënt zoals collaberen of angstaanvallen.

GEBRUIKTE LITERATUUR
- Module venapunctie.
  URL: www.nvkc.nl/kwaliteitsborging/documents/venapunctie.pdf.
- Module Toetsing Bekwaamheid Venapunctie. VU medisch centrum; juli 2006.

40 Het afnemen van bloedkweken

B.L. van der Wielen en M.A. Geers, SEH-verpleegkundigen

DOEL VAN DE HANDELING
Aantonen van levende micro-organismen in de bloedbaan.

ANATOMIE
Bacteriëmie is meestal het gevolg van een infectie in het lichaam. Het is daarom van belang de bacteriëmie aan te tonen en de infectiehaard op te sporen, omdat de infectiehaard de behandeling bepaalt en richtinggevend is voor het klinisch beleid.

INDICATIES
De indicatie voor een bloedkweek wordt door de arts bepaald, waarbij de volgende bevindingen meespelen:
- klinische verdenking van bacteriëmie;
- lichaamstemperatuur > 38,5° C met verdenking van bacteriëmie;
- acute ziektebeelden als sepsis en acute pneumonie;
- verdenking van bacteriële endocarditis;
- prematuren bij geringe tekenen van onwelbevinden.

CONTRA-INDICATIES
- Bloedafname aan de zijde waar een mastectomie en/of okselkliertoilet is verricht of lymfoedeem bestaat.
- Aanwezigheid van een infuus in de arm van waaruit bloed wordt afgenomen.
- Bloedafname uit de arm waar een dialyseshunt is ingebracht.

Extra voorzichtigheid wordt geboden bij patiënten met:
- een hematologische aandoening;
- stollingsstoornissen;
- een slechte perifere circulatie;
- uitgebreide brandwonden.

BENODIGDE MATERIALEN
- Stuwband.
- Bloedkweekflesjes (aeroob en anaeroob).
- Deppers/gazen.
- Desinfectiemiddel.
- Naaldencontainer.
- Pleister.
- Niet-steriele handschoenen.
- Onderlegger voor het bed van de patiënt.
- Bloedafnamemateriaal.
  Het bloed kan op drie verschillende manieren worden verkregen:
   - vacutainer en opzetnaald;
   - vacutainer met opzetstuk en vlindernaald;
   - vacutainer met opzetstuk en ingebrachte infuusnaald.

VOORBEREIDINGEN
1. Vul het aanvraagformulier in, breng de patiëntgegevens op de flesjes en formulieren aan.
2. Leg de patiënt in een comfortabele houding met arm naar buiten gedraaid, tenzij daar een contra-indicatie voor bestaat.

UITVOERING
Venapunctie met vacutainer en opzetnaald
1. Neem de meest voor de hand liggende arm van de patiënt. De desbetreffende arm is niet geschikt indien:
   - er een lopend infuus is aangebracht;
   - zich een hematoom op de punctieplaats bevindt;
   - de patiënt aangeeft dat er in een bepaalde arm geen bloed mag of kan worden afgenomen.
2. Laat de patiënt vervolgens de desbetreffende arm vrijmaken, of maak zelf de arm vrij.
3. Leg de onderlegger onder de arm van de patiënt.
4. Breng de stuwband om de bovenarm aan en trek deze aan.
5. Beoordeel de punctieplaats ter hoogte van de binnenzijde van de elleboog op bruikbaarheid; laat de patiënt zo nodig een vuist

maken. Indien de aangeboden arm niet geschikt is, maak dan de stuwband los en ga alternatieven na (zie figuur 39.1).
6 Desinfecteer de punctieplaats.
7 Desinfecteer ook de eigen vinger waarmee de punctieplaats gezocht moet worden.
8 Verwijder de huls van de naald en neem de vacutainer met naald in de hand waarmee geprikt wordt.
9 Plaats de duim van de andere hand ongeveer 5 cm onder de punctieplaats en trek de huid strak.
10 Breng de naald in de vene onder een hoek van 45 graden (zie figuur 39.2).
11 Neem de vacutainer in de ene hand en druk de aerobe kweekfles met behulp van de andere hand in de vacutainer.
12 Maak de stuwband losser (maar verwijder deze niet) en laat de patiënt de vuist openen, zodra het bloed vrij in de eerste buis stroomt. Trek de stuwband weer aan indien het bloed tijdens de bloedafname niet meer vrij stroomt. Corrigeer zo nodig de positie van de naald.
13 Druk de anaerobe fles in de vacutainer.
14 Verwijder de fles uit de vacutainer.
15 Haal de naald uit de vene en druk de punctieplaats af met een droog gaas. Laat de patiënt hierbij de arm gestrekt houden; de vene geneest zo sneller.
16 Deponeer de naald direct in de naaldencontainer.
17 Controleer met regelmatige tussenpozen of de nabloeding is gestopt door iets aan de huid bij de punctieplaats te trekken. Breng eventueel een drukverband aan. Indien de nabloeding na tien minuten nog niet gestopt is: waarschuw de behandelend arts.
18 Plak met een pleister de wattenprop of het gaas vast op de arm.

Venapunctie met vlindernaald en vacutainer
1 Draai de connector van het vlindernaaldje op het opzetstuk dat op de vacutainer is geplaatst.
2 Volg verder de stappen zoals hierboven beschreven.
3 Het is mogelijk om de vlindernaald met een pleister over de vleugels aan de huid van de patiënt te fixeren, waardoor er een extra hand vrijkomt.

Extractie uit een verblijfscanule/waaknaald, tijdens of vlak na het inbrengen
1 Leg de onderlegger onder de arm van de patiënt.
2 Trek handschoenen aan.
3 Leg een gaas onder de verblijfscanule/waaknaald.

4 Druk de verblijfscanule/waaknaald met een vinger af en draai het dopje eraf of verwijder het afsluitsysteem.
5 Sluit de vacutainer met opzetstuk voor afname uit verblijfscanule/ waaknaald aan.
6 Breng eventueel een stuwband aan en trek deze vast. Meestal is dit niet nodig en zijn de flessen zonder te stuwen te vullen.
7 Als de naald al is doorgespoten: eerst één stolbuis afnemen (en gooi deze weg).
8 Neem de vacutainer in de ene hand en druk de kweekflessen met behulp van de andere hand aan de naald.
9 Na het vullen van de kweekflessen wederom de verblijfscanule/ waaknaald met een vinger afdrukken en het afsluitsysteem weer terugplaatsen.
10 Eventueel verblijfscanule/waaknaald doorspuiten met 10 ml NaCl 0,9%.

Alternatieve methodes voor de venapunctie en bloedafname
Naald en spuit: rechtstreeks aanprikken van de vene en het bloed aanzuigen om het bloed hierna vanuit de spuit in de buis te injecteren. De eerste drie beschreven methodes zijn echter de meest gangbare.

UITVOERING BIJ EEN ANDERE LEEFTIJDSGROEP/ AFWIJKENDE ANATOMIE
- Gebruik bij kinderen eventueel verdovende zalf (bijvoorbeeld EMLA®).
- Laat pasgeborenen en kinderen alleen prikken door een ervaren beroepsbeoefenaar.

AANDACHTSPUNTEN BIJ UITVOERING
- Bloedkweken worden bij voorkeur afgenomen voordat er wordt gestart met antibiotica.
- Vul de flesje met 5-10 ml bloed per flesje.
- Een bloedkweek bestaat uit twee flesjes (1 flesje aeroob en 1 anaeroob). Neem altijd eerst het aerobe flesje af, zeker in geval van gebruik van een vlindernaald. Er zit namelijk nog lucht in het afnamesysteem, wat invloed kan hebben op de anaerobe fles.
- Neem twee keer twee flesjes af met een interval van tien minuten per paar.
- Neem bij patiënten met antibiotica de bloedkweek af vlak vóór de nieuwe gift.

COMPLICATIES
- Hematoom rond de punctieplaats.
- Beschadiging van zenuw of ander weefsel.
- Infectie.
- Nabloeding.
- Onverwachte reacties van de patiënt zoals collaberen of angstaanvallen.

GEBRUIKTE LITERATUUR
- Module venapunctie. URL: www.nvkc.nl/kwaliteitsborging/documents/venapunctie.pdf.
- Module Toetsing Bekwaamheid Venapunctie. VU medisch centrum; juli 2006.
- Routine medische microbiologie: webdisk.planet.nl/noote174/publiek/album/icu@middenlimburg/website/Medische%20Microbiologie%20Routines.htm.
- Bloedkweken: wanneer, hoe vaak. URL: www.internistenrijnland.nl/bloedcontactbestanden/BLOEDKWEKEN%202002.htm.
- Venipuncture. URL: http://en.wikipedia.org/wiki/Venipuncture.

41 Het bepalen van het bloedglucosegehalte

B.L. van der Wielen en M.A. Geers, SEH-verpleegkundigen

DOEL VAN DE HANDELING
Het bepalen van het bloedglucosegehalte.

ANATOMIE
De lever houdt het glucosegehalte van het bloedplasma min of meer constant en werkt daardoor als een 'glucosebuffer'. Dit constante niveau wordt bereikt door twee processen:
- *glycogenese*: glucose wordt onder invloed van insuline omgezet in glycogeen;
- *glycogenolyse*: glycogeen wordt onder invloed van glucagon omgezet in glucose. De lever kan maximaal een paar honderd gram glycogeen opslaan. Het teveel wordt omgezet in vet (lipogenese) en in de vetdepots in het onderhuids bindweefsel opgeslagen.

In perioden van stress van het lichaam (ziekte, trauma of onwelbevinden) kunnen deze processen verstoord raken. Dit geldt zeer zeker voor patiënten met diabetes mellitus, maar ook voor patiënten die die deze ziekte niet hebben. De verstoring van deze processen kan het primaire probleem zijn bij een patiënt op de spoedeisende hulp, maar dit kan ook secundair aanwezig zijn als gevolg van aandoeningen. De meest voorkomende verstoringen zijn hypo- en hyperglykemie (zie tabellen 41.1 en 41.2).

Tabel 41.1 Hypoglykemie

oorzaken	symptomen
• te veel verlies (bv. braken) • te veel (of te snelle opname van) insuline • verhoogde behoefte (infectie of trauma, stress, spanningen) • te weinig intake, per ongeluk of bewust (diëten/anorexia nervosa) • bepaalde middelen (bv. alcohol)	• tachycardie • zweten • onrust/angst • tremoren • dysartrie • dubbelzien • hoofdpijn • verwardheid • sufheid • convulsies • coma

Tabel 41.2 Hyperglykemie

oorzaken	symptomen
• meer of anders eten dan gewoonlijk (meer koolhydraten) • minder beweging dan gebruikelijk • gewichtstoename • ziekte (infectie of trauma) • stress, spanningen • hormonale invloeden (bv. menstruatie, zwangerschap) • therapieontrouw. • slechte of niet-afdoende ingestelde therapie • als bijwerking van bepaalde medicijnen (bv. corticosteroïden).	• moeheid • dorst en dus veel drinken • slaperigheid • droge tong • veel plassen

INDICATIES
- Verdenking van hypoglykemie/hyperglykemie.
- Therapiecontrole.
- Controle bij patiënten met diabetes mellitus.

CONTRA-INDICATIES
Geen.

BENODIGDE MATERIALEN
- Glucosemeter om bloedsuiker te bepalen.
- Teststrip.
- Naaldje om vingerprik uit te voeren.
- Twee kleine gaasjes of pleister.

- Disposable handschoenen.
- Naaldencontainer.

VOORBEREIDINGEN
1 Desinfecteer de beoogde prikplaats.
2 Droog de prikplaats.

UITVOERING
1 Voer zo nodig de patiëntgegevens in de meetapparatuur in.
2 Open de verpakking van de teststrip voorzichtig. Raak het strookje niet met de vingers aan, omdat dit het testresultaat kan beïnvloeden.
3 Plaats het strookje in het apparaat.
4 Prik met het vingerprik naaldje aan de zijkant van de vingertop.
5 Veeg de eerste druppel bloed af met een gaasje.
6 Houd met het meetapparaat de teststrip bij het bloed. Dit wordt in de teststrip gezogen. Het apparaat piept en begint af te tellen naar 0, dan volgt de uitslag.
7 Breng gaasje of pleister aan op de vingertop.
8 Noteer de uitslag in de status en geef door aan behandelend arts.
9 Deponeer het naaldje in de naaldencontainer en ruim materiaal op.

UITVOERING BIJ EEN ANDERE LEEFTIJDSGROEP/
AFWIJKENDE ANATOMIE
Bij neonaten kan de hiel ook als punctieplaats gebruikt worden.

AANDACHTSPUNTEN BIJ UITVOERING
- Te weinig bloed op de teststrip door slechte vascularisatie, verminderde bloedstroom (hypotensie, shock) kan onbetrouwbare metingen geven.
- Indien er kans is op een onbetrouwbare meting, dient er altijd een serumglucose bepaald te worden ter controle.
- Indien de meting niet overeenkomt met het klinisch beeld, dient een serumglucose bepaald te worden.

COMPLICATIES
- Pijn bij de punctieplaats.
- Ontsteking punctieplaats.
- Onbetrouwbare testresultaten door onzorgvuldige afname of niet/slecht werkende apparatuur.

GEBRUIKTE LITERATUUR
- Smith DA. Procedure 5, Blood Glucose Monitoring. In: Proehl JA. Emergency Nursing Procedures. St. Louis: Saunders Elsevier; 2008.
- Bastiaansen CA, Jochems AAF. De mens: bouw en functies van het lichaam. 3^e druk, 3^e oplage. Bohn Scheltema & Holkema; 1990.

42 Het signaleren van het compartimentsyndroom in de extremiteiten

Drs. H. Dekker, arts-assistent chirurgie

DOEL VAN DE HANDELING
Het tijdig signaleren van een te hoge druk in het compartiment ter preventie van het ontstaan van het compartimentsyndroom.

ANATOMIE
De spiergroepen van de extremiteiten zijn van elkaar gescheiden door stevige fasciebladen, die de compartimenten vormen (zie figuur 42.1). In fysiologische situaties is de compartimentdruk gelijk aan de weefseldruk (10 mmHg of minder). De druk in het compartiment kan toenemen door diverse oorzaken (zie tabel 42.1).
Wanneer de druk in het compartiment de hoogte van de diastolische bloeddruk benadert kan de circulatie gecompromitteerd worden. Op

Tabel 42.1	Oorzaken compartimentsyndroom
orthopedisch	fracturen (tibia, distale radius/ulna, humerus, femur, calcaneus) en operatieve fractuurbehandeling
vasculair	arteriële en veneuze vaatletsels reperfusieletsel (revascularisatie na langdurige ischemie) phlegmasia caerula dolens
weke delen	crushletsel (met of zonder fractuur) brandwonden langdurige beklemming slangenbeet oedeem overmatige fysieke inspanning
iatrogeen	circulaire (gips)verbanden na injectie, met name bij ontstolde patiënt tourniquets/bloeddrukbanden pneumatische antishock-pakken langdurige operatie (in Trendelenburg) pulsatile lavage wondbehandelsystemen

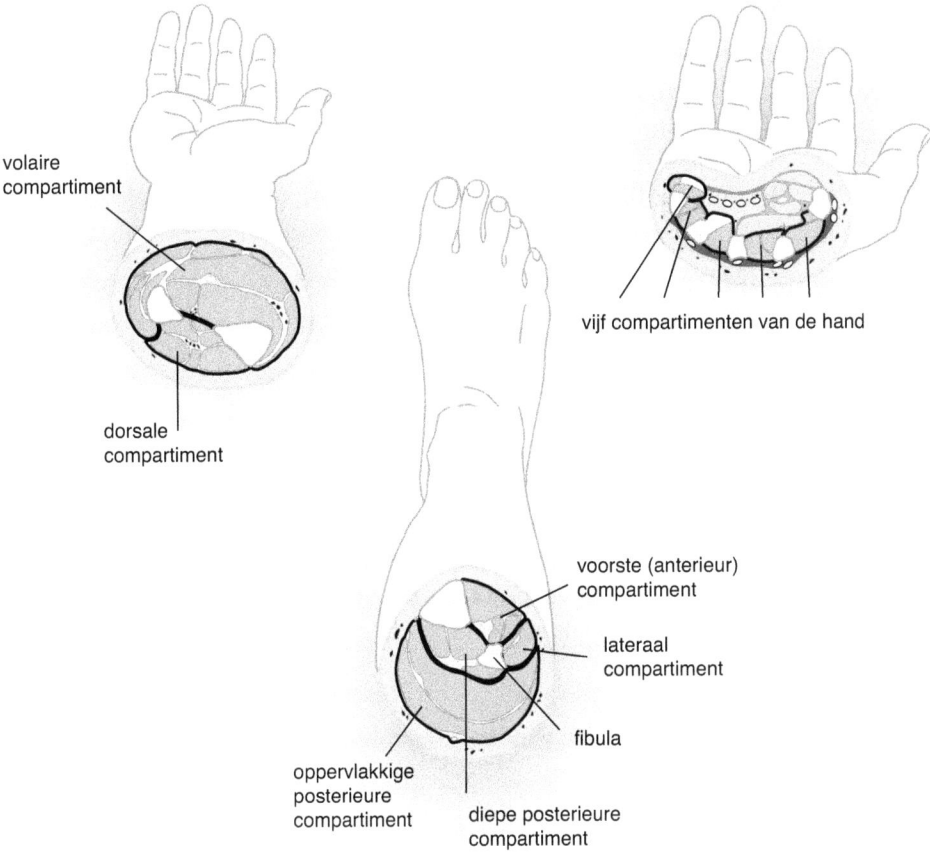

Figuur 42.1 *De verschillende compartimenten van het onderbeen, de onderarm en de hand.*

deze manier ontstaat het compartimentsyndroom. Dit kan leiden tot afsterven van de extremiteit, het ontstaan van sepsis en uiteindelijk zelfs het overlijden van de patiënt.

Door de druk in het compartiment te meten kan het drukverschil tussen het compartiment en de diastolische bloeddruk worden vastgesteld. Uit onderzoek is gebleken dat met name dit verschil een belangrijke indicator is voor het al dan niet verrichten van een fasciotomie. Bij deze ingreep worden de fasciebladen van de verschillende compartimenten gekliefd om de druk te verlagen. Verschillende onderzoekers hebben getracht de grensdruk voor het uitvoeren van een fasciotomie te definiëren. Er is nog geen absolute grenswaarde vastgesteld waarbij moet worden ingegrepen. Volgens de laatste onderzoeken ligt deze tussen 10 en 30 mmHg.

INDICATIES

Drukmeting in het compartiment is geïndiceerd bij patiënten met een risico voor het ontwikkelen van een compartimentsyndroom. Dit geldt in het bijzonder voor patiënten waarbij anamnese en lichamelijk onderzoek onvoldoende betrouwbaar zijn, zoals bij een verminderd bewustzijn (sedatie, coma), oncoöperatieve patiënten, afleidend letsel en bij jonge kinderen. Belangrijke symptomen zijn onder meer:
- progressieve ondraaglijke pijn;
- gezwollen en gespannen compartiment;
- paresthesie van de huid;
- verminderde of afwezige pulsaties;
- paralyse in laat stadium.

CONTRA-INDICATIES
- Wanneer de patiënt overduidelijk de klinische verschijnselen van een compartimentsyndroom vertoont, is snel een fasciotomie geïndiceerd. In dit geval hoeft er geen drukmeting vooraf plaats te vinden.
- De naald van de drukkatheter mag niet ingebracht worden in geïnfecteerd of gecontamineerd weefsel.

VOORBEREIDINGEN
1 Verwijder, indien aanwezig, circulaire (gips)verbanden van de aangedane extremiteit.
2 Houd de extremiteit evenwijdig aan het hart (niet hoger) om de bloedtoevoer naar de weefsels te optimaliseren.
3 Behandel hypotensieve patiënten met intraveneus vocht en/of medicatie om de perfusiedruk te behouden.
4 Reinig de huid op plaatsen van inbrengen met een desinfectans. Er kunnen op meerdere plaatsen in dezelfde extremiteit katheters geplaatst worden om de druk in de verschillende compartimenten apart te meten.
5 Instrueer de patiënt de extremiteit zo goed als mogelijk te ontspannen, omdat aanspannen van de spieren de druk in het compartiment beïnvloedt.

STRYKER® INTRACOMPARTIMENTELE DRUKMONITOR
BENODIGDE MATERIALEN
- Desinfectans en gazen.
- Stryker® intracompartimentele drukmonitor (zie figuur 42.2).

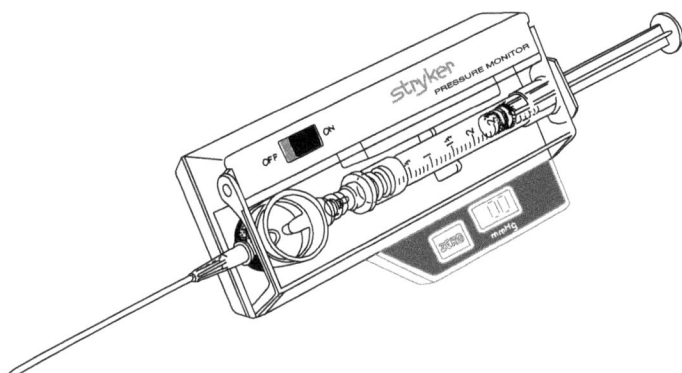

Figuur 42.2 Stryker® intracompartimentele drukmonitor.

VOORBEREIDINGEN

1 Zet de pressuremonitor aan. Op het scherm is nu gedurende vijf seconden '_ _' te zien.
2 Plaats de naald, de transducer en de spuit volgens de gebruiksaanwijzing in de drukmonitor met de zwarte kant van de transducer naar beneden in het transducerputje.
3 Klik de kap van de monitor dicht.
4 Verwijder het beschermhoesje van de naald en zet de plunjer in de cilinder van de spuit.
5 Houd de monitor onder een hoek van 45 graden met de naald rechtop, en druk de plunjer aan om de lucht uit de spuit de duwen. Er mag hierbij geen vloeistof teruglopen in het transducerputje.
6 Houd de monitor onder de beoogde hoek waaronder de naald moet worden ingebracht, en druk op de 'nul'-knop. Op het scherm van de monitor moet nu na een aantal seconden '00' verschijnen. Ga pas door met de volgende stap als de '00' in beeld komt.

UITVOERING

1 Breng de naald in het compartiment. Injecteer langzaam tot 0,3 ml zoutoplossing in het compartiment.
2 Wacht nu tot de monitor de druk weergeeft en noteer deze. Voor aanvullende metingen kunnen de stappen uit de voorbereiding en bovenstaande stappen uit de uitvoering worden herhaald, waarbij het belangrijk is de monitor weer op nul te zetten.

INFUUSPOMP MET DRUKMETERFUNCTIE
BENODIGDE MATERIALEN
- Desinfectans en gazen.
- Infuuspomp met drukmeterfunctie en micro-infusiestand (waarbij in tienden van milliliters nauwkeurig kan worden geïnfundeerd).
- NaCl 0,9% infuusvloeistof, zak van 50-100 ml.
- Infuussysteem voor pomp.
- Naald (sideport) en slit- of wickkatheter.

UITVOERING
1 Stel de infuuspomp in op manometriestand volgens de handleiding van het apparaat.
2 Zet de naald op het infuussysteem en vul de slang en de naald met vloeistof.
3 Zet de druk op de infuuspomp op nul.
4 Breng de naald in het compartiment.
5 Infundeer langzaam 0,3 ml zoutoplossing.
6 Lees de druk van de monitor en noteer deze.

HEMODYNAMISCHE MONITOR
BENODIGDE MATERIALEN
- Desinfectans en gazen.
- Transducerkabel en (arterieel) druksysteem.
- 30-cc-spuit.
- 50 ml NaCl 0,9%.
- Naald (sideport) en slit- of wickkatheter.

UITVOERING
1 Sluit de transducerkabel aan op het druksysteem. Verwijder het infuussysteem van het druksysteem en plaats hier een 30-cc-spuit met fysiologisch zout. Flush het systeem zoals beschreven in procedure 48.
2 Sluit de transducerkabel aan op de monitor en kies een drukschaal van 30 of 60 mmHg.
3 Positioneer de transducerkop op gelijke hoogte als beoogde injectieplaats.
4 Sluit alle kraantjes naar de patiënt en open het kraantje voor de buitenlucht.
5 IJk de transducer ('nullen') met de daarvoor bestemde toets op de monitor.
6 Sluit het kraantje voor de buitenlucht.

7 Zet de naald of slitkatheter aan het distale uiteinde van het systeem en spoel door met fysiologisch zout.
8 Breng de naald of katheter in het compartiment.
9 Lees de druk af en noteer.
10 Knijp voorzichtig in het compartiment om te controleren of de meting accuraat is. De druk in het compartiment moet tijdens de manoeuvre snel stijgen. In een gezond compartiment zal de druk hierna weer snel terugvallen naar het beginniveau. Wanneer er sprake is van een compartimentsyndroom daalt de druk na compressie van het compartiment langzamer.

UITVOERING BIJ EEN ANDERE LEEFTIJDSGROEP/ AFWIJKENDE ANATOMIE
- Het is mogelijk naalden tot 25 gauge te gebruiken voor de drukmeting bij een jongere leeftijdsgroep.
- Compartimentsyndroom kan sneller ontwikkelen op de kinderleeftijd, omdat de fascie steviger is en de compartimenten kleiner.

AANDACHTSPUNTEN BIJ UITVOERING
- De naald van de drukkatheter moet zo ver mogelijk van fractuurplaatsen worden ingebracht om het ontstaan van een open fractuur te beperken.
- Het aanbrengen van ijspacks kan door de optredende vasoconstrictie de circulatie van de extremiteit verder compromitteren en de weefselperfusie verslechteren.
- De meting met de infuuspomp is een van de minst accurate methoden en is niet algemeen geaccepteerd als methode om de intracompartimentele druk te meten.
- Sideport-naalden en slitkatheters geven een meer accurate meting dan rechte naalden.

COMPLICATIES
- De resultaten van de drukmeting kunnen afwijken van de daadwerkelijke druk wanneer de naald is ingebracht in een pees of wanneer hij verstopt zit. Door lichtjes te knijpen in het compartiment kan getest worden of de naald goed functioneert: fluctuaties in druk moeten direct zichtbaar zijn op de monitor.
- Infectie van de insteekplaats kan optreden (late complicatie).

GEBRUIKTE LITERATUUR
- Gourgiotis S, Vilias C, Germanos S, Foukas A, Pericoli Ridolfini M. Acute Limb Compartment Syndrome: a Review. J Surg Ed 2007; 64: p. 178-186.
- Köstler W, Strohm PC, Südkamp NP. Acute Compartment Syndrome of the Limb. Injury 2004; 35: p. 1221-1227.
- Uliasz A, Ishida JT, Fleming JK, Yamamoto LG. Comparing the Methods of Measuring Compartment Pressures in Acute Compartment Syndrome. Am J Emerg Med 2003; 21: p. 143-145.
- Tiwari A, Haq AI, Myint F, Hamilton G. Acute Compartment Syndromes. Br J Surg 2002; 89: p. 397-412.
- Boody AR, Wongworawat MD. Accuracy in the Measurement of Compartment Pressures: a Comparison of Three Commonly Used Devices. J Bone Joint Surg 2005; 87A: p. 2415-2422.
- Proehl JA. Procedure 130, Measuring Compartmental Pressure. In: Proehl JA. Emergency Nursing Procedures. St. Louis: Saunders Elsevier; 2008.
- Kalamazoo MI. Intra-Compartimental Pressure Monitor System. Stryker Instruments, 2005.

8 Het ondersteunen en overnemen van de circulatie

43 Het verbeteren van de circulatie door het aanpassen van de houding
44 Pericardiocentese
45 Defibrilleren
46 Elektrocardioversie (ECV)
47 Het creëren van intraveneuze toegang: perifere veneuze canulatie
48 De arterielijn
49 Het verkrijgen van intraossale toegang
50 Het aanprikken van de Port-a-Cath®- en P.A.S.-Port®-systemen

43 Het verbeteren van de circulatie door het aanpassen van de houding

I.M. Spaans, praktijkopleider SEH

DOEL VAN DE HANDELING
Door de patiënt met een symptomatische hypotensie tijdelijk in Trendelenburg-positie te leggen kan de circulatie worden verbeterd.

ANATOMIE
Door kortdurend de benen van de patiënt hoger te leggen dan de romp neemt de veneuze return naar het hart toe.

INDICATIES
Voor het positioneren van de patiënt in Trendelenburg bestaat de volgende indicatie: hypotensie veroorzaakt door hypovolemie, medicatie, vasovagale of anafylactische reactie.

CONTRA-INDICATIES
- Ademwegobstructie.
- Respiratoire insufficiëntie.
- Decompensatio cordis en asthma cardiale.
- Ischemie van de onderste extremiteiten.

- Verdenking van trauma capitis of een beschadiging van het ruggenmerg.

BENODIGDE MATERIALEN
- Hoog-laagbrancard.
- Kussen(s).

VOORBEREIDINGEN
1 Tref de voorbereidingen zoals beschreven in de inleiding van dit boek.
2 Leg de patiënt in rugligging.
3 Leg uit aan de patiënt dat deze positie tijdelijk is.

UITVOERING
1 Zet de brancard op de hoogste stand.
2 Laat de brancard achterover kantelen.
3 Zet de rugsteun in horizontale stand zodat de patiënt met de romp horizontaal en met de benen in een hoek van 45 graden omhoog ligt.
4 Doe de hekken van de brancard omhoog.
5 Leg de patiënt weer in horizontale positie wanneer de hypotensieve periode voorbij is

UITVOERING BIJ EEN ANDERE LEEFTIJDSGROEP/
AFWIJKENDE ANATOMIE
- Bij de obese patiënt kan rugligging leiden tot respiratoire insufficiëntie en verhoogde druk op de vena cava inferior en de aorta.
- De patiënt met een cardiogene of anafylactische shock kan last hebben van de platte rugligging.

AANDACHTSPUNTEN BIJ UITVOERING
Verpleeg deze patiënt in het zicht of instrueer de begeleider om direct te waarschuwen wanneer de ademweg obstrueert en/of de ademhaling verslechtert.

COMPLICATIES
- Onrust.
- Respiratoire insufficiëntie.

GEBRUIKTE LITERATUUR
Quigley MT. Procedure 48, Positioning the Hypotensive Patient.
In: Proehl JA. Emergency Nursing Procedures. St. Louis: Saunders Elsevier; 2008.

44 Pericardiocentese

I.M. Spaans, praktijkopleider SEH

DOEL VAN DE HANDELING
Een pericardpunctie of pericardiocentese wordt uitgevoerd om pericardvocht uit het pericard te aspireren. Bij een diagnostische pericardpunctie wordt pericardvocht afgenomen voor analyse. Bij een gecompromitteerde hemodynamiek ten gevolge van pericardvocht of een tamponade wordt een therapeutische pericardpunctie uitgevoerd.

ANATOMIE
Het hart is omgeven door het epicard en het pericard. Het epicard is een dun laagje bindweefsel dat de buitenbekleding van het hart vormt. Het pericard is een niet-elastisch bindweefselvlies en vormt het hartzakje waar het hart in ligt. Tussen het epicard en pericard bevindt zich een kleine hoeveelheid vloeistof. Het epicard en pericard kunnen daardoor tijdens de contractie van het hart langs elkaar heen bewegen. Door ontstekingen of bloedingen kan zich vocht ophopen tussen het epicard en het pericard. Een pericard- of harttamponade ontstaat wanneer vloeistof het myocard samendrukt.
Het hart kan niet goed meer uitzetten en de pompfunctie wordt belemmerd, de cardiac output en de bloeddruk dalen. De verschijnselen van pericardvocht kunnen sluipend ontstaan maar ook heel acuut, afhankelijk van de oorzaak van het pericardvocht. De patiënt ziet bleekblauw, is moe en angstig. Hij heeft een dyspnoe in rust en een droge hoest. De gestuwde halsvenen wijzen op een hoge CVD. Op het ECG zijn lage voltages en mogelijk een QRS-alternans te zien. Andere klachten zijn:
- scherpe pijn op de borst, vaak vastzittend aan de ademhaling;
- gedempte harttonen;
- mogelijke temperatuurstijging;
- pols > 100/min;
- lage tensie, systolisch < 100 mmHg;
- pulsus paradoxus (daling van de RR van > 20 mmHg bij inspiratie).

De combinatie van shocksymptomen, een hoge veneuze druk en gedempte harttonen zijn klassieke tekenen van een harttamponade en wordt de trias van Beck genoemd. De diagnose pericardvocht of harttamponade kan worden gesteld met een echo cor.

INDICATIES

Pericardvocht wordt veroorzaakt door:
- virale infectie;
- bacteriële infectie: met name door stafylo-, strepto- of pneumokokken;
- maligniteit: veelal secundair aan een bronchus-, mammacarcinomen en lymphomen;
- na een groot hartinfarct of een hartoperatie, door wrijving (vocht) of scheuren (bloed) van het myocard;
- metabole oorzaak: myxoedeem of uremie;
- auto-immuunziekten zoals Systemische Lupus Erythematodes (SLE);
- pericardtamponade door een bloeding ten gevolge van een scherp of stomp thoraxtrauma;
- iatrogeen letsel door bijvoorbeeld een pacemakerdraad of percutane coronaire interventie (PCI).

CONTRA-INDICATIES
- Stollingsstoornissen.
- Gebruik van anticoagulantia.

BENODIGDE MATERIALEN
- Monitor (hartfrequentie, -ritme, tensie, ademfrequentie, saturatie).
- ECG-apparaat.
- Echo-apparaat of röntgendoorlichting.
- pericard- of spinale naalden, 16-18 gauge.
- Pericardiocentese-materiaal:
  - 6-french-Pigtail;
  - dilatator;
  - voerdraad;
  - 10- en 60-cc-luerlockspuiten;
  - driewegkranen;
  - ECG-kabel met krokodillenklem;
  - gatdoek;
  - drainagezak en/of redondrain;
  - gazen.
- Lidocaïne 1%.
- Twee 10-cc-spuiten.
- Opzuignaalden.

- Desinfectans.
- Scalpel.
- Male-to-male connector.
- Hechtdraad.
- Afplakmaterialen.
- Lege fles.
- Diverse laboratorium-kweekbuisjes: hematologie (Hb, Ht), chemie (kreatinine, ureum), cytologie, virologie en bloedkweekflesjes.

Indien nodig:
- Defibrillator.

VOORBEREIDINGEN

1 Tref de voorbereidingen zoals beschreven in de inleiding van dit boek.
2 Maak een ECG en een thoraxfoto als de toestand van de patiënt dit toelaat.
3 Zet de patiënt in de Fowlerse houding (zie procedure 22). In deze houding zakt het pericardvocht in de apex, ligt het hart dichter tegen de thoraxwand aan en liggen het diafragma en de abdominale organen lager.
4 Sluit de patiënt aan op de monitor en de extremiteitafleidingen van het ECG-apparaat.
5 Desinfecteer de insertieplaats: de hoek tussen de onderste linkerrib en de processus xiphoideus.
6 Verdoof de insertieplaats.
7 Dek de thorax eventueel af met een gatdoek.
8 Sluit de ECG-kabel met krokodillenbek aan op de metalen conus van de pericardnaald en op afleiding V5 van het ECG-apparaat. Laat het ECG-apparaat tijdens de gehele procedure meelopen.

UITVOERING

1 Palpeer de punctieplaats: de hoek tussen de linkerthoraxboog en de processus xiphoideus.
2 Prik de pericardnaald in een hoek van 35-45 graden in de richting van de linkerschouder door de huid (zie figuur 44.1).
3 Verwijder na het perforeren van de huid de naald en sluit een driewegkraantje en 60-cc-spuit aan op de canule.
4 Voer de canule al aspirerend verder op.
5 Controleer ondertussen de V5-afleiding op ST-elevaties of premature ventriculaire complexen.
   Zodra er bloed of vocht wordt geaspireerd:

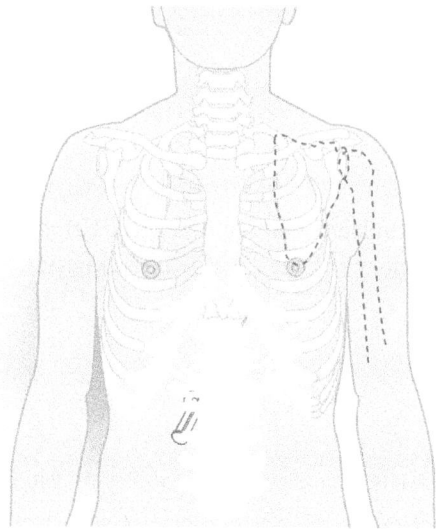

Figuur 44.1 Subxifoïdale insertie van de pericardnaald.

6 Controleer of er geen ritmestoornissen, ST-segment of T-golfveranderingen ontstaan op het ECG. Is dit niet het geval, aspireer zoveel mogelijk bloed of vocht.
7 Ontstaan er ritme- of geleidingsstoornissen dan ligt de naald waarschijnlijk in het myocard of epicard. Trek de naald terug totdat de ritme- of geleidingsstoornissen verdwijnen.
8 Leeg een volle spuit met vocht via het driewegkraantje in een lege fles of drainagezak.
9 Sluit de vacutainer met adapter aan op het driewegkraantje en druk de laboratoriumbuisjes en kweekflesjes in de vacutainer.
10 Overweeg de canule in situ te laten en via een male-to-male connector een redondrain aan te sluiten.
11 Overweeg de canule (onder doorlichting of echo) te vervangen door de pigtailkatheter:
   – voer de voerdraad op door de canule;
   – verwijder de canule;
   – voer de pigtailkatheter op over de voerdraad.
12 Hecht de canule vast en plak de canule en drain vast.

AANDACHTSPUNTEN BIJ UITVOERING
- Een pericardpunctie is een pijnlijke ingreep. Zorg voor adequate pijnstilling, vooraf en na de procedure.
- Tijdens het inbrengen van de pericardnaald en de drainage van het vocht kunnen door de drukveranderingen ritmestoornissen ontstaan.

- Draineer niet te veel pericardvocht om hemodynamische instabiliteit te voorkomen.
- Controleer de bloeddruk en pols tijdens en na de pericardpunctie.
- De patiënt kan de pericarddrain voelen. Zorg dat hij/zij goed doorademt om respiratoire insufficiëntie te voorkomen.
- Controleer en documenteer na een pericardpunctie en/of het inbrengen van een pericarddrain:
  - maak een thoraxfoto om pneumothorax uit te sluiten en de ligging van een pericarddrain te controleren;
  - maak een echo cor om de ligging van de pericarddrain te controleren;
  - bloeding en lekkage van de insertieplaats;
  - drainproductie van de vacuümdrainage met redondrain;
  - ritme- en/of geleidingsstoornissen.

UITVOERING BIJ EEN ANDERE LEEFTIJDSGROEP/
AFWIJKENDE ANATOMIE

De uitvoering bij kinderen is gelijk aan die bij een volwassene. Ook hier worden 16-18 gauge-pericardnaalden gebruikt.

COMPLICATIES

- Huidinfectie.
- Respiratoire insufficiëntie.
- Ventriculaire ritmestoornissen.
- Myocardperforatie.
- Laceratie van een coronair arterie.
- Pneumothorax.
- Aanprikken van de aorta, vena cava inferor, oesofagus, maag, lever of peritoneum.
- Pneumopericardium.
- Pericarditis.
- Asystolie

GEBRUIKTE LITERATUUR

- Bosker H. Leidraad cardiologie. 2^e druk. Leusden: Mediselect BV; 2007.
- Brink G van den. Leerboek intensive-care-verpleegkunde, deel 1. 4^e druk. Maarssen: Elsevier gezondheidszorg; 2003.
- Galvin A. Procedure 53, Pericardiocentesis. In: Proehl JA. Emergency Nursing Procedures. 4^e druk. St. Louis: Saunders Elsevier; 2008.
- URL: www.cardiologie.nl.

45 Defibrilleren

I.M. Spaans, praktijkopleider SEH

DOEL VAN DE HANDELING
Het corrigeren van een schokbaar ritme (ventrikelfibrilleren/VF of een polsloze ventrikeltachycadie/VT) door het toedienen van een transthoracale shock.

ANATOMIE
Een patiënt met een schokbaar ritme zoals VF of polsloze VT moet zo snel mogelijk worden gedefibrilleerd. Tijdens het defibrilleren wordt een transthoracale shock toegediend waardoor alle myocardcellen tegelijk depolariseren. Door deze depolarisatie wordt de chaotische activiteit van het hart gestopt en kan een natuurlijke pacemaker een georganiseerd ritme laten ontstaan.

Het succes van een defibrillatiepoging is afhankelijk van:
- de snelheid waarmee wordt gedefibrilleerd;
- de metabole toestand van het myocard en de patiënt. De metabole toestand van de patiënt wordt beïnvloed door elektrolytenstoornissen, acidose, (ernstige) hypothermie en hypoxemie;
- het gebruikte aantal Joules (J) tijdens het defibrilleren;
- correcte plaatsing van de defibrillatie-elektrode of paddles en gelpads;
- gebruik van voldoende geleidende gel of pads. Te veel gel geeft geleiding van de shock over de thorax in plaats van door de thorax.

INDICATIES
- Ventrikelfibrilleren (VF).
- Polsloze ventrikeltachycardie (VT).

CONTRA-INDICATIES
Patiënt is nog bij kennis.

BENODIGDE MATERIALEN
- Monitor (hartfrequentie, tensie, ademfrequentie, saturatie, capnografie, 12-kanaals-ECG).
- Intraveneuze toegangsweg met lopend infuus.
- Een monofasische of bifasische defibrillator met de mogelijkheid voor asynchroon defibrilleren.
- Zelfklevende defibrillatie-elektroden of defipads die in combinatie met paddles worden gebruikt.
- ECG-apparaat.

Indien nodig:
- Uitzuigmateriaal.
- Zuurstofmasker of neusbril.
- Ambuballon of waterset met kap aangesloten op zuurstofbron.
- Materiaal om de ademweg vrij te maken.
- Intubatiemateriaal en medicatie.
- Apparatuur nodig voor een reanimatie.

VOORBEREIDINGEN

Zolang het ritme van de patiënt het toelaat, kunnen onderstaande voorbereidingen worden getroffen.
1 Tref de voorbereidingen zoals beschreven in de inleiding van dit boek.
2 Sluit de patiënt op de monitor aan. Bewaak ritme, bloeddruk en saturatie. Wordt er VF of VT geconstateerd dan moet er direct worden gedefibrilleerd (zie 'Uitvoering'). Zolang de defibrillator nog niet is aangesloten, wordt er Basic Life Support (BLS) uitgevoerd.
3 Breng een infuus in zoals beschreven in procedure 47.
4 Maak een uitgangs-ECG zoals beschreven in procedure 38.
5 Verwijder de voorwandafleidingen van de thorax. Laat de extremiteitafleiding in situ.
6 Verwijder medicatiepleisters van de thorax.
7 Verwijder eventueel aanwezig kunstgebit.

UITVOERING
1 Plak de defipads of zelfklevende defibrillatie-elektroden op de thorax. Zie voor plaatsing figuur 45.1.

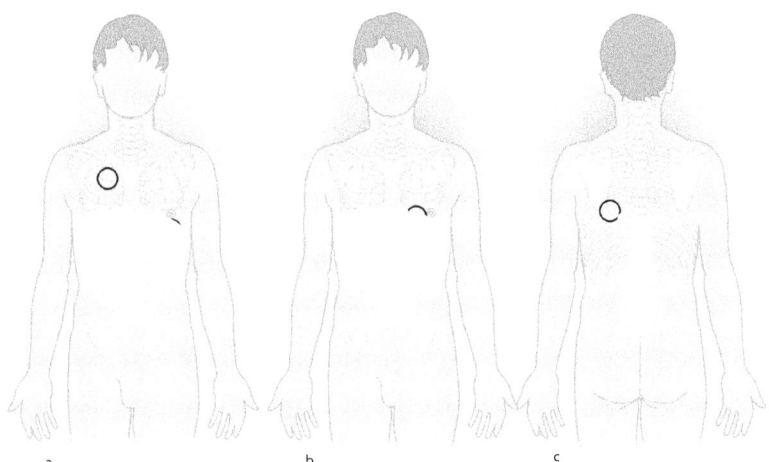

Figuur 45.1 *Plaatsing van de elektroden bij defibrillatie: antero-lateraal (a) of antero-posterieur (b-c).*

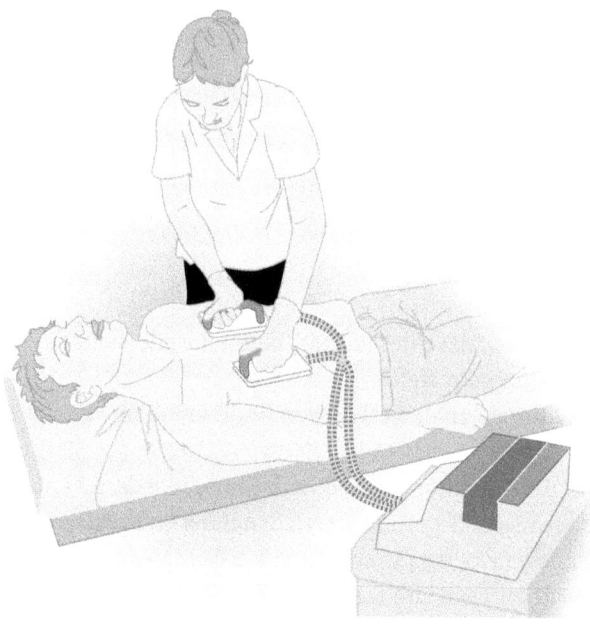

Figuur 45.2 *Plaatsing van de paddles.*

2 Indien van toepassing: sluit de zelfklevende defibrillatie-elektroden aan op de defibrillator.
3 Stel de defibrillator in op *asynchroon* en laad de defibrillator op:
   – monofasische defibrillator: 360 Joule;
   – bifasische defibrillator: 150 tot 200 Joule.
4 Defibrilleer de patiënt. Dit kan op twee manieren:
   – met defipads en paddles (zie figuur 45.2):
      · Plaats de paddles op de defipads.
      · Druk de paddles stevig tegen de thorax, controleer op de contactmeters op de paddles of er voldoende druk wordt uitgeoefend.
      · Geef duidelijk het commando 'bed los'.
      · Controleer of iedereen los van het bed is en dat de O_2-flow bij de patiënt verwijderd is;
      · Druk de discharge knoppen van beide paddles in terwijl de paddles stevig worden aangedrukt.
      · Verwijder de paddles van de thorax.
   – met de zelfklevende defibrillatie-elektroden:
      · Druk de discharge-knop op de defibrillator in.
5 Continueer de BLS gedurende twee minuten.
6 Beoordeel na twee minuten opnieuw het ritme en defibrilleer bij VF of VT.

7 Volg verder het algoritme zoals beschreven in het algoritme specialistische reanimatie bij een volwassene (zie figuur 45.3).
8 Controleer bij een georganiseerde elektrische activiteit of er pulsaties voelbaar zijn. Hervat de BLS als er geen pulsaties voelbaar zijn.
9 Maak een controle-ECG.

AANDACHTSPUNTEN BIJ UITVOERING
- Plaats de defibrillatie-elektroden minimaal 15 cm uit de buurt van een geïmplanteerde pacemaker en implanteerbare cardioverter defibrillator (ICD). Om beschadiging en niet succesvol defibrilleren te voorkomen.
  - Overweeg antero-posterieure plaatsing van de elektroden of paddles (zie figuur 45.1).
  - Overweeg de ICD met een magneet uit te schakelen.
- Wordt er gepaced met een transthoracale pacer dan wordt deze uitgeschakeld voordat er wordt gedefibrilleerd.
- Defibrilleren is meestal niet succesvol bij patiënten met een kerntemperatuur < 28-30° C.

UITVOERING BIJ EEN ANDERE LEEFTIJDSGROEP/
AFWIJKENDE ANATOMIE
Bij kinderen gelden de volgende aandachtspunten:
- VF en VT komen zelden voor bij kinderen, maar kunnen wel ontstaan bij elektrolytenstoornissen, (ernstige) hypothermiehartafwijkingen en intoxicaties met tricyclische antidepressiva.
- Bij kinderen lichter dan 10 kg worden kinderpadles met een diameter van 4,5 cm gebruikt. Let op dat de paddles elkaar niet raken bij zeer kleine kinderen.
- De plaatsing van de elektroden of paddles is hetzelfde als bij volwassenen.
- Defibrilleer met 2 J/kg lichaamsgewicht.
- Overweeg antero-posterior defibrilleren als er alleen paddles of elektroden voor volwassenen beschikbaar zijn.

COMPLICATIES
- Rode huid of brandwonden door verloop van de shock over de huid in plaats van door de thorax.
- Rode huid of brandwonden door onvoldoende contact tussen de defipads en de huid.
- Spierpijn of pijn van de thorax.
- Asystolie.

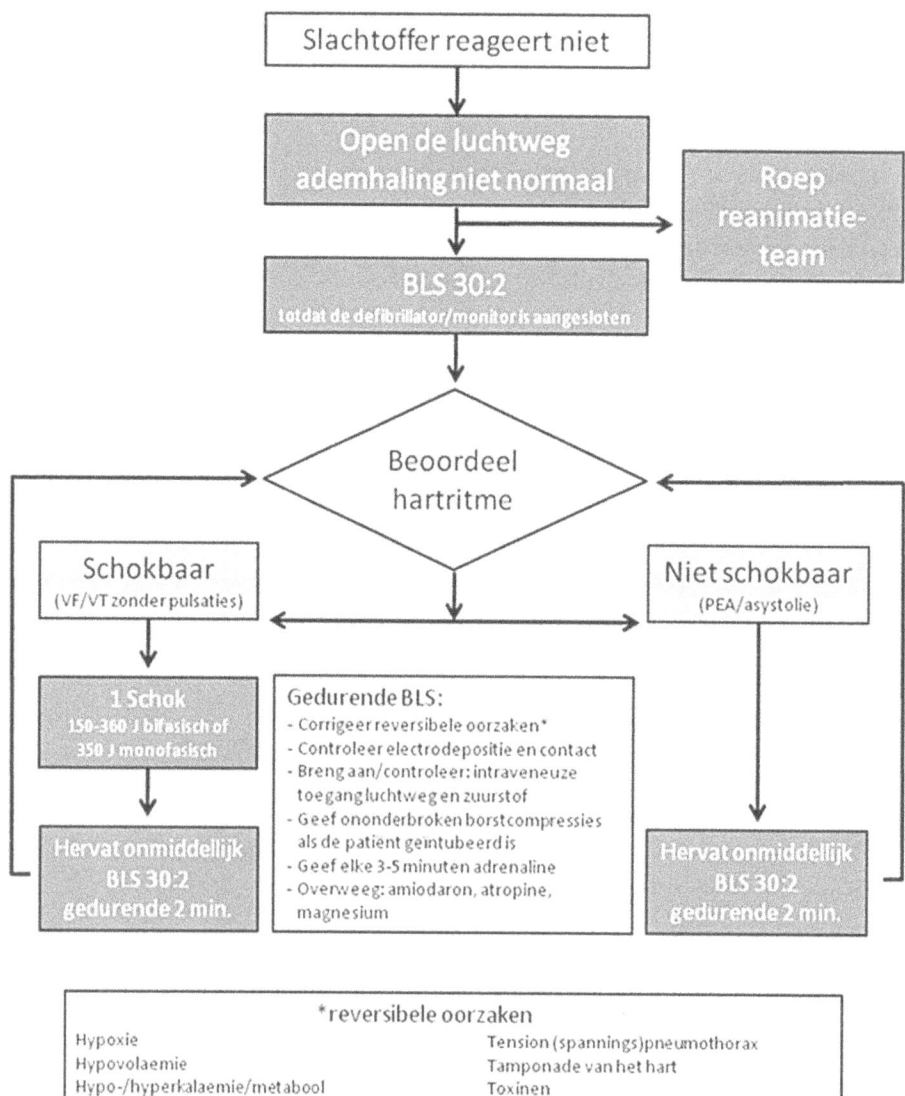

Figuur 45.3 Algoritme specialistische reanimatie volwassene.

Bron: Nederlandse Reanimatie Raad

GEBRUIKTE LITERATUUR
- Richtlijnen Reanimatie 2006 in Nederland. URL: www.reanimatieraad.nl.
- Turner NM, Vught AJ van. Advanced Paediatric Life Support. Nederlandse editie. Maarssen: Elsevier gezondheidszorg; 2004.
- McMahon M. Procedure 81, Defibrillation. In: Proehl JA. Emergency Nursing Procedures. St. Louis: Saunders Elsevier; 2008.

46 Elektrocardioversie (ECV)

I.M. Spaans, praktijkopleider SEH

DOEL VAN DE HANDELING
Het corrigeren van een pathologisch hartritme in een sinusritme door het toedienen van een transthoracale shock.

ANATOMIE
Bij een patiënt met een ritmestoornis en een redelijke cardiac output, die niet reageert op medicamenteuze therapie, kan elektrocardioversie (ECV) worden toegepast. Bij een ECV wordt een synchrone transthoracale shock toegediend tijdens de absolute refractaire periode van de ventrikels (de R-top), waardoor alle myocardcellen tegelijk depolariseren. Door deze depolarisatie wordt de chaotische activiteit van het hart gestopt en kan een natuurlijke pacemaker een georganiseerd ritme laten ontstaan.

INDICATIES
- Alle medicamenteus moeilijk te behandelen supraventriculaire tachycardieën die pompfunctiestoornissen veroorzaken.
- Medicamenteus refractaire supraventriculaire tachycardieën (SVT) waarbij een wens tot conversie bestaat om andere reden dan pompfunctiestoornissen.
- Alle medicamenteus moeilijk te behandelen ventriculaire tachycardieën (behalve VF en VT) die pompfunctiestoornissen veroorzaken.

CONTRA-INDICATIES
- De patiënt is niet adequaat gesedeerd.
- Atriumfibrilleren dat langer dan 48 uur bestaat, waarbij de patiënt nog niet met anticoagulantia is gestart.

BENODIGDE MATERIALEN
- Monitor (hartfrequentie, tensie, ademfrequentie, saturatie, 12-kanaals-ECG).
- ECG-apparaat.
- Intraveneuze toegangsweg met lopend infuus.
- Intraveneuze medicatie: anestheticum en analgetica.
- Defibrillator met de mogelijkheid voor synchroon defibrilleren.
- Disposable defibrillatie-elektroden of gelpads die in combinatie met paddles worden gebruikt.
- Ambuballon of waterset met kap aangesloten op zuurstof.
- Mayo-tube.
- Zuurstofmasker of neusbril.

Indien nodig:
- Uitzuigmateriaal.
- Materiaal om de ademweg vrij te maken.
- Intubatiemateriaal en medicatie.
- Apparatuur nodig voor een reanimatie.

VOORBEREIDINGEN
1 Tref de voorbereidingen zoals beschreven in de inleiding van dit boek.
2 Sluit de patiënt op de monitor aan. Bewaak ritme, bloeddruk en saturatie.
3 Sluit de synchronisatiekabel aan tussen de defibrillator en de monitor.
4 Breng een infuus in zoals beschreven in procedure 47.
5 Neem zo nodig bloed af: natrium-, kalium-, kreatinine- en ureumbepaling. Bepaal de INR (International Normalized Ratio) bij anticoagulantiagebruik.
6 Maak een uitgangs-ECG zoals beschreven in procedure 38.
7 Verwijder de voorwandafleidingen van de thorax. Laat de extremiteitafleiding in situ.
8 Plak de defipads of zelfklevende defibrillatie-elektroden op de thorax (zie figuur 45.1).
9 Indien van toepassing: sluit de zelfklevende defibrillatie-elektroden aan op de defibrillator.
10 Stel de defibrillator in op *synchroon* en laad de defibrillator op:
   – monofasische defibrillator: 360 Joule;
   – bifasische defibrillator: 150 tot 200 Joule.
11 Controleer of de defibrillator de R-top in het QRS-complex markeert (zie figuur 46.1).

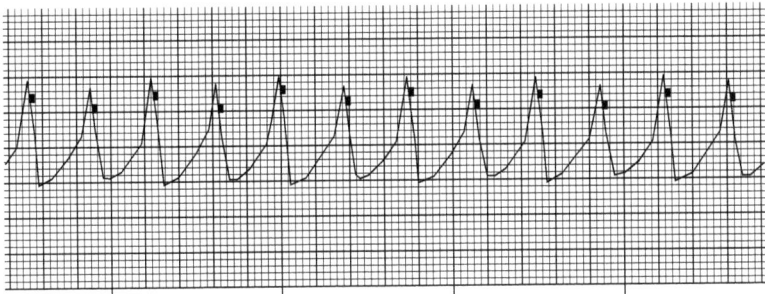

Figuur 46.1 Juiste markering van de R-top in het QRS-complex.

12 Verwijder medicatiepleisters van de thorax.
13 Verwijder eventueel aanwezig kunstgebit.

UITVOERING
1 Dien de patiënt O_2 toe met de ambuballon of waterset. Controleer de saturatie van de patiënt.
2 Dien de analgetica en anesthetica toe.
3 Breng zo nodig Mayo-tube in.
4 Controleer of de patiënt voldoende gesedeerd is, controleer de wimperreflex.
5 Controleer of de defibrillator op synchroon staat, de R-toppen markeert en is opgeladen.
6 Laat het ECG-apparaat op extremiteitafleidingen meelopen.
7 Defibrilleer de patiënt. Dit kan op twee manieren:
  – met defipads en paddles:
    · Plaats de paddles op de defipads.
    · Druk de paddles stevig tegen de thorax, controleer op de contactmeters op de paddles of er voldoende druk wordt uitgeoefend.
    · Geef duidelijk het commando 'bed los'.
    · Controleer of iedereen los van het bed is en dat de O_2-flow bij de patiënt verwijderd is;
    · Druk de discharge-knoppen van beide paddles in terwijl de paddles stevig worden aangedrukt.
    · Wacht tot de shock wordt afgegeven; dit kan door het synchroniseren even duren.
    · Verwijder de paddles van de thorax.
  – met de zelfklevende defibrillatie-elektroden:
    · Druk de discharge-knop op de defibrillator in.
8 Controleer op het ECG of het ritme is veranderd in een sinusritme.

9 Herhaal zo nodig de cardioversie nog twee keer. Overweeg bij onvoldoende resultaat een antero- posterieure cardioversie (zie figuur 45.1).
10 Maak bij een sinusritme een controle-ECG.
11 Laat de patiënt bijkomen en controleer of de patiënt goed dooradmet.
12 Dien O_2 toe via een zuurstofkapje of neusbril.
13 Vertel, wanneer de patiënt goed is bijgekomen, het resultaat van de behandeling.
14 Laat de patiënt wat drinken, eten en rondlopen.

De patiënt mag naar huis tenzij de anamnese en de klachten aanleiding geven om de cardiale enzymen te vervolgen, teneinde ischaemie aan te tonen.

Bij ontslag van de patiënt:
- Geef poliklinische controleafspraak mee voor de cardioloog.
- Adviseer de patiënt contact op te nemen bij pijn op de borst, oedeem van de benen, dyspnoe, duizeligheid en veranderingen in zicht of spraak.

Indien de cardioversie niet is gelukt:
- Pas de medicatie aan.
- Maak een poliklinische controleafspraak voor de cardioloog en een vervolg-ECV of neem de patiënt op.

AANDACHTSPUNTEN BIJ UITVOERING
- Na de ECV kan een tijdelijke elevatie van het ST-segment te zien zijn. Dit verdwijnt na ongeveer vijf minuten.
- Plaats de defibrillatie-elektroden minimaal 15 cm uit de buurt van een geïmplanteerde pacemaker en implanteerbare cardioverterdefibrillator (ICD). Om beschadiging en een niet-succesvolle ECV te voorkomen:
  – Overweeg antero-posterieure plaatsing van de elektroden of paddles (zie figuur 45.1).
  – Overweeg de ICD met een magneet uit te schakelen.
- Controleer de werking van een pacemaker of ICD na de uitvoering van een ECV.

UITVOERING BIJ EEN ANDERE LEEFTIJDSGROEP/
AFWIJKENDE ANATOMIE
Bij kinderen gelden de volgende aandachtspunten:
- Bij kinderen worden vooral paroxismale supraventriculaire tachycardieën gezien. VT's, atriumfibrilleren en -flutter ontstaan vaak bij aangeboren of reumatische hartziekten en cardiomyopathie.
- Bij kinderen lichter dan 10 kg worden kinderpadles met een diameter van 4,5 cm gebruikt. Let op dat de paddles elkaar niet raken bij zeer kleine kinderen.
- De plaatsing van de elektroden of paddles is hetzelfde als bij volwassenen.
- Cardioverteer met 0,5 tot 1 J/kg lichaamsgewicht.
- Overweeg antero-posterior defibrilleren als er alleen paddles of elektroden voor volwassenen beschikbaar zijn.

COMPLICATIES
- Rode huid of brandwonden door verloop van de shock over de huid in plaats van door de thorax.
- Rode huid of brandwonden door onvoldoende contact tussen de defibrillatiepads en de huid.
- Spierpijn of pijn van de thorax.
- Bronchospasme.
- Ventrikeltachycardie.
- Ventrikelfibrilleren.
- Asystolie.

GEBRUIKTE LITERATUUR
- Crijns HJGM et al. De Nederlandse Richtlijn Boezemfibrilleren. Cardiologie. 1999; 6: p. 486-511.
- Brink G van den. Leerboek intensive-care-verpleegkunde, deel 1. 4^e druk. Maarssen: Elsevier gezondheidszorg; 2003.
- McMahon M. Procedure 82, Synchronized Cadioversion. In: Proehl JA. Emergency Nursing Procedures. St. Louis: Saunders Elsevier; 2008.

47 Het creëren van intraveneuze toegang: perifere veneuze canulatie

Drs. I.C. Huig, anesthesioloog en H-MMT-arts

DOEL VAN DE HANDELING
Om infuusvloeistoffen en medicamenten intraveneus toe te kunnen dienen, moet er eerst een intraveneuze toegang worden gecreëerd.

ANATOMIE

Gebruik wordt gemaakt van de oppervlakkige venen, in principe kan iedere oppervlakkige vene worden gebruikt met uitzondering van een gearterialiseerde vene.

INDICATIES
- Patiënt heeft infuusvloeistoffen nodig.
- Patiënt heeft intraveneuze medicamenten nodig.
- Als waaknaald: mocht de patiënt intraveneuze toediening nodig hebben, dan is er direct een mogelijkheid om die toe te dienen.

CONTRA-INDICATIES
- Absoluut:
  - Prikken in een gearterialiseerde vene (bijvoorbeeld shunt bij dialyse).
- Relatief:
  - Prikken door een beschadigde huid.
  - Prikken in de buurt van een flebitis.
  - Prikken aan een arm aan welke zijde een okselkliertoilet is verricht, bijvoorbeeld in verband met mamatumoren.
  - Prikken distaal van een fractuur.
  - Prikken distaal van mislukte prikpogingen.

BENODIGDE MATERIALEN
- Een celstofmatje.
- Stuwband.
- Watjes en gaasjes.
- Desinfecterend middel.
- Infuusnaald/intraveneuze canule.
- Pleister om te fixeren of speciaal daarvoor bestemde infuuspleister.
- Naaldencontainer.
- 10 ml fysiologisch zout, opgetrokken in een spuitje.

VOORBEREIDINGEN
1 Inspecteer de patiënt en zoek het meest geschikte vat. Liefst een zo groot mogelijk vat, liefst niet boven een gewricht en op een plaats waar de huid nog intact is in verband met het risico op infectie en de problemen bij fixatie.
2 Bepaal welke intraveneuze canule het meest geschikt is. Let hierbij op de hoeveelheid vocht die binnen een bepaald tijdsbestek moet worden toegediend en de maximale grootte van het vat. Bij een grotere diameter kan meer ml/minuut worden toegediend. De dia-

meter van de canule mag echter niet groter zijn dan de maximale binnendiameter van de vene.
3 Leg het matje onder het ledemaat waar de toegang zal worden gemaakt.

UITVOERING
1 Plaats de stuwband proximaal van de plek waar het infuus moet komen en trek de stuwband aan.
2 Zoek het meest geschikte veneuze vat uit (zie 'Aandachtspunten bij uitvoering').
3 Neem uitgebreid de tijd om het vat te stuwen; stimuleer het proces door op het vat te kloppen en er over te wrijven. Het helpt om het ledemaat af te laten hangen. Ook langer stuwen dan één tot twee minuten kan helpen de vaten beter op te laten zwellen.
4 Desinfecteer ondertussen de huid rondom en boven het gestuwde vat en laat de desinfectans drogen.
5 Verwijder de beschermhoes van de canule met daarin de naald.
6 Controleer of de canule makkelijk van de naald afschuift en of de naald en de canule op de juiste manier op elkaar zijn geschoven.
7 Fixeer het vat door de huid strak te trekken in de lengterichting van het vat met de niet-dominante hand.
8 Prik met de dominante hand het vat rustig aan onder een hoek van 20-40 graden. Zodra het vat wordt aangeprikt loopt er bloed in een reservoir van de canule.
9 Laat de fixatie van het vat niet los.
10 Maak de hoek met de huid kleiner (ca. 10 graden) en schuif de naald met de canule iets verder (ongeveer 1 mm) door, zodat niet alleen de naald maar ook de canule in het vat komt.
11 Laat de fixatie nog steeds niet los.
12 Voer nu de canule over de naald op. De canule schuift nu het vat in, terwijl de naald niet meer uit de canule steekt. Dit om te voorkomen dat de naald door de onder-/achterzijde van het vat prikt. De canule moet makkelijk opschuiven. Pas als de canule helemaal is opgevoerd mag de fixatie worden losgelaten.
13 Haal de naald uit de canule en deponeer deze direct in de naaldencontainer.
14 Fixeer de canule met de pleister aan de huid vast.
15 Flush de canule met 10 ml fysiologisch zout; er mag geen grote weerstand bestaan en er mag geen subcutane zwelling ontstaan.
16 Fixeer een eventueel infuussysteem met pleister en/of verband aan de huid.

UITVOERING BIJ EEN ANDERE LEEFTIJDSGROEP/ AFWIJKENDE ANATOMIE

- Bij zuigelingen kunnen ook de frontale en temporale venen op het hoofd gebruikt worden.
- Laat bij kleine kinderen een ander iemand het ledemaat waarin geprikt gaat worden fixeren tijdens het prikken.
- Stuwen gaat bij een kind soms beter met een hand om het ledemaat dan met een stuwband.
- Door de kleine diameter van de dunne kindernaalden duurt het langer voor het bloed in het reservoir komt. Prik langzaam steeds een beetje dieper, en geef het bloed voldoende tijd om in het reservoir te komen.
- Bij een klein kind kan de slagingskans worden verhoogd door het dopje achter op de naald te verwijderen, zodat de weerstand van de canule met de naald lager wordt. Hierdoor detecteer je sneller dat de naald in het vat zit omdat er bloed in het reservoir is gelopen. De kans dat er door het vat heen geprikt wordt is kleiner.
- Na het aanbrengen kan een spalkje handig zijn om het infuus beter te fixeren en in te kunnen pakken.
- Prik kinderen, ouderen en patiënten met een zeer dunne huid (bijvoorbeeld door medicatiegebruik zoals corticosteroïden) *zeer* oppervlakkig. Prik vanaf het begin met een naaldhoek tot 10 graden.

AANDACHTSPUNTEN BIJ UITVOERING

- Een intraveneuze canule boven een gewricht gaat bij een bewegende patiënt snel irriteren. Geef daarom voorkeur aan andere plaatsen dan de hand, de elleboogsplooi, de voetrug en de vena jugularis externa als die mogelijkheid er is.
- Patiënten met matige venen aan de armen hebben soms goede venen aan de benen.
- Indien het aanleggen van de veneuze toegang niet is gelukt, wordt de volgende poging meer proximaal van de eerst poging gedaan. Extravasculaire lekkage van vloeistoffen en medicamenten ter hoogte van de eerste poging wordt zo voorkomen.
- Het is elegant en patiëntvriendelijk om gebruik te maken van topicale verdovende zalf. Deze heeft echter een lange inwerktijd en gebruik ervan is daarom niet altijd mogelijk. Met name bij grotere canules is het voorverdoven van de huid met een kleine hoeveelheid locaal anestheticum met een kleine subcutane naald patiëntvriendelijk.

COMPLICATIES
- De canule loopt vast op een klep in het vat. Het kan soms helpen om de naald te verwijderen en een infuussysteem aan de canule te bevestigen en open te zetten. Met het infuusvocht wordt de klep geopend waarna de canule alsnog opgeschoven kan worden.
- Prikaccident. Bij alle handelingen waar naalden bij betrokken zijn is dit in theorie mogelijk. Er zijn intraveneuze canules verkrijgbaar die zijn uitgevoerd met een beschermhoes voor de naald. De kans op een prikaccident wordt daardoor erg klein. Meld een prikaccident direct bij de behandelend arts.
- Hematoomvorming. Dit komt vaker voor bij een infuus dat niet goed zit, maar kan ook optreden bij een infuus dat wel degelijk in de vene zit.
- Subcutane plaatsing, ook als de canule initieel goed leek te zitten. Controleer de canule regelmatig en extra als de patiënt klaagt over pijn.
- Subcutane infusie. Dit kan niet alleen vervelend en pijnlijk zijn maar soms ook gevaarlijk, zoals bij toediening van vasoactieve of agressieve stoffen zoals cytostatica. Stop direct de toediening en meld subcutane toediening direct bij de behandelend arts.
- Tromboflebitis, rubor, calor en dolor ter plaatse van de canule en eventueel in het verloop van de vene. Verwijder bij deze tekenen direct de canule.

GEBRUIKTE LITERATUUR
Turner NM, Vught AJ van. Advanced Paediatric Life Support. Nederlandse editie. 1^e editie. Maarssen: Elsevier gezondheidszorg; 2004.

48   De arterielijn

E.H. Jansen, arts

DOEL VAN DE HANDELING
Het inbrengen van een katheter in een arterie.

ANATOMIE
Een arterielijn kan worden ingebracht in nagenoeg elke palpabele arterie in de arm of het been. Meestal wordt de arteria radialis hiervoor gebruikt. De techniek voor het inbrengen in de arteria radialis wordt hier beschreven.

INDICATIES
- Noodzaak tot nauwkeurige en continue bloeddrukmeting bij circulatoir instabiele of dreigend instabiele patiënten.
- Noodzaak tot vaker afnemen van arterieel bloed (in het algemeen wordt drie of meer keer per 24 uur aangehouden).
- Noodzaak tot directe beoordeling van een bloeddrukrespons op ingestelde therapie (medicatie, vloeistof).

CONTRA-INDICATIES
- Arterielijn op een plaats waar een infectie is.
- Arterielijn in een extremiteit waar proximaal van de insteekopening een verwonding is (uitgezonderd de huid of een oppervlakkige verwonding).
- Arterielijn in een arterie waarvoor geen of een slechte collaterale circulatie is.

BENODIGDE MATERIALEN
- Huiddesinfectans.
- (Steriele) handschoenen.
- Locaal anestheticum.
- 10-cc-spuit voor opzuigen anestheticum.
- Naald voor opzuigen anestheticum.
- Naald voor inspuiten anestheticum.
- 500 ml NaCl 0,9%.
- Drukzak.
- Druksysteem (kant-en-klaar voor arterielijn).
- Drukkabel.
- Monitor met aansluiting voor arterielijn.
- Arteriële katheter (verkrijgbaar als over-de-naald - zoals hier besproken - of met Seldinger-techniek).
- Afplakpleisters (infuuspleister of pleister bestemd voor arterielijn).
- Bloedsampler.

VOORBEREIDINGEN
1 Zet de monitor aan. Zorg dat de range voor de bloeddruk ruim is.
2 Sluit de drukkabel aan op de monitor en het druksysteem.
3 Hang de zak met de infuusvloeistof in de drukzak.
4 Flush de infuusslangen met de infuusvloeistof zodat er geen lucht meer in het systeem zit. Volg de gebruiksaanwijzing van de fabrikant.
5 Hang de transducer op de juiste hoogte (het hart van de patiënt).

6 Sluit alle kraantjes naar de patiënt en open het kraantje voor de buitenlucht.
7 IJk de transducer ('nullen') met de daarvoor bestemde toets op de monitor.
8 Sluit het kraantje voor de buitenlucht.
9 Voer de Allen's test uit (zie 'Aandachtspunten bij uitvoering')
10 Desinfecteer de insteekplaats voor de arteriekatheter.
11 Verdoof de huid ter plaatse van de insteekplaats.
12 Trek steriele handschoenen aan.

UITVOERING
1 Palpeer met de niet-dominante hand de arterie proximaal van de insteekplaats.
2 Breng de pols in lichte dorsoflexie.
3 Breng de arteriële katheter onder een hoek van 30-45 graden in de arterie tot er arterieel bloed komt.
4 Schuif de naald een klein stukje door (1 mm) zodat de katheter ook in het vat zit.
5 Schuif de katheter over de naald de arterie in.
6 Trek de naald uit de katheter.
7 Sluit de katheter af met het daarvoor bestemde slotje boven op de katheter, afhankelijk van soort katheter.
8 Sluit de infuusslang aan op het uiteinde van de katheter.
9 Open alle kraantjes naar de patiënt.
10 Open het slot.
11 Controleer weergave van de drukcurve op de monitor.
12 Bevestig de lijn stevig met de infuuspleister.

Voer de volgende handelingen voor bloedafname uit
1 Sluit het druksysteem naar de patiënt toe af met driewegkraan.
2 Plaats de bloedsampler op het systeem. Plaats hierop een spuit of bloedafnamesysteem. Volg hiervoor de gebruiksaanwijzing van de fabrikant.
3 Aspireer inhoud druksysteem/lijn totdat bloed in spuit/bloedafnamesysteem verschijnt.
4 Verwissel spuit/bloedafnamebuis voor nieuwe, gericht op uit te voeren bepaling.
5 Neem bloed af.
6 Verwijder afname systeem/spuit.
7 Zet kraan naar patiënt toe open.
8 Flush na afname het systeem.

UITVOERING BIJ EEN ANDERE LEEFTIJDSGROEP/ANDERE ANATOMIE
- Bij kinderen wordt ook meestal de arteria radialis gebruikt. Gebruik een kleine maat katheter zodat deze niet te groot is voor het vat.
- Let er bij zeer jonge kinderen op dat zij niet te veel vocht binnen krijgen door het flushen en door de druk in de drukzak.

AANDACHTSPUNTEN BIJ UITVOERING
- Indien de arteria radialis wordt gebruikt dient men tevoren de Allen's test uit te voeren om er zeker van te zijn dat de arteria ulnaris de hand van bloed kan voorzien. Hierbij drukt men de arteria ulnaris en radialis dicht, maakt men een vuist van de hand en laat men de arteria ulnaris los. De hand dient binnen zeven seconden weer bij te kleuren.
- Indien de arteria dorsalis pedis wordt gebruikt kan de collaterale circulatie worden getest door de arterie dicht te drukken en op de nagel van de hallux te drukken. Als deze snel (< 2 sec) weer van bloed wordt voorzien, is de collaterale circulatie voldoende.
- Een zo klein mogelijke lengte van het infuussysteem geeft de minste storing in de drukgolven. Lucht in het systeem kan de drukgolf dempen.

COMPLICATIES
- Spasme van de arterie tijdens het inbrengen van de katheter.
- Hematoomvorming op de insteekplaats. Dit veroorzaakt druk op de huid en op de zenuwen nabij de insteekplaats.
- Ischaemie van de hand. Dit kan ontstaan wanneer een relatief grote katheter in lage flow- en hypotensieve periodes trombo-emboliën veroorzaakt.
- Luchtembolieën kunnen door het vat naar proximaal gaan waardoor complicaties ontstaan, onder andere in de hersenen. Dit is te voorkomen door de lijn tevoren goed te flushen zodat alle lucht hieruit verdwijnt.
- Bloedverlies bij het losraken van de lijn. Dit is te voorkomen door de katheter goed te bevestigen bij de insteekplaats en bij kinderen eventueel een extra spalk te gebruiken voor de arm.
- Infectie, zowel lokaal als systemisch, met name bij katheters die langdurig in situ zijn.
- Trombose in de arterie. Dit komt met name voor bij langdurig in situ zijn van de katheter.
- Vorming van een pseudoaneurysma bij de insteekopening in de arterie.

- Arterioveneuze fistelvorming ter plaatse van de insteekopening in de arterie.
- Pijn ter plaatse van de insteekopening.

GEBRUIKTE LITERATUUR
- Brink G van den et al. Leerboek intensive-care-verpleegkunde. 3ᵉ druk, Maarssen: Elsevier gezondheidszorg; 1999.
- Tegtmeyer K, Brady G, Lai S, Hodo R, Braner D. Videos in Clinical Medicine. Placement of an Arterial Line. N Engl J Med 2006; 354: e13.
- Proehl JA. Emergency Nursing Procedures. 4th edition. St. Louis: Saunders Elsevier; 2008.

49 Het verkrijgen van intraossale toegang

R.P. van den Bent, SEH-verpleegkundige

DOEL VAN DE HANDELING
Het verkrijgen van een snelle toegang tot het vaatbed wanneer in acute situaties de normale veneuze toegang een te tijdrovende handeling blijkt, of zelfs niet meer mogelijk is, om vloeistoffen en medicatie toe te dienen.
Het is gebleken dat bij intraossale infusie (IOI) de medicatietoediening een veel sneller resultaat geeft dan bij de vroegere endotracheale weg.

ANATOMIE
Voorbeelden van insteekplaatsen, zowel bij volwassenen als bij kinderen: zie figuur 49.1a-c.
De distale femur wordt ook wel gebruikt als punctieplaats, maar die is soms moeilijk te bereiken vanwege de onderliggende spieren en vetlaag.

INDICATIES
- Het toedienen van cristalloïde en colloïde vloeistoffen en bloed tijdens resuscitatie van patiënten in shock. Deze procedure blijft echter een noodgreep omdat de inloopsnelheid mogelijk niet voldoende kan zijn om de hypovolaemie of hemorragische shock optimaal te behandelen. Het ernaast zoeken naar een normale veneuze toegang blijft dan ook noodzaak.
- Het toedienen van medicatie.
- Afname van bloed voor laboratoriumonderzoek.

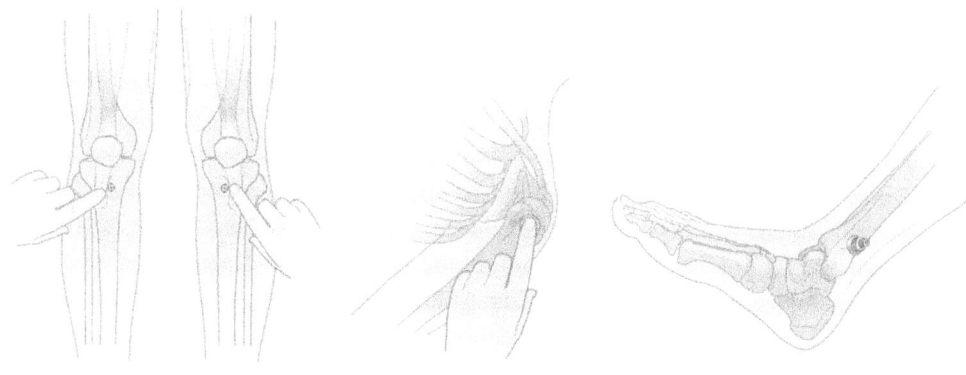

Figuur 49.1a
Proximale tibia.

Figuur 49.1b
Proximale humerus.

Figuur 49.1c
Distale tibia.

CONTRA-INDICATIES
- Intraossale infusie is NIET geschikt in gefractureerde extremiteiten of bij status na een orthopedische prothese, omdat er een risico bestaat dat vloeistoffen en medicatie in het omliggende weefsel terechtkomen, of zelfs niet (of onvoldoende) in het vaatbed.
- Vermijd het plaatsen door een verbrande of geïnfecteerde huid om de kans op infectie te verkleinen.
- Het plaatsen bij patiënten met osteoporose en osteogenesis imperfecta.
- Het infunderen van medicatie die het beenmerg aantast zoals bepaalde antibiotica.
- Plaatsing in bot waar minder dan 24 uur geleden een IOI heeft gezeten.
- Tibiafracturen en bovenliggende fracturen (femur) bij de gekozen insteekplaats.

Voor alle IO-naalden geldt: NIET langer in situ laten dan 24 uur! Bij de meeste systemen is er een polsbandje bijgesloten, waarop de dag en tijd genoteerd kan worden wanneer de botnaald geplaatst is.

BENODIGDE MATERIALEN
- Het gekozen systeem, bijvoorbeeld de EZ-IO-botboor (zie andere systemen hieronder).
- De naaldset.
- Alcohol 70% voor desinfectie.
- De bijbehorende infuuslijn.
- 10-cc-spuit.

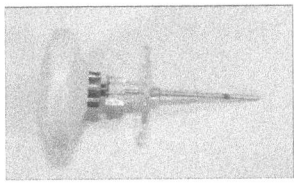 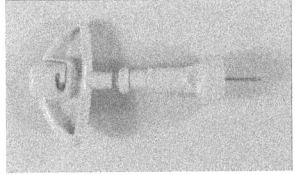 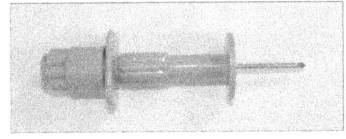

Figuur 49.2a/b/c Manueel in te brengen naalden.

- Fysiologische-zoutoplossing.
- Drukzak of pomp.
- Lidocaïne (wanneer de patiënt nog bij bewustzijn is).
- Bijgeleverde polsbandje.

Soorten systemen
- Jamshidi Illinois sternale naald (15 tot 18 gauge) (Baxter Healthcare). Vooral gebruikt bij kinderen vanwege hun zachte botten.
- Cook IO-naald (Cook Critical Care). Vooral gebruikt bij kinderen vanwege hun zachte botten.
- F.A.S.T. IOI (Pyng Medical Corporation). Gecontra-indiceerd bij sternumfractuur en fladderthorax.
- B.I.G. Bone Injection Gun (Waismed). Dit apparaat wordt getriggerd bij aandrukken en schiet een trocar-naald in het bot. Deze wordt hierna verwijderd.
- EZ-IO (Vidacare). Een elektrische boor die een holle naald in het bot boort. Het voordeel van deze techniek is dat het bot niet fragmenteert, zodat er minder kans op lekkage bestaat en de naald stabieler vastzit.

UITVOERING
Plaatsing van de IO-naald
1 Kies de plaats voor de punctie. Het tibiaplateau wordt het meest gebruikt omdat het bot vaak direct onder de huid te palperen en 'platter' is (zie figuur 49.5a).
2 Stabiliseer de plaats van de gekozen extremiteit. Bij kinderen: knie licht gebogen door een stevige rol handdoek onder de knie te leggen.
3 Desinfecteer de punctieplaats.
4 Pas lokale anesthesie toe. (Dit is niet nodig bij patiënten die buiten bewustzijn zijn.)

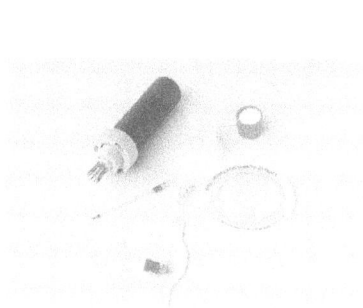 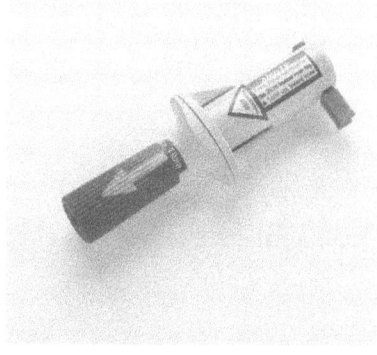

Figuur 49.3 F.A.S.T. voor sternale plaatsing (Pyng).

Figuur 49.4 Bone Injection Gun (BIG, Waismed).

5 Plaatsing van de IO-naald:
- *Manueel in te brengen naald:* recht door de huid met een roterende beweging door de benige cortex, tot er geen weerstand gevoeld wordt. De naald ligt dan in het merg. Probeer merg te aspireren en flush daarna de naald.
- *Bone Injection Gun:* de diepte van de punctie is hierbij in te stellen door aan de tip te draaien. Plaats het apparaat stevig op de punctieplaats tot het getriggerd wordt. Let wel op het terugstoten van de hand als u het niet stevig vasthoudt. Wanneer geplaatst wordt de trocar verwijderd.
- *F.A.S.T.:* lokaliseer de proximale gedeelte van het sternum met de wijsvinger. Ga na of het ronde gat van de patch in midlijn van het sternum ligt. Plaats het apparaat met de naalden hierin en druk het verticaal in het sternum tot de houder vrijkomt van de naald. Na het weghalen van de houder komt de infuuslijn vrij. Bij dit systeem wordt geen aspiratie toegepast omdat er snel verstopping ontstaat.
- *EZ-IO:* lokaliseer en desinfecteer de insteekplaats (zie figuur 49.5). Houd de EZ-IO-botboor in een hoek van 90 graden ten opzichte van het bot en boor de naald door de huid tot u het bot voelt. Met een constante druk wordt de naald door het bot geboord tot de mantel de huid raakt, of wanneer er verminderde weerstand wordt gevoeld. Verwijder de botboor en sluit het bijgeleverde infuushulpstuk aan met een luerlockspuit.
  · Sluit er nooit direct een spuit op aan omdat door het gewicht hiervan de IO-naald gedisloceerd kan worden. Met de spuit wordt bloed uit het merg gezogen, waarna het geflushed wordt

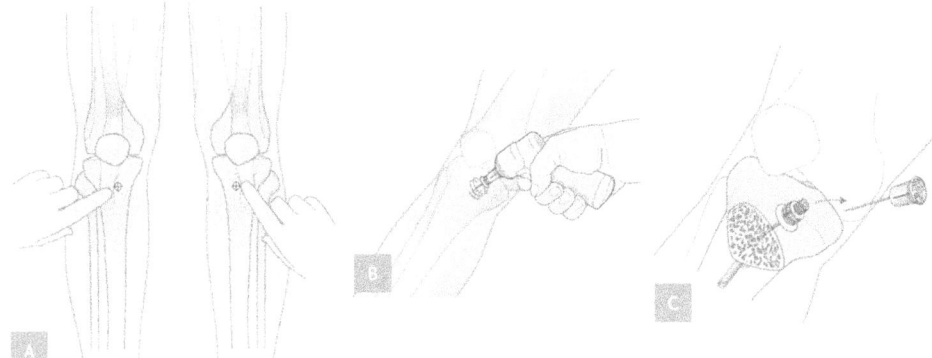

Figuur 49.5a-c Het inbrengen van de EZ-IO-naald.

met een fysiologische zoutoplossing. Sluit een infuussysteem hierop aan waarna onder druk vloeistoffen worden toegediend om de maximale flow te krijgen.
- Kijk tijdens het flushen met fysiologisch zout goed of er zwelling ontstaat bij de insteekopening of het gebied rond de extremiteit door te palperen. Dit is de meest duidelijke methode om te zien of de IO-naald goed geplaatst is.
- Er zijn drie maten verkrijgbaar bij dit systeem, de kortste voor kinderen vanaf drie kilo in lichaamsgewicht (15 mm), tot de langste (45 mm) voor dikke volwassenen.

Op de naalden zijn markeringen aangebracht waarvan de eerste sectie van 5 mm van de mantel zichtbaar is. Men dient de naald door de huid tot de cortex te boren, tot de eerste lijn (minimum) of meer nog zichtbaar is.

Verwijdering van de IO-naald

Het is belangrijk te weten hoe een IO-naald verwijderd moet worden na het inbrengen. Het volgende is een verkorte weergave van hoe de F.A.S.T.- en de EZ-IO-naalden verwijderd dienen te worden.

F.A.S.T. IO-naald

1. Haal de 'remover' (dit is een metalen naald) uit de verpakking die bij de kit meegeleverd is.
2. Verwijder de kunststof beschermkap die de IO-naald afdekt.
3. Verwijder het infuussysteem.
4. Steek de remover-naald door het overgebleven infuusslangetje in de IO-naald en draai hem vast met de klok mee.

5 Trek de remover recht omhoog tot dat de IO-naald los komt uit het bot.
6 Verwijder de patch.
7 Verbind de insteekplaats.

EZ-IO-naald
1 Stabiliseer de extremiteit van de patiënt.
2 Verwijder het infuussysteem.
3 Schroef een luerlockspuit op de IO-naald.
4 Draai de spuit met de klok mee terwijl u trekt.
5 Verbind de insteekplaats.

UITVOERING BIJ EEN ANDERE LEEFTIJDSGROEP/ AFWIJKENDE ANATOMIE
- IO-toegang is wereldwijd aanbevolen voor gebruik bij kinderen, tegenwoordig ook geschikt bij volwassenen.
- De F.A.S.T. (sternaal) is gecontra-indiceerd bij kinderen en bij volwassenen met een sternumfractuur of benige afwijkingen aan de thorax.
- De distale femur is in de meeste gevallen alleen geschikt voor kleine kinderen.
- IO-toegang bij volwassenen kan moeilijk zijn door de dikte van de benige cortex.
- Met de EZ-IO kunnen verschillende maten botnaalden geplaatst worden bij zowel (obese) volwassenen als bij kinderen.

COMPLICATIES
- Extravasatie van vloeistoffen in het omliggende weefsel kan ontstaan wanneer:
  - de naald onvoldoende door de cortex gedrukt wordt;
  - de insteekopening te wijd is geworden door het wrikken;
  - de naald afschampt van het bot en de vloeistof in het omliggende weefsel geïnfundeerd wordt;
  - de naald dwars door het bot heen gaat.
- Door bovenstaande extravasatie kan er een compartimentsyndroom ontstaan.
- Vetembolie door gebruik van hoge-drukinfusie.
- Verstopping van de IO-naald waardoor de infusiesnelheid afneemt. Dit kan vaak verholpen worden door gebruik te maken van een drukzak.
- Versplintering van de cortex (niet bij de EZ-IO).

GEBRUIKTE LITERATUUR
- American Heart Association Guidelines for Cardiopulmonary Resuscitation and Emergency Cardiovascular Care. Circulation; 112 (Supp. IV). Dallas: American Heart Association (AHA); 2005. URL: www.circulationaha.org.
- Pediatric Advanced Life Support. Dallas: American Heart Association (AHA); 2006.
- F.A.S.T. Intraosseous Infusion system with Depth Control (Product Brochure). Richmond, BC: Pyng Medical Corp; 2001. URL: www.pyng.com. URL: www.waismed.com.
- EZ-IO instructions. San Antonio, TX: Vidacare, Inc.; 2007. URL: www.vidacare.com.
- Emergency Nursing Pediatric Course (ENPC). 3rd edition; versie 1.1; 17-03-2005 Intraossale toegang, p. 109-110.

50 Het aanprikken van de Port-a-Cath®- en P.A.S.-Port®-systemen

F.J. Balkestein, RN, hemofilieverpleegkundige

DOEL VAN DE HANDELING
Het doel van het aanprikken van de Port-a-Cath® (PAC) of Peripheral Access System (P.A.S.) Port® is het verkrijgen van toegang tot het veneuze vaatstelsel voor herhaaldelijke toediening van bloed, bloedproducten, voeding, infuusvloeistoffen en/of geneesmiddelen, en voor bloedafname.

ANATOMIE
De Port-a-Cath®- en P.A.S.-Port®-systemen worden 'volledig implanteerbare toedieningsystemen' genoemd omdat ze onderhuids op een 'harde' achtergrond, het borstbeen of een rib, worden aangebracht (de zogenaamde thoraxpoort).
De katheter van de PAC wordt ingebracht in de vena subclavia of de vena jugularis.
Het P.A.S-Port® is een systeem dat onder de huid van de onder- of bovenarm geplaatst wordt. De katheter van de P.A.S-Port® wordt ingebracht in de vena cephalica of vena brachialis.
Met behulp van een titaniumreservoir met siliconenmembraan wordt door middel van een siliconen- of polyurethaankatheter toegang verkregen tot een groot bloedvat. Het reservoir wordt onder narcose of lokale verdoving ingebracht en vastgehecht aan de onderliggende fascie, om verschuiving te voorkomen.

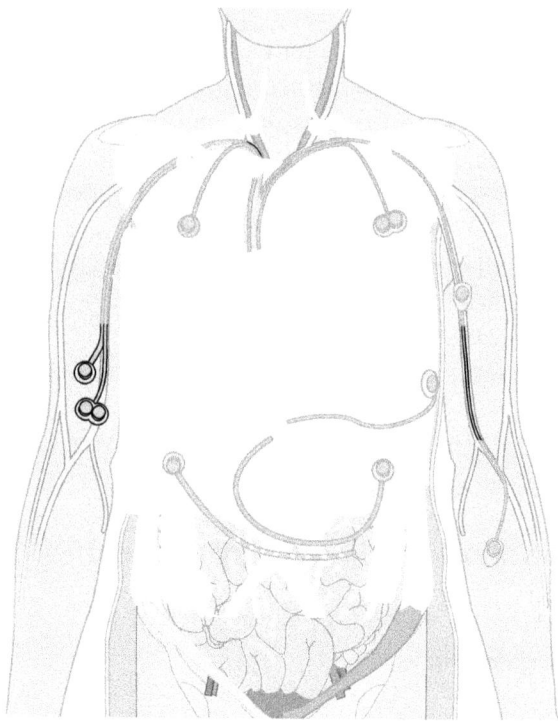

Figuur 50.1 Locatie Port-a-Cath-systemen (op de arm de P.A.S.-Port®, op de romp de Port-a-Cath®).

Gebaseerd op illustratie van Smiths Medical Nederland B.V.

Hoewel beide systemen voornamelijk gebruikt worden in het veneuze vaatstelsel, kunnen ze ook intra-arterieel, intraspinaal, of intraperitoneaal geplaatst worden. Deze procedure gaat uit van een systeem in het veneuze vaatstelsel.

Na het inbrengen van een Port-a-Cath® wordt er altijd een controlefoto gemaakt. De arts geeft na het bekijken van de ligging van de katheter toestemming tot het gebruik van het Port-a-Cath®-systeem. Toegang tot een Port-a-Cath® wordt verkregen door een Huberpointnaald of Grippernaald (deze zijn beschikbaar in verschillende lengtes en diktes) door de huid en membraan heen te prikken. Dit is een speciale niet-borende, 90 graden gebogen naald.

INDICATIES
- Perifeer vaatstelsel is moeilijk aan te prikken met een infuuskatheters.
- Toedienen vaatbeschadigende vloeistoffen.

CONTRA-INDICATIES
- Gebruik speciaal voor Port-a-Cath® en P.A.S-Port® ontwikkelde naalden. Dit zijn naalden met een speciaal geslepen punt die het membraam van het systeem niet beschadigt.
- Gekanteld systeem of reservoir.

BENODIGDE MATERIALEN
- Werkbladdesinfectans.
- Huiddesinfectans.
- Handschoenen, niet steriel.
- Gazen 5 × 5 cm, niet steriel.
- 1 Grippernaald (lengte van de naald afhankelijk van de diepteligging Port-a-Cath®).
- In plaats van een Grippernaald kan men ook een Huberpointnaald gebruiken die 90 graden gebogen is. Bij een Huberpointnaald gebruikt men dan een driewegkraantje.
- 1 10-cc-luerlockspuit.
- 1 10-cc-luerlockspuit met 10 ml NaCl 0,9%.
- 1 luerlockspuit met heparineslot volgens voorschrift van de arts. De samenstelling kan per organisatie verschillen (10 ml NaCl 0,9% met heparine 100 IE/ml).
- Pleister/fixatiemateriaal.
- Naaldencontainer.

De dikte van de naald is afhankelijk van de vloeistof die er doorheen geïnfundeerd dient te worden. Concreet betekent dit 22 gauge bij infusie met waterige vloeistoffen en 19 gauge bij sterk geconcentreerde vloeistoffen. Indien een waakinfuus is aangesloten, dient de naald met een flow van circa 1 ml per minuut opengehouden te worden.

VOORBEREIDINGEN
1 Tref de voorbereidingen zoals uitgewerkt in de inleiding van dit boek.
2 Laat de patiënt het bovenlichaam of de arm ontbloten.
3 Inspecteer de huid rondom de PAC of P.A.S-Port®.
4 Ondanks dat het reservoir gehecht is in de huid, kan het systeem kantelen. Palpeer het septum van het reservoir van de port om je ervan te verzekeren dat de juiste zijde boven is voordat de naald door de huid wordt geplaatst.
5 Tref de nazorg zoals uitgewerkt in procedure 1.

AANPRIKKEN VAN DE PORT-A-CATH® OF P.A.S.-PORT®
UITVOERING

1. Tref de voorbereidingen zoals uitgewerkt in de inleiding van dit boek.
2. Desinfecteer de huid ter plaatse van de Port-a-Cath® of P.A.S-Port® van binnen naar buiten. Laat desinfectans drogen.
3. Fixeer luerlockspuit met NaCl aan de Gripper of Huberpoint met driewegkraan. Ontlucht slang en naald en vul de extensielijn met NaCl 0,9%.
4. Sluit het klemmetje of de driewegkraan.
5. Houd de Grippernaald vast aan de 'knijper' tussen duim en wijsvinger of de Huberpointnaald op het plastic gedeelte na de naald.
6. Palpeer en fixeer de Port-a-Cath® tussen twee vingers en trek de huid strak over het reservoir (figuur 50.2).
7. Laat de patiënt het hoofd zijwaarts wegdraaien.
8. Bepaal het middenpunt (de aanprikplaats) en prik de naald loodrecht ten opzichte van de Port-a-Cath® krachtig door de huid en door het septum, totdat de punt van de naald de bodem van het reservoir raakt.
9. Zet de klem of driewegkraan van de slang van de naald open en trek wat bloed op. Indien er geen bloed zichtbaar is: laat de patiënt zijn houding veranderen en/of de bovenste lichaamshelft en armen bewegen waardoor het distale katheteruiteinde weer vrij komt te liggen van de vaatwand. Door de patiënt te laten hoesten, kan het katheteruiteinde loskomen van de vaatwand.
10. Doe de klem of driewegkraan weer dicht (zie figuur 50.3).

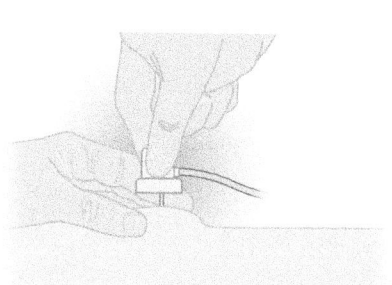

Figuur 50.2
Palpatie en fixatie van de Port-a-Cath®.

Gebaseerd op een illustratie van
Smiths Medical Nederland B.V.

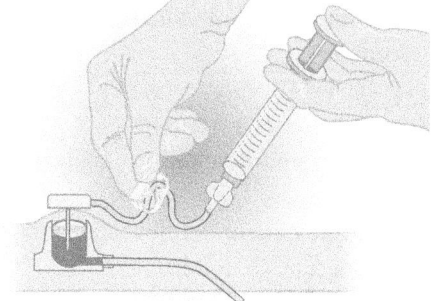

Figuur 50.3
Het sluiten van de klem.

Gebaseerd op een illustratie van
Smiths Medical Nederland B.V.

11 Verwissel de volle 10-cc-spuit voor een lege 10-cc-spuit.
12 Open de klem of zet de kraan open en verwijder de eventueel aanwezige heparine door 10 ml op te zuigen.
13 Doe de klem of driewegkraan weer dicht.
14 Het verlengslangetje wordt in een bocht gelegd zodat tractie aan de naald wordt voorkomen.
15 Plak de naald en extensielijn af met transparante folie. De port is nu aangeprikt, de naald kan maximaal één week in situ blijven. Vervolg de handeling met de geplande interventie
16 Indien geen infuus wordt aangesloten: laat 10 ml oplossing achter van NaCl 0,9% met heparine 100 IE/ml. Hierdoor zijn de Gripper- of de Huberpointnaald en het reservoir met katheter gevuld met deze oplossing.
17 Breng een afsluitend dopje aan op de extensielijn.

BLOEDAFNAME UIT DE PORT-A-CATH® OF P.A.S.-PORT®
BENODIGDE MATERIALEN
- Handschoenen, niet steriel.
- Huiddesinfectans.
- Gazen.
- (Stol)buis of luerlockspuit voor eerste bloedafname die niet gebruikt kan worden.
- Bloedbuizen die nodig zijn voor laboratoriumbepalingen.
- Vacutainer met adapter.
- Luerlockspuit met 10 ml NaCl 0,9%.
- Naaldencontainer.
- Pleister/fixatiemateriaal.

CONTRA-INDICATIES VOOR BLOEDAFNAME
- Wanneer bloedafname nodig is ten behoeve van coagulantietherapie is afname via de port niet geadviseerd, daar de lijn gecontamineerd is met heparine.
- Wanneer een infuus met intraveneuze medicatie loopt, moet deze voor één minuut stopgezet worden.

UITVOERING
Is de Port-a-Cath® nog niet aangeprikt, dan dient deze op de eerder beschreven wijze aangeprikt te worden.
1 Was en desinfecteer de handen.
2 Trek onsteriele handschoenen aan.
3 Desinfecteer het uiteinde van de extensielijn.

4 Plaats de vacutainer met adapter op het uiteinde van de extensielijn.
5 Schuif de (stol)buis in de vacutainer.
Let op: de eerste buis bloed is niet bruikbaar voor onderzoek in verband met aanwezige heparine. Een bloedkweek moet wel direct worden afgenomen om lijncontaminatie te kunnen uitsluiten.
6 Zet de klem/driewegkraan open.
7 Neem de benodigde bloedbuizen af.
8 Sluit de klem/driewegkraan.
9 Verwijder de vacutainer met adapter.
10 Plaats de luerlockspuit met 10 ml NaCl 0,9%, open de klem/driewegkraan en spuit de NaCl in.
11 Sluit de klem/driewegkraan.

Hierna kan de Port-a-Cath® zoals beschreven bij handeling 16 onder 'Uitvoering van het aanprikken van de Port-a-Cath® of P.A.S.-Port®' met heparine worden doorgespoten en de naald worden verwijderd of kan de handeling worden vervolgd met de geplande interventie.

VERWIJDEREN VAN DE NAALD UIT DE AANPRIKPOORT
UITVOERING
1 Breng de handhygiëne tot uitvoering.
2 Trek handschoenen aan, niet steriel.
3 Verwijder het afplakmateriaal van de huid; laat de naald zo min mogelijk bewegen in het reservoir van de Port-a-Cath®/P.A.S.-Port®.
4 Desinfecteer de opening van de extensielijn en leg deze op het gaas.
5 Sluit de spuit met heparineslot aan op het verlengstuk.
6 Open de klem/driewegkraan.
7 Infundeer 10 ml.
8 Sluit de klem/driewegkraan.
9 Verwijder de naald tijdens de uitademing van de patiënt.
10 Plak de insteekplaats af met absorberend gaas.
11 Deponeer de naald in de naaldencontainer en gooi de andere materialen in de afvalbak.
12 Tref de nazorg zoals uitgewerkt in de inleiding van dit boek.

UITVOERING BIJ EEN ANDERE LEEFTIJDSGROEP/
AFWIJKENDE ANATOMIE

Bij kinderen worden een dunnere aanpriknaald en een andere lengte van de katheter gebruikt. Om deze reden worden andere hoeveelheden bloedvolume verwijderd voordat bloedsamples voor het laboratorium afgenomen kunnen worden. Wanneer de lengte bekend is, gebruikt men twee- tot driemaal de lengte van de katheter. Wanneer dit niet bekend is, kan men in de regel volstaan met het afnemen van 5 ml bloed.

AANDACHTSPUNTEN BIJ UITVOERING

- Bij het doorspuiten van het Port-a-Cath®-systeem is het van belang dat er gebruik wordt gemaakt van 10-cc-luerlockspuiten. De reden hiervan is dat kleinere spuiten een zeer hoge vloeistofdruk kunnen genereren en daardoor het systeem kunnen beschadigen.
- Bloed afnemen uit de arm waarin het P.A.S.-Port® is ingebracht, mag uitsluitend via het systeem.
- De bloeddruk mag niet gemeten worden aan de arm waarin het P.A.S.-Port®-systeem is ingebracht.
- Het heparineslot van een PAC en P.A.S.-Port® kan vier weken blijven zitten. Het moet daarna verwijderd worden en opnieuw ingespoten worden.
- Bij langdurige infusie dient de naald één keer per week verwisseld te worden en het infuussysteem iedere 72 uur. Uitzondering hierop zijn sterk geconcentreerde vloeistoffen als intralipid en bloed(componenten); na toediening dienen de naald en infuussysteem direct vervangen te worden of, wanneer continue toediening van parenterale voeding nodig is, één keer per 24 uur.
- Zorg dat de patiënt van de volgende zaken op de hoogte is:
  - verbreek *nooit* de verbinding tussen spuit of infusielijn van de naald als deze zich nog in het reservoir bevindt;
  - beweeg *nooit* de naald wanneer deze zich nog in het reservoir bevindt;
  - neem contact op met de behandelend arts wanneer veranderingen waargenomen worden op de plaats van injectie;
  - draag het verkregen implantatiebewijs altijd bij u.

COMPLICATIES
Tijdens aanprikken
- *Luchtembolie*: door te zorgen dat de onderdelen goed op elkaar aansluiten en systemen goed gevuld zijn met infusievloeistof, wordt luchtlekkage voorkomen. Goede fixatie en regelmatige controle van de risicopunten zijn van groot belang.
- *Obstructie*: wanneer de naald volgens de röntgencontrastfoto wel goed in het reservoir zit, kan in overleg met een arts gestart worden met een streptokinase-infusie.
- *Extravasatie*: wanneer de patiënt pijn of een abnormale sensatie aangeeft bij de port ten tijde van infusie, kan dit een teken zijn van extravasatie van de medicatie. Stop de toediening onmiddellijk totdat de doorgankelijkheid is vastgesteld.
- Een röntgenfoto kan de plaats van de katheter aangeven wanneer er geen bloed terugkomt wanneer de port is aangeprikt. Door middel van het inspuiten van röntgencontrastvloeistof is de doorgankelijkheid te bepalen.

Na de uitvoering
- *Sepsis*: zorgvragers met een centraal veneuze canule hebben een verhoogd risico op een sepsis. Het eerste verschijnsel is een verhoging van de lichaamstemperatuur.
- *Trombose*: de Port-a-Cath® kan een longembolie veroorzaken (door de vena cava superior via de kleine bloedsomloop naar de longen).
- *Weefselbeschadiging ten gevolge van extravasatie*: weefselbeschadiging kan veroorzaakt worden doordat infusievloeistoffen buiten het systeem treden. De gevolgen hiervan zijn afhankelijk van de aard van de vloeistof en kan variëren van vochtophoping rondom de Port-a-Cath® tot gangreen.
- *Systeemruptuur*: door hoge vloeistofdruk kan het systeem beschadigd raken.
- *Kantelen reservoir*: ondanks dat het reservoir gehecht is in de huid, kan het systeem kantelen.

GEBRUIKTE LITERATUUR
- Proehl JA. Emergency Nursing Procedures. 4th edition. St. Louis: Saunders Elsevier; 2008.
- Protocol Port-a-Cath®, bloed afnemen en veneus poortsysteem verwijderen. Rotterdam: Erasmus MC; 2008.
- Bink JJ. Voorbehouden handelingen Port-a-Cath®: aanprikken, bloed afnemen en verwijderen van de naald. Reader LUMC Specialistische opleidingen; 2007.

9 Het toedienen van bloed en bloedproducten

51 Het toedienen van Packed Cells, trombocyten en Fresh Frozen Plasma
52 Het toedienen van stollingsfactoren en albumine

51 Het toedienen van Packed Cells, trombocyten en Fresh Frozen Plasma

B.L. van der Wielen en M.A. Geers, SEH-verpleegkundigen

DOEL VAN DE HANDELING
Met de transfusie van bloed of bloedbestanddelen worden de circulatie, het zuurstoftransport en/of de stolling verbeterd.

ANATOMIE
Bloed bestaat uit erytrocyten, leukocyten, trombocyten en plasma. De bloedcellen nemen ongeveer 45% van het totale bloedvolume in, het plasma de overige 55%. Bloedcellen worden in het beenmerg gevormd uit stamcellen. Door deling en rijping van de stamcellen ontstaan de erytrocyten, leukocyten en trombocyten. 'Rijpe' bloedcellen komen in de bloedbaan terecht. Bloedcellen hebben een levensduur variërend van 2 tot 120 dagen. Gezond beenmerg maakt miljoenen cellen per dag aan om het aantal bloedcellen in de bloedbaan op peil te houden.

- Erytrocyten zijn gevuld met de rode hemoglobine (Hb) en geven daarmee het bloed zijn rode kleur. Hemoglobine is een eiwit met ingebouwde ijzermoleculen. Het kan daardoor zuurstof binden. Zuurstof opgenomen in de longen wordt zo aan de weefsels afgegeven. Een gebrek aan rode bloedcellen (bijvoorbeeld door verminderde aanmaak, verhoogde afbraak, een bloeding of bloedverlies tijdens een operatie) of een vermindering van de hoeveelheid hemoglobine in de rode bloedcellen kan leiden tot anemie en zuurstoftekort op weefselniveau.

Normaalwaarden Hb: mannen: 8,7 tot 11,0 mmol/liter; vrouwen: 7,5 tot 10,0 mmol/liter.
- Leukocyten zorgen voor de afweer en helpen bij het opruimen van dode cellen in het lichaam.
Normaalwaarde: 3,0 tot 10,0 ($\times 10^9$/liter). Bij minder dan 1,0 ($\times 10^9$/liter) is er gevaar voor het optreden van infecties.
Het transfunderen van witte bloedcellen wordt zelden of nooit toegepast, onder meer vanwege de houdbaarheid van het product en de korte levensduur van deze cellen.
- Trombocyten zorgen voor de bloedstolling. Zij gaan kapot zodra zij met een beschadigde bloedvatwand in aanraking komen. Daarbij komt trombokinase vrij. Deze stof staat aan het begin van een keten van reacties die eindigt met het ontstaan van een bloedstolsel. Zo wordt er een afsluitende bloedprop gevormd. Hierna wordt fibrine gevormd uit fibrinogeen. Fibrine is een vezelachtige stof die een netwerk van draden vormt om de bloedprop te verstevigen. Bij een trombopenie kunnen ernstige bloedingen ontstaan, zowel spontaan als na een verwonding. Bij een waarde van onder de 10 ($\times 10^9$/liter) dreigt er gevaar van spontane bloedingen.
Normaalwaarde: 150 tot 400 ($\times 10^9$/liter).
- Plasma is de vloeistof waarin stoffen in zijn opgelost, zoals zouten en eiwitten. Het houdt onder andere de zuurgraad van het bloed op peil en de vochthoeveelheid in het lichaam constant. Sommige eiwitten zorgen ervoor dat bloed stolt (stollingsfactoren), andere helpen bij infectiebestrijding. Plasma vervoert eiwitten, suikers en vetten door het lichaam. Bij een tekort aan bepaalde plasma-eiwitten (bijvoorbeeld door fors bloedverlies) kan het nodig zijn deze aan te vullen door middel van een plasmatransfusie.

Verschillende bloedproducten
- Packed Cells (PC's), dit zijn van het plasma gescheiden erytrocyten zijn.
- Trombocyten.
- Fresh Frozen Plasma (FFP), vrij vertaald 'vers bevroren plasma'. Met deze techniek wordt een stollingspreparaat gefabriceerd, waarbij alle in het plasma aanwezige stollingsfactoren behouden blijven.

INDICATIES
Packed Cells (PC's)
Verschijnselen (of het voorkomen daarvan) van tekort aan zuurstoftransport, als gevolg van bloedverlies of anemie.

Trombocyten
- Trombocytopenie.
- Bij ernstige bloedingen ten gevolge van trombocytopenie.
- Suppletie stollingsfactoren bij massale bloedingen, leverfalen en ernstige diffuse intravasale stolling.

Fresh Frozen Plasma (FFP)
- Bloedingen (of te verwachten groot bloedverlies) in samenhang met gecombineerde stollingsfactordeficiënties (PT en/of APTT > 1,5 × normaalwaarde en/of fibrinogeen ≤ 0,8) door:
  - verlies/verdunning met cristalloïden en/of colloïden tijdens massale transfusies;
  - ernstige leverinsufficiëntie.
- Bloedingen bij geïsoleerde deficiëntie van stollingsfactor V.
- Trombotische trombocytopenische purpura.
- Bloedingen bij acute diffuse intravasale stolling.
- Couperen van het effect van fibrinolytica/trombolytica (weefselplasminogeenactivator, streptokinase en urokinase).
- Bij bereiding van samengesteld bloed voor een wisseltransfusie bij pasgeborenen.
- Couperen van het effect van L-asparaginasetherapie op de stolling.

BENODIGDE MATERIALEN
- Standaard infuussysteem dat een filter heeft met een poriegrootte van 170-200 μm.
- NaCl 0,9%.
- Zo nodig: materiaal om een intraveneuze toegangsweg te verkrijgen (zie procedure 47).
- Toe te dienen product.
- Thermometer voor het meten uitgangstemperatuur.

VOORBEREIDINGEN
1 Tref de algemene voorbereidingen zoals uitgewerkt in de inleiding van dit boek.
2 Bepaal de ABO/Rhesus-D-bloedgroep van de ontvanger vóór transfusie uit ten minste twee onafhankelijk van elkaar afgenomen bloedmonsters volledig en conform geldende richtlijnen.
3 Selecteer op grond van de ABO/Rhesus-D-bloedgroep van de patiënt een compatibele eenheid, die gekruist is.
4 Controleer de opdracht van de arts.

UITVOERING

1. Controleer de intraveneuze toegangsweg of creëer een intraveneuze toegangsweg (zie procedure 47).
2. Sluit een standaard infuussysteem aan met een filter met een poriegrootte van 170-200 μm, die gevuld is met NaCl 0,9%. Geconcentreerde trombocyten in een spuit kunnen direct i.v. of via een volumetrische infuuspomp worden toegediend.
3. Meet de uitgangstemperatuur voor iedere transfusie.
4. Controleer vlak voor transfusie wederom de identiteit van de patiënt en de bloedgroepgegevens van de donor en de patiënt. Deze controle dient met twee personen uitgevoerd te worden.
5. Instrueer de patiënt over eventuele transfusiereacties die tijdens de transfusie gemeld moeten worden.
6. Dien de bloedtransfusie gedurende de eerste tien minuten langzaam en onder toezicht toe.
7. Onderbreek de transfusie van een bloedproduct niet langer dan twee uur.
8. Spoel na elke transfusie het infuussysteem met NaCl 0,9%.
9. Verschoon het infuussysteem na het beëindigen van de transfusie. Voer bij tekenen van een ernstige transfusiereactie (zie 'Complicaties') en/of temperatuurstijging > 2° C de acties 10 t/m 18 uit:
10. Stop de transfusie, verwijder de bloedzak en infuussysteem en vervang deze door een nieuw systeem en een zak NaCl 0.9%. De canule blijft dus in de vene.
11. Controleer met twee personen de identificatie van patiënt en donor.
12. Meld de transfusiereactie bij de behandelend arts en het transfusielaboratorium. Hetzelfde geldt voor fouten en incidenten zonder gevolgen voor de patiënt.
13. Neem bloed af uit de andere arm (een buis EDTA en twee buizen stolbloed) en bij > 2° C temperatuurstijging ook een bloedkweek.
14. Verzamel de eerst geproduceerde urine voor onderzoek op vrij hemoglobine.
15. Stuur de donoreenheid (eventueel met toedieningsysteem) afgesloten met een dopje en de afgenomen bloedmonsters naar het transfusielaboratorium. Vermeld de vraagstelling en de klinisch relevante gegevens op het daarvoor bedoelde formulier en stuur dit mee naar het laboratorium. Denk ook aan de mogelijkheid dat een vorige bloedtransfusie nu een vertraagde reactie kan veroorzaken.
16. Meet geregeld de pols, temperatuur, tensie van de patiënt.

17 Spoor onmiddellijk de andere patiënt op, als er verwisseling heeft plaatsgevonden.
18 Behandel de symptomen zoals beschreven bij 'Complicaties'.

UITVOERING BIJ EEN ANDERE LEEFTIJDSGROEP/ AFWIJKENDE ANATOMIE
- Voor kinderen bevatten de eenheden kleinere hoeveelheden en zijn de doseringen gebaseerd op het gewicht.
- Jehova's Getuigen wensen vanuit hun geloofsovertuiging in het algemeen niet te worden behandeld met bloedproducten als erytrocyten- en trombocytenconcentraat of plasma. In principe wordt de wens om geen bloed(product) toegediend te krijgen gerespecteerd onder de volgende voorwaarden:
  - een ingevulde en ondertekende wilsverklaring van de patiënt 'Vooraf opgestelde medische richtlijn/ontheffing' is aanwezig. Deze bevat een bepaling betreffende de ontheffing van de aansprakelijkheid van de behandelaar voor de gevolgen van het niet toedienen van bloed(producten);
  - voor kinderen onder de zestien jaar bestaat er een 'identiteitskaart' waarin ze zelf een weloverwogen wens kunnen ondertekenen;
  - bij wilsonbekwame patiënten in bezit van bovengenoemd formulier, geldt de wil van de patiënt. Is dit formulier niet aanwezig dan wordt afgegaan op de informatie van de wettelijke vertegenwoordiger;
  - indien de arts in acute omstandigheden bij een wilsonbekwaam kind onder de zestien jaar, zonder schriftelijke verklaring van de minderjarige en waarbij de wettelijke vertegenwoordiger geen toestemming voor transfusie geeft, ernstig in gewetensnood komt, kan overwogen worden om via een gerechtelijk bevel (bijvoorbeeld het tijdelijk schorsen van de uitoefening van het ouderlijk gezag) een behandeling af te dwingen.

AANDACHTSPUNTEN BIJ UITVOERING
Packed Cells (PC's)
- Een eenheid erytrocyten of Packed Cells geeft een Hb-stijging van 0,5 mmol/l.
- Packed Cells moeten ABO/Rhesus (D) overeenkomend of passend gegeven worden.
- Een transfusie houdt in dat er minimaal twee eenheden worden toegediend.
- Voeg geen medicatie toe aan de PC's.

- Overvulling van het vaatbed kan een decompensatio cordis veroorzaken, overweeg diureticatoediening.
- Bewaartemperatuur tussen de 2 en 6° C.
- Niet langer dan circa een halfuur buiten de koelkast bewaren, voordat het aan de patiënt wordt toegediend.

Trombocyten
- Een eenheid trombocyten per 10 kg lichaamsgewicht.
- Trombocyten moeten ABO en indien mogelijk ook Rhesus (D) overeenkomend of passend gegeven worden.
- Voeg geen medicatie toe aan trombocyten.
- Bepaal 1 en 24 uur na transfusie het trombocytenaantal.
- Bewaartemperatuur tussen de 20 en 24° C.
- Zo snel mogelijk na ontvangst toedienen, uiterlijk binnen vier uur.
- Langer bewaren kan onder speciale, door de bloedbank bepaalde, condities.

Fresh Frozen Plasma (FFP)
- Fresh Frozen Plasma moet ABO en ook Rhesus (D) overeenkomend of passend gegeven worden.
- Voeg geen medicatie toe aan Fresh Frozen Plasma.
- Overvulling van het vaatbed kan een decompensatio cordis veroorzaken, overweeg diureticatoediening.
- Bij een bewaartemperatuur van < -25° C is het product nog twee jaar voldoende werkzaam.
- Het ontdooien van plasma kan in circa dertig minuten in een waterbad (maximum temperatuur 37° C) gebeuren, of sneller en hygiënischer in een speciale magnetronoven of plasmatherm.
- Het ontdooide plasma zo spoedig mogelijk na ontvangst maar in ieder geval binnen zes uur toedienen (bewaren bij 2-6° C).

COMPLICATIES
- Temperatuurstijging/niet-hemolytische koortsreactie: binnen twee uur na start temperatuurverhoging al dan niet met koude rilling.
- Acute hemolytische transfusiereactie: hoge koorts al dan niet met koude rilling en/of pijn op de borst, hypotensie, dyspnoe, misselijkheid, lendepijn en tachycardie.
- Vertraagde hemolytische transfusiereactie:
  - onverwachte Hb-daling 7-15 dagen na transfusie;
  - icterus of stijgende hemolyseparameters 7-10 dagen na transfusie.
- Allergische reactie:
  - lichte allergische verschijnselen (jeuk, urticaria);

- matig ernstige verschijnselen: glottisoedeem, bronchospasme;
- anafylactische shock zoals bij patiënten met anti-IgA-antistoffen bij IgA-deficiëntie.
• Reactie door gecontamineerd bloed: vergelijkbaar met andere oorzaken van sepsis, zoals koorts, koude rilling, shock.
• Transfusion Related Acute Long Injury (TRALI); dit beeld ontstaat binnen zes uur na transfusie met:
  - koorts;
  - hoesten;
  - dyspnoe (ernstige hypoxie);
  - hypotensie;
  - tachycardie, aritmie;
  - bij beademde patiënten: vocht in de tube;
  - CVD niet verhoogd;
  - beeld op X-thorax: bilateraal longoedeem (ARDS), zonder toegenomen hartgrootte.
• Transfusion Associated Graft versus Host disease (TA-GvHD); symptomen (8-28 dagen na transfusie):
  - koorts;
  - huidafwijkingen (maculopapulaire rash);
  - diarree;
  - leverfunctiestoornissen;
  - pancytopenie;
  - opportunistische infecties.
• Post transfusie purpura: verhoogde bloedingsneiging door diepe trombocytopenie, 5-12 dagen na transfusie van erytrocyten of trombocyten. Treedt vrijwel uitsluitend op bij (oudere) vrouwen na voorafgaande zwangerschappen.
• Transfusiehemosiderose: ijzerstapeling die leidt tot weefselschade (o.a. cardiomyopatie, diabetes mellitus, levercirrhose).
• Bloedoverdraagbare virale en parasitaire infectieziekten zoals hepatitis B/C, HIV etc.

GEBRUIKTE LITERATUUR
• Rhenen DJ van et al. Transfusiegids 2007. Sanquin bloedbank regio zuidwest; 2007.
• Eijkhout HW, Sprenkels A, Zoethout R. Bloedwijzer. CLB Amsterdam; 1995.
• URL: www.sanquin.nl.

52 Het toedienen van stollingsfactoren en albumine

B.L. van der Wielen en M.A. Geers, SEH-verpleegkundigen

GEBRUIK 4-STOLLINGSFACTORENCONCENTRAAT (COFACT®)

DOEL VAN DE HANDELING
Door toediening van Cofact® wordt het tekort aan stollingsfactoren aangevuld, zodat bloedingen worden voorkomen of bestreden.

ANATOMIE
De werkzame bestandsdelen zijn de stollingsfactoren II, VII, IX en X. Deze factoren zijn bestanddelen die normaal in het bloed voorkomen. Bij een tekort aan één of meerdere van deze factoren ontstaan stoornissen in de bloedstolling. Als gevolg hiervan kunnen (ernstige) bloedingen optreden.

INDICATIES
Behandeling van bloedingen of het voorkomen van bloedingen als gevolg van:
- verworven deficiëntie van stollingsfactoren. Bijvoorbeeld bij deficiëntie ontstaan door behandeling met vitamine K-antagonisten of door overdosering van vitamine K-antagonisten, wanneer acute correctie van de deficiëntie nodig is;
- aangeboren tekorten van een van de vitamine K-afhankelijke stollingsfactoren, wanneer gezuiverde en specifieke stollingsfactoren niet beschikbaar zijn;
- ernstige bloedingen bij traumapatiënten.

CONTRA-INDICATIES
- Allergie voor een van de werkzame bestanddelen of voor een van de andere bestanddelen van 4-stollingsfactorenconcentraat.

Voorzichtigheid is geboden bij:
- Overgevoeligheidsreacties tijdens eerder gebruik van een bloedproduct. Dan mag 4-stollingsfactorenconcentraat alleen worden toegediend wanneer het niet anders kan (zoals bij levensbedreigende situaties), onder zorgvuldige controle van een arts.
- Verhoogde kans op trombose. Dit dient door de behandelend arts te worden ingeschat. Een verhoogde kans op trombose komt voor bij personen:

- die een hartaanval hebben gehad;
- die andere ziekten van de kransslagaders van het hart hebben gehad of nog hebben;
- met leverziekten;
- met stollingsstoornissen in de voorgeschiedenis;
- die onlangs zijn geopereerd;
- en bij pasgeborenen.

BENODIGDE MATERIALEN
- Voorgeschreven hoeveelheid 4-stollingsfactorenconcentraat.
- Intraveneuze toegangsweg.
- (Perfusor)spuit, perfusorlijn.
- Spuitenpomp.
- Desinfectiemiddel en gaasjes.

VOORBEREIDINGEN
1 Tref de voorbereidingen zoals beschreven in procedure 1.
2 Bewaar de 4-stollingsfactoren in de koelkast (2-8° C).

UITVOERING
1 Controleer de intraveneuze toegangsweg of creëer een intraveneuze toegangsweg (zie procedure 47).
2 Breng het poeder met het bijgeleverde water voor injecties op kamertemperatuur. Het oplossen gaat beter als beide flacons vooraf op 15-25° C zijn gebracht. De ontstane oplossing mag bij toediening niet te koud zijn.
3 Verwijder de plastic beschermkapjes van de flacon met poeder en van de flacon met water voor injecties.
4 Desinfecteer de rubberstoppen van de flacons met een gaasje met desinfectiemiddel.
5 Verwijder het afneembare gedeelte van de beschermhuls van de transfernaald. Prik deze vrijgekomen kant in de flacon water voor injecties. Verwijder nu het andere deel van de beschermhuls van de transfernaald.
6 Draai de flacon met de transfernaald om en prik de naald direct in de flacon met poeder. Het water loopt nu vanzelf in de flacon met poeder. Houd de flacon met poeder een beetje schuin, zodat het water langs de wand van de flacon loopt. Op deze manier lost het poeder beter op. Zodra het water geheel is overgelopen, wordt de lege flacon samen met de transfernaald in één keer verwijderd.
7 Los het poeder op door licht te zwenken (niet schudden). Het poeder zal binnen tien minuten opgelost zijn tot een vrijwel hel-

dere, blauwgekleurde oplossing. De oplossing mag niet troebel zijn of klontjes bevatten.
8 Dien de oplossing zo snel mogelijk, uiterlijk binnen drie uur, toe. Controleer voor toediening of het product helder is en of het geen deeltjes of klontjes bevat.
9 Zuig het opgeloste product met behulp van een spuit op uit de flacon.
10 Dien het opgeloste product langzaam (circa 2 ml per minuut) intraveneus toe, met een spuitenpomp of handmatig.
11 Observeer de patiënt op tekenen van overgevoeligheid voor het product.

UITVOERING BIJ EEN ANDERE LEEFTIJDSGROEP/ AFWIJKENDE ANATOMIE

De dosering is afhankelijk van de ernst van het stollingsdefect, de klinische toestand en het gewicht van de patiënt.

AANDACHTSPUNTEN BIJ UITVOERING
- Na het oplossen is het product drie uur houdbaar bij kamertemperatuur (15-25° C).
- Bij behandeling van een bloeding veroorzaakt door lang werkende coumarinepreparaten, moet rekening gehouden worden met de werking van het coumarinederivaat die langer kan aanhouden dan de werking van protrombinecomplex. Regelmatige controle van de protrombinetijd of trombotest is gewenst.
- Bewaar het chargenummer van de toegediende eenheden 4-stollingsfactorenconcentraat

COMPLICATIES
- Trombose, veroorzaakt door de vorming van stolsels in de bloedvaten.
- Bij patiënten met een tekort aan een van de stollingsfactoren II, VII, IX of X kunnen door het gebruik van 4-stollingsfactorenconcentraat afweerstoffen (antistoffen) ontstaan. Het product zal dan niet optimaal werkzaam zijn.
- Allergische reactie. (Bij overgevoeligheid moet de toediening onmiddellijk worden gestopt.)

GEBRUIK ALBUMINE

DOEL VAN DE HANDELING

Albumine-oplossingen zijn zogenaamde plasmavervangingsmiddelen. Een tekort aan albumine of een te klein volume vocht in de bloedbaan wordt met de toediening van albumine voorkomen of bestreden.

ANATOMIE

Albumine is een belangrijk eiwit in het bloed. Het verzorgt het transport van lichaamseigen stoffen en van bepaalde geneesmiddelen. Verder is albumine belangrijk in het reguleren van het bloedvolume door handhaving van de zogenaamde colloïd-osmotische druk. Albumine heeft namelijk een sterk wateraanzuigende kracht op het omringende weefselvocht en een viermaal zo hoge vochtaantrekkende werking als bloed. Bij een tekort aan albumine verplaatst vocht zich vanuit de bloedsomloop naar de omringende weefsels en treedt er weefselzwelling (oedeem) op. Albumine kan tevens worden gebruikt om een te klein volume vocht in de bloedbaan aan te vullen, waarbij het product eerst moet worden verdund.

INDICATIES

- Bestaande of dreigende shock, zoals bij ernstige bloedingen en verbrandingen.
- Operaties waarbij de bloedsomloop gedeeltelijk buiten het lichaam om wordt geleid, bijvoorbeeld bij hartoperaties (extracorporele circulatie).
- Sepsis of ernstige infecties, zoals bijvoorbeeld peritonitis, gepaard gaand met veel eiwitverlies.
- Perioden van hypotensie tijdens nierdialyse.
- Plasmaferese (plasma wordt uit het lichaam verwijderd en vervangen door een al of niet eiwithoudende oplossing) en plasma-uitwisseling.
- Ascites in combinatie met paracentese.
- Nefrotisch syndroom.
- Acute leverinsufficiëntie.
- Ernstige postoperatieve hypoalbuminemie.
- Als toevoeging aan de behandeling van hyperbilirubinemie met icterus bij prematuren en neonaten.
- Ernstige hypoalbuminemie bij prematuren en neonaten.

CONTRA-INDICATIES

- Overgevoeligheid voor albumineproducten.
- Decompensatio cordis.

- Hypertensie.
- Oesofagusvarices.
- Longoedeem.
- Verhoogde bloedingsneiging.
- Anemie.
- Anurie door nierinsufficiëntie of aandoeningen van de urinewegen.
- Dehydratie.

BENODIGDE MATERIALEN
- Voorgeschreven hoeveelheid albumine.
- Intraveneuze toegangsweg.
- Infuussysteem of zijlijn.
- Desinfectiemiddel en gaasjes.

VOORBEREIDINGEN
1 Bewaar de albumine in de koelkast (2-8° C).
2 Tref de algemene voorbereidingen zoals uitgewerkt in procedure 1.
3 Breng het product voor toediening eerst op kamertemperatuur (15-25° C), indien bewaard bij een lagere temperatuur.
4 Controleer vlak voor de toediening of het product helder is en geen deeltjes bevat. Is het product troebel of bevat het deeltjes dan mag het niet toegediend worden.

UITVOERING
1 Controleer de intraveneuze toegangsweg of creëer een intraveneuze toegangsweg (zie procedure 47).
2 Ontsmet de rubberstop van de flacon albumine met een gaasje met desinfectiemiddel.
3 Prik de flacon aan het infuussysteem.
4 Laat de albumine met de afgesproken/voorgeschreven snelheid inlopen:
   - onverdund: 120 ml per uur;
   - verdund (tot een iso-oncotische oplossing): 200-250 ml per uur.
5 Observeer de patiënt op tekenen van overgevoeligheid voor het product.

UITVOERING BIJ EEN ANDERE LEEFTIJDSGROEP/
AFWIJKENDE ANATOMIE
De dosering is afhankelijk van de ernst en de aard van de te behandelen aandoening.

AANDACHTSPUNTEN BIJ UITVOERING
- De hoeveelheid en de duur van de toediening zijn afhankelijk van de ernst van de toestand van de patiënt en de aard van de ziekte.
- Na aanprikken van de flacon moet zo snel mogelijk, uiterlijk binnen drie uur, met de toediening worden begonnen.
- Wanneer er een grote hoeveelheid albumine wordt toegediend, dienen de bloedstolling en het volume hematocriet te worden gecontroleerd.
- Controleer na toediening het serumalbumine.

COMPLICATIES
- 'Flushing' (plotselinge roodheid van gezicht en hals).
- Galbulten.
- Koorts.
- Misselijkheid.
- Allergische reactie met shock (zelden).

GEBRUIKTE LITERATUUR
- Bijsluiter Cofact. Sanquin Amsterdam; 11/2006. URL: www.sanquin.nl.
- Bijsluiter Cealb. Sanquin Amsterdam; juni 2004. URL: www.sanquin.nl.
- Eijkhout HW, Sprenkels A, Zoethout R. Bloedwijzer. CLB Amsterdam; 1995.
- Farmacotherapeutisch compas. CVZ; 2008. URL: www.fk.cvz.nl.

Het uitvoeren van abdominale en gynaecologische handelingen   10

53 Het uitvoeren van een ascitespunctie
54 Het inbrengen van een maagsonde
55 Het uitvoeren van een maaglavage (bij intoxicaties)
56 Het inbrengen van een Sengstaken-Blakemore-tube
57 Het meten van de hoeveelheid urine met de blaasecho of bladderscan
58 Katheteriseren
59 Het inbrengen van een supra-pubis-katheter
60 Het beluisteren van foetale harttonen
61 De spoedbevalling

53   Het uitvoeren van een ascitespunctie

I.M. Spaans, praktijkopleider SEH

DOEL VAN DE HANDELING
Een ontlastende ascitespunctie wordt uitgevoerd om ascitesvocht uit de vrije buikholte te verwijderen. Met een punctie in de buikholte kan ook een lavage worden uitgevoerd of medicatie (cytostatica) worden toegediend. Deze handelingen worden hier niet besproken.

ANATOMIE
Ascites kan ontstaan door:
- verbindweefseling van de lever met een insufficiëntie en een vernauwing van het portale systeem;
- gestoorde albumine-aanmaak;
- maligne tumoren van ovaria en andere buikorganen.

Bij inspectie van de buik worden bij > 2 liter ascitesvocht uitgezette flanken en een uitpuilende navel (door druk van binnenuit tegen de buikwand) gezien. Bij auscultatie kan normale peristaltiek worden gehoord. Bij grote volumina ascitesvocht is de percussie gedempt in de flanken en tympanisch in het midden. Dit komt door de gashoudende darmen die op het vocht drijven. Bij percussie van de patiënt in zijligging (links én rechts) zal de bovenste flank tympanisch klinken en de onderste gedempt. Dit komt doordat het ascitesvocht naar de onderste flank zakt. Om ascitesvocht te kunnen palperen moet er minimaal één liter vocht in het peritoneale ruimte zitten.

INDICATIES
- Diagnostisch: het verwijderen van ascitesvocht voor cytologisch, microbiologisch en chemisch onderzoek bij:
  - bewezen ascites en koorts;
  - verdenking maligniteit.
- Therapeutisch:
  - verwijderen van ascitesvocht in verband met mechanische bezwaren. Eventueel in combinatie met bovenstaand onderzoek.

CONTRA-INDICATIES
- Stollingsstoornissen, thrombocytopenie.
- Ernstige klinisch manifeste bloedingen.
- Portale hypertensie met een abdominale collaterale circulatie.
- Meerdere abdominale operaties met mogelijke verkleving van de ingewanden aan de buikwand.
- Zwangerschap in tweede en derde trimester.
- Infectie in het insertiegebied.

DIAGNOSTISCHE ASCITESPUNCTIE
BENODIGDE MATERIALEN
- Monitorbewaking (hartfrequentie, tensie, ademfrequentie, saturatie).
- Huidstift.
- Desinfectans op steriele gazen.
- Steriele doeken en/of gatdoek.
- 20-gauge-infuusnaald.
- Driewegkraantje met 10 cm slang.
- 10- tot 60-cc-spuit met luerlockaansluiting.
- Vacutainer met adapter.
- Diverse laboratorium-/kweekbuisjes: hematologie, chemie, pathologie en bloedkweekbuisjes.
- Steriel verbandmateriaal.

Indien nodig:
- Hechtmateriaal (zie procedure 81).

VOORBEREIDINGEN
1. Tref de voorbereidingen zoals beschreven in de inleiding van dit boek.
2. Meet de tensie voor het bepalen van een uitgangswaarde.
3. Laat de patiënt vlak voor de punctie urineren zodat de blaas niet wordt aangeprikt tijdens de punctie. Lukt dit niet, plaats dan een urinekatheter (zie procedure 58).
4. Leg de patiënt in rugligging. De patiënt kan ook rechtop in een stoel, op de rand van de brancard, in zijligging of in een hoge Fowlerse positie (zie procedure 22) worden geplaatst.

UITVOERING
1. Markeer de punctieplaats:
   - I: gespiegelde punt van McBurney. Dit is halverwege tussen de navel en de crista iliaca superior anterior links of op het linker 1/3-punt tussen beide cristae iliaca superior;
   - II: mediaanlijn onder de navel. Puncteer minimaal 3 cm verwijderd van littekenweefsel.
2. Desinfecteer punctieplaats met desinfectans.
3. Drapeer steriele doeken of een gatdoek over de buik.
4. Beweeg de huid van de punctieplaats oppervlakkig opzij. Dit voorkomt lekkage na de punctie.
5. Puncteer bijna loodrecht op de buikhuid.
6. Voer de naald rustig op totdat er ascitesvocht in de kamer van de naald loopt.
7. Verwijder de naald.
8. Sluit het verlengstuk van het driewegkraantje aan op de infuuscanule.
9. Sluit de vacutainer met adapter aan op het driewegkraantje en druk de laboratoriumbuisjes in de vacutainer.
10. Trek zo nodig via het andere kraantje met een spuit de benodigde hoeveelheid ascitesvocht op.
11. Druk de punctieplaats gedurende vijf minuten af.
12. Verbind de punctieplaats met steriel verbandmateriaal. Blijft de punctieplaats lekken, plaats dan een hechting.

THERAPEUTISCHE ASCITESPUNCTIE
BENODIGDE MATERIALEN
- Monitorbewaking (hartfrequentie, tensie, ademfrequentie, saturatie).
- Huidstift.
- Desinfectans op steriele gazen.
- Lokaal anesthesie zoals beschrevenen in procedure 76.

- Steriele doeken en/of gatdoek.
- 18- of 19-gauge-infuusnaald of holle metalen ascitesnaald.
- Ascitesdrainageset: slang met driewegkraan; 50-cc-spuit en opvangzakje.
- Grote bokalen of opvangzakken voor de opvang van grote volumina ascitesvocht.
- Vacutainer met adapter.
- Diverse laboratorium-/kweekbuisjes: hematologie, chemie, pathologie, grampreparaat en microbiologische kweek.
- Steriel verbandmateriaal.

Indien nodig:
- Hechtmateriaal (zie procedure 81).

VOORBEREIDINGEN

1 Tref de voorbereidingen zoals beschreven in de inleiding van dit boek.
2 Meet de tensie voor het bepalen van een uitgangswaarde.
3 Tref de voorbereidingen zoals beschreven bij de diagnostische punctie.

UITVOERING

1 Voer stap 1 tot en met 3 van de diagnostische punctie uit.
2 Verdoof de huid, subcutane weefsel en peritoneum.
3 Puncteer bijna loodrecht op de buikhuid.
4 Voer de naald rustig op totdat er ascitesvocht in de kamer van de naald loopt.
5 Verwijder de naald.
6 Sluit de slang van de ascitesdrainageset aan op de infuuscanule of ascitescanule.
7 Laat het ascitesvocht passief in het laag gehangen opvangzakje lopen. Indien het vocht niet goed afloopt, kan met de 50-cc-spuit voorzichtig vocht worden geaspireerd.
8 Sluit de vacutainer met adapter aan op het driewegkraantje en druk de laboratoriumbuisjes in de vacutainer.
9 Trek zo nodig via het andere kraantje met een spuit de benodigde hoeveelheid ascitesvocht op.
10 Druk de punctieplaats gedurende vijf minuten af. Blijft deze lekken, plaats dan een hechting.

UITVOERING BIJ EEN ANDERE LEEFTIJDSGROEP/
AFWIJKENDE ANATOMIE
Zet een oudere patiënt die niet plat op de rug kan liggen of zelfstandig rechtop kan zitten, in een hoge Fowlerse houding of in zijligging.

AANDACHTSPUNTEN BIJ UITVOERING
- Stokt het aflopen van het ascitesvocht: controleer of de canule of slang geknikt is. Leg de patiënt in zijligging om de afloop van vocht te bevorderen.
- Bij het aflopen van grote volumina (> 5 liter) ascitesvocht kan hemodynamische instabiliteit ontstaan. Dit kan voorkomen worden door meerdere kleinere volumina over een langere tijd af te laten lopen. Overweeg de toediening van albumine intraveneus (zie procedure 52).
- Controleer tijdens en na grote volumina ascitesdrainage:
  - bloeddruk en pols, om hypotensie uit te sluiten;
  - urineproductie in de eerste 24 uur na de drainage;
  - een dag later het plasma natrium en overweeg controle van het kreatinine.
- Controleer na een ascitespunctie:
  - bloeding van de insertieplaats;
  - ascitesvochtlekkage;
  - oedeem van het scrotum.

Bij ontslag patiënt
- Geef een poliklinische controleafspraak mee of een verwijzing naar de huisarts.
- Geef eventueel een recept voor pijnmedicatie mee.
- Adviseer de patiënt contact op te nemen bij: toename buikpijn en ascitesvocht en lekkage van ascitesvocht.

COMPLICATIES
- Perforatie van bloedvaten.
- Hematoom van de buikwand.
- Accidentele perforatie van abdominale organen (darm, blaas, maag) met een bloeding of peritonitis tot gevolg.
- Infectie van de punctieplaats.
- Bacteriële peritonitis.
- Lekkage van ascitesvocht via de punctieplaats.
- Verstoorde vochtbalans en elektrolytenstoornissen door het verwijderen van grote volumina ascitesvocht.
- Shock ten gevolge van vochtshift.

GEBRUIKTE LITERATUUR
- Blok de K et al. Bed-side vaardigheden inwendige specialismen Academisch Medisch Centrum. Alphen aan den Rijn: Van Zuiden Communications BV.
- Stacey J. Procedure 96, Paracentesis. In: Proehl JA. Emergency Nursing Procedures. 43 druk. St. Louis: Saunders Elsevier; 2008.

54   Het inbrengen van een maagsonde

I.M. Spaans, praktijkopleider SEH

DOEL VAN DE HANDELING
Een maagsonde wordt ingebracht om maaginhoud en lucht uit de maag te draineren en/of medicatie of voeding via de maag toe te dienen.

ANATOMIE
Een maagsonde wordt ingebracht om de maag te ontlasten en/of voeding of medicatie toe te dienen. De maagsonde wordt bij voorkeur door de neus ingebracht en wordt via de pharynx en oesofagus tot in de maag opgevoerd. Is het inbrengen via de neus gecontra-indiceerd dan kan de maagsonde via de mond worden ingebracht. Voor het draineren van maaginhoud wordt een dubbelloopssonde met meerdere openingen aan de zijkant en een ontluchtingsmogelijkheid ingebracht. De sonde zuigt zich dan niet vast aan de maagwand. Deze sonde kan maximaal zeven dagen in situ blijven. Voor de toediening van voeding zijn er voedingssondes ontwikkeld die langer (tot zes maanden) in situ kunnen blijven.

INDICATIES
- Ontluchten van de maag.
- Afzuigen of aflopen van maaginhoud bij verminderde darmperistaltiek, misselijkheid of na een operatie.
- Bepalen van maagretentie.
- Opvang van maagsap voor laboratoriumonderzoek.
- Spoelen van de maag bij recente intoxicatie, hypo- of hyperthermie.
- Toediening van vocht, medicatie, contrastvloeistof.
- Als voorbereiding voor een spoedoperatie.

CONTRA-INDICATIES
- Trauma capitis met verdenking schedelbasisfractuur of maxillofaciale fractuur.

- Cervicale wervelfractuur zonder mogelijkheid voor manuele immobilisatie.
- Patiënt bekend met oesofagusvarices, oesofagusstenose of oesofagitis.
- Na recente hoofd-halschirurgie.
- Stollingsstoornissen.

BENODIGDE MATERIALEN
- Grote celstof mat en bekken.
- Maagsonde met charrière 12 tot 18, met of zonder air vent tube.
- 60-cc-spuit met kathetertip.
- Bekkentje met warm water, of siliconenspray.
- Verdovende keelspray of gel.
- Wig of Mayo-tube.
- Beker water met rietje.
- Pleister.
- Stethoscoop.
- Katheterzak of zuigsysteem.
- Uitzuigsysteem met uitzuigkatheter/yankauer.

Indien nodig:
- Monitor (hartfrequentie, -ritme, tensie, ademfrequentie, saturatie).
- Materiaal om de ademweg vrij te houden of maken.
- Intubatiemateriaal.
- Lakmoespapier.
- Capnometer en connector van een beademingstube.

VOORBEREIDINGEN
1 Tref alle voorbereidingen zoals beschreven in de inleiding van dit boek.
2 Controleer/garandeer een vrije ademweg en ademhaling. Overweeg intubatie bij een patiënt met een verminderd bewustzijn waarbij de maag gespoeld moet worden.
3 Zet uitzuigapparatuur klaar.
4 Zet de aanspreekbare patiënt rechtop, leg de patiënt met een verminderd bewustzijn op de linkerzijde met het hoofd iets naar beneden.
5 Laat de patiënt de neus snuiten.
6 Verwijder indien aanwezig het kunstgebit.
7 Laat de patiënt om en om door één neusgat inademen. Kies voor het inbrengen van de sonde het neusgat met de beste flow.

8 Meet de in te brengen lengte van de sonde: van de tip van de neus achter het oor langs, naar het maagkuiltje. Markeer de afstand op de sonde.
9 Leg de celstof mat op de borst van de patiënt en laat de patiënt zo nodig een bekkentje vasthouden.

UITVOERING
1 Breng de maagsonde in. Dit kan op twee manieren:
   - Nasaal:
     · Buig het uiteinde van de sonde door deze om een vinger te wikkelen.
     · Maak een PVC-sonde soepeler door deze in warm water te leggen. Leg een PUR-sonde in koud water.
     · Smeer de tip van de sonde in met verdovende gel of spray siliconenspray.
     · Laat de patiënt het hoofd iets naar voren buigen.
     · Breng de sonde door het neusgat in waarbij de bocht van de sonde naar beneden wijst.
     · Bij het bereiken van de nasopharynx kan weerstand worden gevoeld. Voer de sonde met iets meer druk op en draai de sonde voorzichtig rond. Lukt het opvoeren niet, verwijder dan de sonde en gebruik het andere neusgat.
     · Laat, bij het bereiken van de pharynx, de patiënt het hoofd verder buigen. De bovenste luchtweg wordt zo afgesloten zodat de sonde in de oesofagus terechtkomt. Dit kan bij een aanspreekbare of een patiënt met een verminderd bewustzijn worden gedaan.
     · Laat de patiënt slikbewegingen maken of laat hem/haar een slokje water drinken.
     · Voer de sonde vlot op tot het gemarkeerde punt.
     · Trek de sonde terug wanneer de patiënt hoest, kokhalst of stikt. Laat de patiënt bijkomen.
     · Controleer met een spatel of de sonde opgekruld in de pharynx ligt als de patiënt blijft kokhalzen
   - Oraal:
     · Voorkom bijten op de tube door een bijtblok of Mayo-tube in de mond van de patiënt te plaatsen.
     · Smeer de tip van de sonde in met verdovende gel of spray siliconenspray.
     · Laat de patiënt het hoofd iets naar voren buigen
     · Breng de sonde in de mond over de tong in. Voer de sonde in de mond naar caudaal op.

- Laat de patiënt slikbewegingen maken of laat hem/haar een slokje water drinken.
- Voer de sonde vlot op tot het gemarkeerde punt.
- Trek de sonde terug wanneer de patiënt hoest, kokhalst of stikt. Laat de patiënt bijkomen.

2 Controleer de positie van de maagsonde. Dit kan op verschillende manieren (zie tabel 54.1).

3 Plak de nasale maagsonde vast aan de neusvleugel. Fixeer de orale maagsonde met een tubelint of met een pleister (aan de tube).

Tabel 54.1 Controle van de positie van de maagsonde

methode	werkwijze
aspireren van maaginhoud	Aspireer maaginhoud met een 60-cc-spuit met kathetertip of uitzuigsysteem. Beoordeel het opgezogen vocht. Maaginhoud kan vlokkerig, groen, geel, bruin, wit of helder zijn.
pH-bepaling van maaginhoud	Maagsap heeft een lage pH van 1-5. Plaats wat geaspireerd vocht op een lakmoespapiertje en beoordeel of deze verkleurt. Zo niet, verwijder de sonde.
CO_2-meting	Plaats een (beademings)tubeconnector en CO_2-meter op de sonde en beoordeel op de monitor of er een CO_2-curve ontstaat. Zo ja, verwijder de sonde.
auscultatie van ingespoten lucht	Spuit bij volwassenen 20 ml en bij kinderen 2-10 ml lucht in één keer door de sonde. Ausculteer het maagkuiltje of er geborrel te horen is. Differentiatie van plaatsing van de sonde in de maag, de bronchus of de pleurale ruimte is met deze methode lastig.
lage thoraxfoto	Hiermee wordt de positie van de sonde bevestigd bij patiënten bij wie bovenstaande methodes geen uitsluitsel geven of bij patiënten met een verminderd bewustzijn.

UITVOERING BIJ EEN ANDERE LEEFTIJDSGROEP/ AFWIJKENDE ANATOMIE

- Kinderen tot zes maanden zijn obligate neusademhalers. De maagsonde kan dan beter oraal worden ingebracht en op de wang worden gefixeerd.
- Tot circa acht jaar heeft een kind een nauwere nasopharynx en een relatief grote tong.
- Kinderen in paniek slikken grote hoeveelheden lucht in. Dit leidt tot maagdilatatie en diafragmahoogstand. Dit belemmert een adequate ventilatie en onderzoek van het abdomen. Door regelmatig aan de maagsonde te zuigen wordt maagdilatatie voorkomen.

- Bij kinderen die met de kap-ballon worden beademd en/of bij kinderen met een trauma komt maagdilatatie veel voor. Dit belemmert een adequate ventilatie en er bestaat een kans op braken en aspireren.

AANDACHTSPUNTEN BIJ UITVOERING
- Verdoof eventueel de sonde met lidocaïnegel alvorens deze door de neus wordt ingebracht. Met tetracaïne-, lidocaïne- of oxymetazolinespray kan de neus en de achterzijde van de pharynx worden verdoofd. Spray niet langer dan twee seconden.
- Blijft de patiënt kokhalzen, controleer dan of de sonde opgekruld in de pharynx ligt.
- Wordt er bij auscultatie geen geborrel van lucht gehoord en komt er geen maaginhoud terug: de sonde kan tegen de maagwand aan liggen, trek de sonde iets terug en voer de sonde weer iets op. Of leg de patiënt op de linkerzij.
- Wordt de patiënt gedetubeerd, verwijder dan de maagsonde en breng deze opnieuw nasaal in.

COMPLICATIES
Tijdens het inbrengen
- Vasovagale reactie.
- Epistaxis.
- Perforatie sinus piriformis.
- Fausse route tot in longen, pleuraholte, mediastinum of buikholte.
- Intracraniële plaatsing bij het nasaal opvoeren van de maagsonde bij een schedelbasisfractuur.
- Perforatie oesofagus, maag.
- Kokhalzen, braken en aspireren.
- Hypoxie, cyanose of een ademstilstand door het opvoeren van de maagsonde in de trachea of bronchi.
- Pneumothorax.
- Ruggenmergletsel door manipulatie van hoofd en nek tijdens het inbrengen van de maagsonde.
- Ruptuur en bloeding van oesofagusvarices.

Na het inbrengen
- Obstructie en dislocatie van de sonde.
- Aspiratie van medicatie, voeding bij tracheale plaatsing van de maagsonde.
- Aspiratie tijdens/na maaglavage.
- Paralyse van de pharynx en/of paralyse van de stembanden.

Bij maagsonde langdurig in situ
- Decubitus van de neusvleugel.
- Rhinorrhea, sinusitis, otitis media.
- Luchtweg- en orale infecties.
- Pneumonie.
- Ulcera van neus, pharynx, oesofagus en maag met fistelvorming (oesofago-tracheale fistel), perforatie en bloedingen.
- Reflux-oesofagitis.

GEBRUIKTE LITERATUUR
- Turner NM, Vught AJ van. Advanced Paediatric Life Support. Nederlandse editie. Maarssen: Elsevier gezondheidszorg; 2004.
- Module Inbrengen maagsonde. VU medisch centrum; juli 2006.
- Rossoll L. Procedure 98, Insertion of Orogastric and Nasogastric Tubes. In: Proehl JA. Emergency Nursing Procedures. 4^e druk. St. Louis: Saunders Elsevier; 2008.

55 Het uitvoeren van een maaglavage (bij intoxicaties)

I.M. Spaans, praktijkopleider SEH

DOEL VAN DE HANDELING
Maaglavage wordt uitgevoerd bij patiënten met een (auto)intoxicatie om de achtergebleven toxische stoffen of gif uit de maag te spoelen en eventueel actieve kool (Norit®) en/of laxantia toe te dienen.

ANATOMIE
Overweeg maaglavage bij iedere patiënt die een levensbedreigende hoeveelheid toxische stof, medicatie of gif heeft binnengekregen. Maaglavage is echter het meest effectief wanneer dit binnen een uur na ingestie van de toxische stof of gif plaatsvindt. Combineer de maaglavage altijd met aanvullende behandeling. Verminderd aanspreekbare patiënten worden voor de maaglavage geïntubeerd ter voorkoming van (massale) aspiratie. Neem voor de specifieke behandeling van verschillende intoxicaties contact op met het NVIC (Nationaal Vergiftigingen Informatie Centrum) van het RIVM (Rijksinstituut voor Volksgezondheid en Milieu). URL: www.vergiftigingen.info of telefoon 030-274 88 88 (dag en nacht).

INDICATIES
Ingestie van toxische of giftige stoffen.

CONTRA-INDICATIES
- Patiënt die tegenwerkt, verward of onrustig is.
- Patiënt bekend met oesofagusvarices, slokdarmstenose.
- Ingestie van zuren, logen, petroleumproducten of scherpe materialen.
- Ingestie van stoffen die insulten of een depressie van het centraal zenuwstelsel veroorzaken.
- Na recente hoofd-halschirurgie.
- Stollingsstoornissen.
- Patiënt met verminderd bewustzijn.
- Patiënt met ernstig hartlijden.

BENODIGDE MATERIALEN
- Monitor (hartfrequentie, -ritme, tensie, ademfrequentie, saturatie).
- Goed lopend infuus of waaknaald.
- Grote celstofmat en bekkentje.
- Maaglavageset, bijvoorbeeld het Easi-Lav-maaglavagesysteem (zie figuur 55.1), voor kinderen of volwassenen met:
  - bijtring;
  - blauwe hersluitbare vloeistofzak 3000 ml met slang;
  - rode gesloten opvangzak 5000 ml met aanvoerslang en afloopslang met klem en dop;
  - rode ophanglus;
  - Easi-Lav-pompinstrument met blauwe aansluiting voor toevoer en rode aansluiting voor afvoer;
  - maaglavagesonde met klem, in de volgende maatvoering:
    - volwassenen: 18-40 french;
    - kinderen: 18-28 french.
- Drie liter lauwwarm water.
- Water en/of siliconenspray.
- Verdovende spray of gel.
- Beker water met rietje.
- Pleister.
- Stethoscoop.
- Actieve kool en laxantia volgens voorschrift arts of een tube Char-Flo.
- Uitzuigsysteem met uitzuigkatheter/yankauer.

Indien nodig:
- Materiaal om de ademweg vrij te houden of maken.
- Intubatiemateriaal.

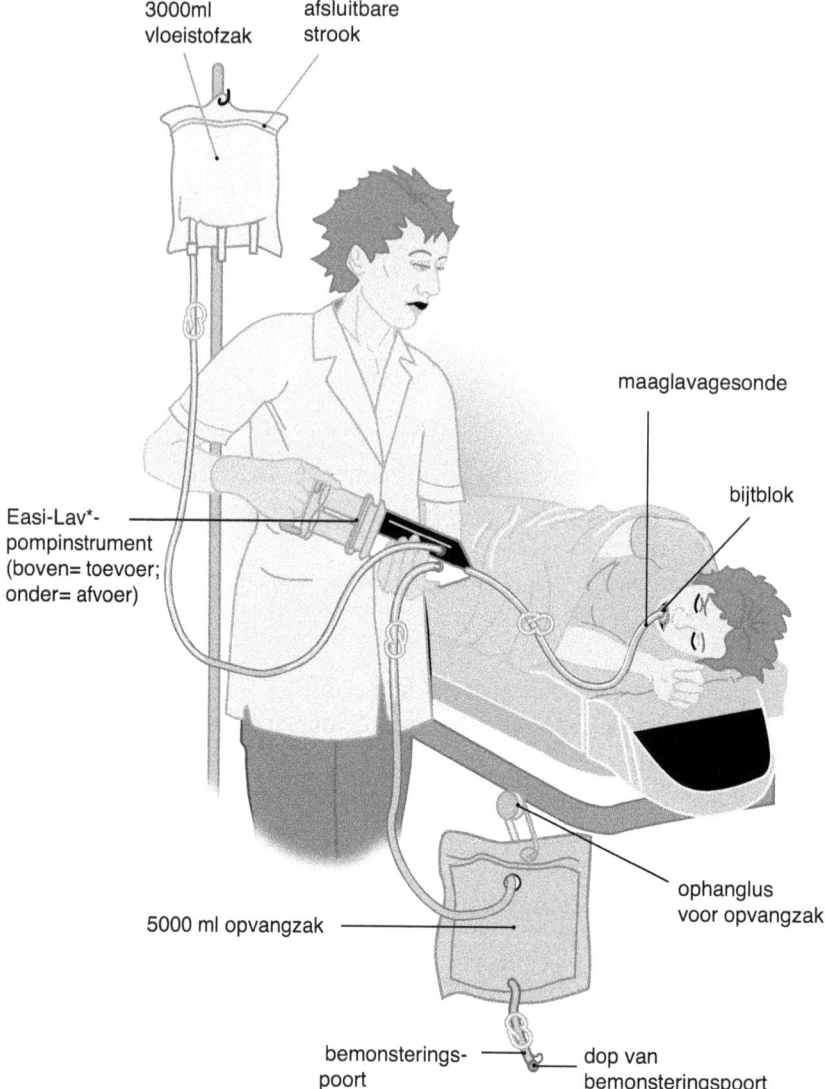

Figuur 55.1 Easi-Lav-maaglavagesysteem (Kimberly-Clark®).

VOORBEREIDINGEN
1 Tref alle voorbereidingen zoals beschreven in de inleiding van dit boek.
2 Bouw het maaglavagesysteem deels op:
   – Hang de rode opvangzak aan de rode ophanglus aan de bedrand. Sluit de (lange) aanvoerslang met de klem. Sluit de afvoerslang met de klem en dop.

- Vul de blauwe vloeistofzak met lauwwarm water. Leg de zak rechtop op een werkblad om de sluitstrip te sluiten. Sluit de slang af met de klem.
- Hang de blauwe vloeistofzak aan een infuusstandaard.
- Beweeg de plunjers een paar keer heen en weer en zet beide plunjers van het pompsysteem in de voorste stand.

3 Sluit de patiënt aan op de monitor. Controleer of het infuus goed loopt.
4 Controleer/garandeer een vrije ademweg en ademhaling. Overweeg intubatie bij een patiënt met een verminderd bewustzijn bij wie de maag gespoeld moet worden.
5 Zet uitzuigapparatuur klaar.
6 Zet de aanspreekbare patiënt rechtop, laat de patiënt eventueel op de handen zitten. Leg de patiënt met een verminderd bewustzijn op de linkerzijde in Trendelenburg-positie.
7 Verwijder indien aanwezig het kunstgebit.
8 Meet de in te brengen lengte van de sonde: van de mondhoek achter het oor langs, naar het maagkuiltje. Markeer de afstand op de sonde.
9 Leg de celstofmat op de borst van de patiënt en laat de patiënt zo nodig een bekkentje vasthouden.

UITVOERING

1 Voer de procedure met twee personen uit.
2 Breng de maagsonde oraal in:
- Voorkom bijten op de tube door de bijtring tussen de tanden van de patiënt te plaatsen.
- Smeer de tip van de sonde in met verdovende gel of spray siliconenspray.
- Laat de patiënt het hoofd iets naar voren buigen.
- Breng de sonde in de mond over de tong in. Voer de sonde in de mond naar caudaal op.
- Laat de patiënt slikbewegingen maken of laat hem/haar een slokje water drinken.
- Voer de sonde vlot op tot het gemarkeerde punt.
- Trek de sonde terug wanneer de patiënt hoest, kokhalst of stikt. Laat de patiënt bijkomen.
- Laat de assisterende de sonde met een hand fixeren, terwijl er ondertussen contact wordt gehouden met de patiënt.
3 Controleer de positie van de maagsonde (zie procedure 54):
- Bevestig het pompsysteem aan de maagsonde, klik de steunring op zijn plaats.

- Vergrendel de rode plunjer in de voorste stand door deze 90 graden rechtsom te draaien.
- Pomp met de blauwe plunjer maximaal 20 ml lucht in de maag, terwijl in het maagkuiltje geborrel wordt geausculteerd.

4. Zet beide plunjers in de voorste stand.
5. Sluit de blauwe aanvoerslang van de vloeistofzak aan op de blauwe toevoerpoort van het pompsysteem.
6. Sluit de rode afvoerslang van de afvalzak aan op de rode toevoerpoort van het pompsysteem.
7. Open de blauwe klem van de vloeistofzak. Open de rode klem van de afvoerslang.
8. Leeg de maag door alleen de rode plunjer heen en weer te bewegen tot er geen maaginhoud meer meekomt.
9. Vergrendel de rode plunjer in de voorste stand door deze 90 graden rechtsom te draaien.
10. Vul het pompsysteem en de maag door voorzichtig driemaal met de blauwe plunjer te pompen.
11. Ontgrendel de rode plunjer door deze 90 graden linksom te draaien.
12. Start de lavage door beide plunjers driemaal aan te trekken en terug te duwen.
13. Zet beide plunjers in de voorste stand.
14. Herhaal stap 7 tot en met 12 tot er heldere lavagevloeistof (zonder pilresten) terugkomt.
15. Leeg de maag door alleen de rode plunjer heen en weer te bewegen tot er geen maaginhoud meer meekomt.
16. Vergrendel de rode plunjer in de voorste stand door deze 90° rechtsom te draaien.
17. Dien actieve kool en laxantia toe. Dit kan op twee manieren:
    - Actieve-koolloplossing en laxantia via de vloeistofzak:
      • Giet de opgeloste actieve kool en laxantia in de vloeistofzak.
      • Pomp met de blauwe plunjer de vloeistof in de maag.
    - Char-Flo rechtstreeks op het pompsysteem:
      • Sluit de tube Char-Flo aan op de blauwe toevoerpoort.
      • Pomp met de blauwe plunjer de vloeistof in de maag.
18. Verwijder de maagsonde, laat de patiënt ondertussen uitademen.
19. Controleer de maaginhoud op eventuele pilresten. Neem zo nodig maaginhoud af voor laboratoriumonderzoek.

UITVOERING BIJ EEN ANDERE LEEFTIJDSGROEP/
AFWIJKENDE ANATOMIE

Zie ook procedure 54.
- Kinderen hebben een kleinere maaginhoud. Gebruik kleinere volumes (10 ml/kg) om het pompsysteem te vullen en de maag te spoelen.
- Kinderen zijn gevoeliger voor elektrolytenstoornissen zoals hyponatriemie. Spoel daarom met NaCl 0,9% in plaats van water.
- Kinderen zijn gevoeliger voor onderkoeling. Zorg voor een warme lavagevloeistof om hypothermie te voorkomen.

AANDACHTSPUNTEN BIJ UITVOERING
- Wanneer de lavage tussentijds gestaakt wordt, moet de blauwe toevoerplunjer in de voorste stand staan. Daarmee wordt voorkomen dat er spoelvloeistof in de patiënt stroomt.
- Trek de rode plunjer nooit tegen een flinke weerstand in, aangezien dat beschadiging van het maagslijmvlies kan geven.
- Als de voorzijde van het pompsysteem verstopt raakt:
  - zet de klem op de maagsonde;
  - vergrendel de rode plunjer *niet* en pomp driemaal met de blauwe plunjer lavagevloeistof door de rode afvoerklep;
  - controleer of de obstructie is opgeheven door met de rode plunjer lavagevloeistof aan te zuigen.
- Bij krachtig spoelen kunnen de plunjers uit hun groeven lopen. Hef dit op door het spoor van de ribbel evenwijdig te plaatsen aan de groef op de plunjer. Beweeg de plunjers naar voren tot deze klikt en draai de plunjer in de normale stand.
- Als de toevoerslangen van de toevoerpoorten springen zijn de poortoppervlakken te glad. Maak de buitenzijde van de toevoerpoort en de binnenzijde van de toevoerslang schoon met een wattenstaafje met alcohol.

COMPLICATIES
Zie ook procedure 54.

Tijdens het inbrengen
- Kokhalzen, braken en aspireren.
- Hypoxie, cyanose of een ademstilstand door het opvoeren van de maagsonde in de trachea of bronchi.
- Laryngospasme.
- Vasovagale reactie.
- Ruptuur van oesofagusvarices.

Na het inbrengen/tijdens het spoelen
- Aspiratie van lavagevloeistof bij tracheale plaatsing van de maagsonde.
- Paralyse van de pharynx en/of paralyse van de stembanden.
- Vochtbalans- en electrolytenstoornissen.

GEBRUIKTE LITERATUUR
- Turner NM, Vught AJ van. Advanced Paediatric Life Support. Nederlandse editie. Maarssen: Elsevier gezondheidszorg; 2004.
- Handelingsprotocol maagspoelen. VU medisch centrum; november 2008.
- Gebruiksaanwijzing Easi-Lav. Pediatric/Adult Gastric Lavage System. Kimberly-Clark; 2006.
- Scott R. Procedure 100, Gastric Lavage for Removal of Toxic Substances. In: Proehl JA. Emergency Nursing Procedures. 4^e druk. St. Louis: Saunders Elsevier; 2008.

56 Het inbrengen van een Sengstaken-Blakemore-tube

I.M. Spaans, praktijkopleider SEH

DOEL VAN DE HANDELING
Een Sengstaken-Blakemore-tube wordt ingebracht om gastro-oesofagale varices te tamponneren.

ANATOMIE
Oesofagale varices zijn verwijde kronkelende venen in voornamelijk het distale deel van de oesofagus. Deze varices worden veroorzaakt door portale hypertensie ten gevolge van een obstructie van de bloeddoorstroming van de lever. Verhoging van de druk in de varices door hoesten of persen kan leiden tot ernstige (levensbedreigende) bloedingen. Lukt het niet om de bloeding te stoppen met endoscopische sclerotherapie dan wordt een Sengstaken-Blakemore-tube ingebracht totdat definitieve behandeling kan plaatsvinden.

INDICATIES
- Tijdelijke tamponnade van (ernstig) bloedende oesofagusvarices of Mallory-Weiss-scheurtjes wanneer andere behandeling (nog) niet mogelijk of gecontra-indiceerd is.
- Tijdelijke tamponnade van een bloedend rectum, uterus of aorta-oesofagale fistel. Deze technieken worden hier niet besproken.

CONTRA-INDICATIES
- Oesofagale strictuur.
- Recente gastro-oesofagale chirurgie.
- De bloeding lijkt tot staan te zijn gekomen.

BENODIGDE MATERIALEN
- Monitor (hartfrequentie, -ritme, tensie, ademfrequentie, saturatie).
- Goed lopende infusen.
- Grote celstofmatten.
- Eén Sengstaken-Blakemore-tube, een drie-lumentube met twee ballonnen:
  - 1 lumen voor het afzuigen/hevelen/spoelen van maaginhoud;
  - 1 lumen voor het opblazen/legen van de maagballon;
  - 1 lumen voor het opblazen/legen van de oesofagale ballon.
- De Sengstaken-Blakemore-tube is beschikbaar in drie maten:
  - small/kind 12 french;
  - medium 16 french;
  - large/volwassene 20 french.
- Maagsonde charrière 12.
- 60-cc-spuit met kathetertip.
- Kom met water om ballonnen op luchtlekkage te controleren.
- Verdovende gel of siliconenspray.
- Verdovende keelspray.
- Bijtring of wig.
- Vier kochers met beschermde bek.
- Bloeddrukmeter met een driewegkraantje tussen de manometer en de insuflatieballon
- Tractiemateriaal:
  - brancard of bed met voeteneind;
  - tubelint of koord;
  - katrol of lage infuusstandaard;
  - gewicht van circa 175-200 gram.
- Twee maaghevelzakken en zuigsystemen.
- Water of NaCl 0,65% voor maaglavage.
- Stethoscoop.
- Schaar.
- Uitzuigsysteem met uitzuigkatheter/yankauer.

Indien nodig:
- Materiaal om de ademweg vrij te houden of maken.
- Intubatiemateriaal.
- Lange guidewire.

VOORBEREIDINGEN

1 Tref de voorbereidingen zoals beschreven in de inleiding van dit boek.
2 Blaas beide ballonnen van de Sengstaken-Blakemore-tube op met de voorgeschreven hoeveelheid lucht en controleer ze onder water op luchtlekkage.
3 Sluit de patiënt aan op de monitor. Controleer of de infusen goed lopen.
4 Zet uitzuigapparatuur klaar.
5 Controleer/garandeer een vrije ademweg en ademhaling. Overweeg intubatie bij een patiënt met een verminderd bewustzijn bij wie de Sengstaken-Blakemore-tube moet worden ingebracht.
6 Zet de aanspreekbare patiënt rechtop, leg de patiënt met een verminderd bewustzijn op de linkerzij in Trendelenburg-positie. De geïntubeerde patiënt ligt in rugligging.
7 Verwijder indien aanwezig het kunstgebit.
8 Meet de in te brengen lengte van de tube: van de mondhoek/neus achter het oor langs, naar het maagkuiltje, tel hier 10 cm bij. Markeer de afstand. Of gebruik de markering op de tube bij het inbrengen.
9 Leg de celstofmat op de borst van de patiënt.
10 Indien een maaghevel in situ is: spoel en leeg de maag om braken en aspireren tijdens de handeling te voorkomen. Verwijder de maaghevel.
11 Voer een oesofagoscopie uit om de aanwezigheid van oesofagusvarices te bevestigen.
12 Smeer de tube in met verdovende gel en vouw de ballonnen rond de tube.
13 Plaats een bijtring of wig in de mond zodat de patiënt niet op de tube en de ballonnen kan bijten.

UITVOERING

1 Breng de Sengstaken-Blakemore-tube oraal of nasaal in, zoals beschreven in procedure 54.
2 Voer de tube op tot de aangebrachte markering, of tot de 50 cm markering (40 cm bij een 12-french-tube).
3 Bevestig het uitzuigsysteem op het maaghevellumen en zuig intermitterend.
4 Controleer de positie van de Sengstaken-Blakemore-tube zoals beschreven in tabel 54.1.
5 Insuffleer de maagballon met 50-100 ml lucht per keer, tot een maximum van 250-300 cc. Controleer of de patiënt pijn in de borst

aangeeft tijdens insuflatie, mogelijk ligt de maagballon in de oesofagus. Laat dan de ballon leeglopen en voer de Sengstaken-Blakemore-tube verder op.

6 Trek voorzichtig aan de tube, de maagballon drukt nu tegen de varices in het bovenste gedeelte van de maag. Blijf trekken totdat definitieve tractie is aangebracht.
7 Sluit het lumen van de maagballon af met twee kochers.
8 Plaats de manometer met driewegkraantje en insuflatieballon op de oesofagale ballon en insufleer deze tot een maximale druk van 25-30 mmHg (zie figuur 56.1).
9 Sluit het lumen van de oesofagale ballon af met twee kochers.
10 Bevestig het tubelint of koord aan de Sengstaken-Blakemore-tube en leid deze over de katrol aan het voeteneind of over de infuusstandaard halverwege de brancard.
11 Bevestig het gewicht aan het koord en zorg dat het gewicht vrij hangt.
12 Spoel de maag met gekoelde NaCl 0,65% om bloed en grote stolsels te verwijderen.
13 Breng een 12-french-maagsonde oraal of nasaal in. Hiermee wordt vocht op de oesofagusballon intermitterend weggezogen.
14 Maak een controle-röntgenfoto om de positie van de Sengstaken-Blakemore-tube te controleren
15 Plaats de patiënt 30 tot 45 graden rechtop.
16 Controleer de druk in de Sengstaken-Blakemore-tube ieder uur en spoel de maag ieder uur.

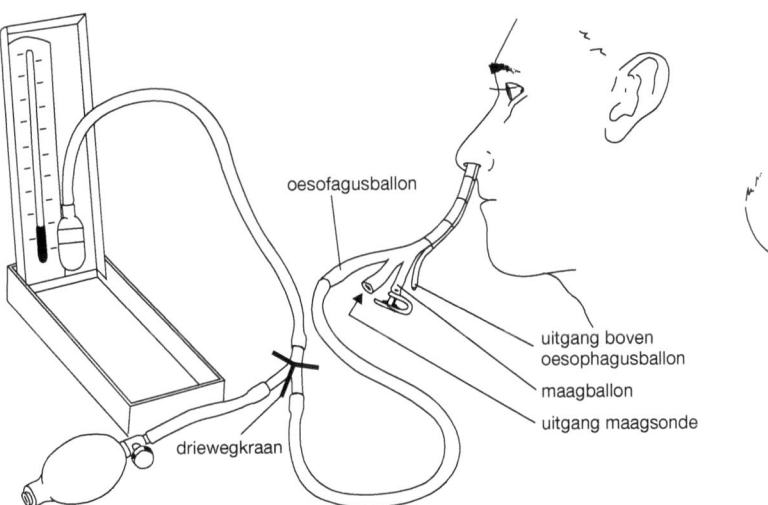

Figuur 56.1 Gebruik van bloeddrukmeter bij het controleren van de druk in de oesofagale ballon.

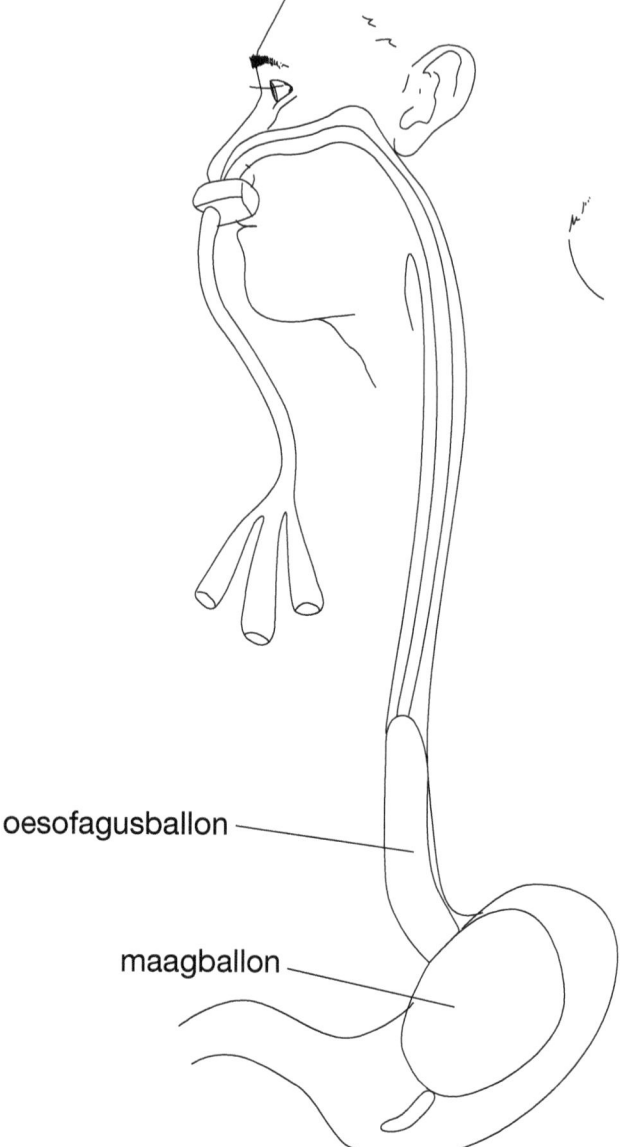

Figuur 56.2 Sengstaken-Blakemore-tube in situ.

17 Leg altijd een schaar binnen handbereik. Bij een ademwegobstructie door de Sengstaken-Blakemore-tube kan de tube onder de inspuitpunten worden doorgeknipt. De ballonen lopen direct leeg en de tube kan worden verwijderd.

UITVOERING BIJ EEN ANDERE LEEFTIJDSGROEP/
AFWIJKENDE ANATOMIE
- Insufleer de oesofagale ballon bij kinderen tot een maximale druk van 20-40 mmHg.
- Dien adquate sedatie toe bij een kind met een Sengstaken-Blakemore-tube.

AANDACHTSPUNTEN BIJ UITVOERING
- Breng de tube bij voorkeur oraal in. Bescherm de neusvleugels met padding bij een nasale tube.
- Opkrullen van de Sengstaken-Blakemore-tube tijdens het inbrengen kan worden voorkomen door een lange guidewire op te voeren door het maaghevellumen. Zorg dat de guidewire uit het lumen blijft steken
- Label de verschillende lumina en kochers. Vermeld op de kocher-labels 'niet verwijderen'.
- Trek niet aan de tube om de positie te verbeteren.
- Bij aanhoudend bloeden vanuit de oesofagus: insufleer de oesofagale ballon met 5 mmHg per keer tot de bloeding stopt of tot een maximum van 45 mmHg.
- De druk in de oesofagale ballon kan onder invloed van de ademhaling/beademing oplopen tot 70 mmHg.
- Laat de Sengstaken-Blakemore-tube niet langer dan 24 uur in situ. Desufleer regelmatig de oesofagale ballon op geleide van de klinische toestand.
- Laat een aanspreekbare patiënt niet alleen en help hem/haar met bewegen.
- Observeer of de patiënt pijn op de borst of ademhalingsmoeilijkheden heeft, of last heeft van misselijkheid.
- De patiënt kan pijn of last ervaren van de tube bij aanraking van de patiënt zelf of het bed.
- Sedeer en/of fixeer zo nodig de patiënt.
- Lijkt de bloeding tot staan te zijn gekomen: verwijder de tractie van de tube. Desufleer dan de oesofagale ballon, 12-24 uur later kan de maagballon worden ontlucht. De Sengstaken-Blakemore-tube kan totdat deze definitief wordt verwijderd zonder spanning in situ blijven.

COMPLICATIES
Zie ook procedure 54.

Bij een Sengstaken-Blakemore-tube in situ
- Epistaxis.
- Hypoxie, cyanose of een ademstilstand door het opvoeren van de Sengstaken-Blakemore-tube in de trachea of bronchi.
- Vasovagale reactie.
- Aritmieën.
- Kokhalzen, braken en aspireren van maaginhoud en secreet.
- Drukulcera van de oesofagus.
- De hik.
- Aspiratie tijdens/na maagspoelen.
- Ademwegobstructie en/of bloeding door scheuren van de maag- of oesofagusballon en dislocatie van de Sengstaken-Blakemore-tube.

Bij een Sengstaken-Blakemore-tube langdurig in situ
- Decubitus van de neusvleugel.
- Atelectase door verhoogde intrathoracale druk.
- Pulmonaal oedeem door druk van de ballonen op mediastinale structuren.

GEBRUIKTE LITERATUUR
- Turner NM, Vught AJ van. Advanced Paediatric Life Support. Nederlandse editie. Maarssen: Elsevier gezondheidszorg; 2004.
- Brink G van den. Leerboek intensive-care-verpleegkunde, deel 2. 4e druk. Maarssen: Elsevier gezondheidszorg; 2003.
- Hentzen J. Procedure 99, Gastric Lavage for Gastrointestinal Bleeding. In: Proehl JA. Emergency Nursing Procedures. 4e druk. St. Louis: Saunders Elsevier; 2008.

57 Het meten van de hoeveelheid urine met de blaasecho of bladderscan

M.M. Boerée, SEH-verpleegkundige

DOEL VAN DE HANDELING
Met een blaasecho kan de hoeveelheid aanwezige urine in de blaas worden gemeten.

ANATOMIE
Bij bepaalde klachten/aandoeningen is het van belang de inhoud van de blaas te meten zonder dat er gekatheteriseerd moet worden.

INDICATIES
- Meten van het aanwezige blaasvolume.
- Blaasvolume controleren voor en na een urinelozing.
- Residu meten na urinelozing.

CONTRA-INDICATIES
- Open wonden van de onderbuik: de gebruikte gel is een voedingsbodem voor bacteriën.
- Zwangerschap: het is onduidelijk of er urine of vruchtwater gemeten wordt.
- Pleisters/verbandmiddelen op of hechtingen in de onderbuik. Een echo meet niet door pleisters en hechtingen heen.
- Ascitesvocht in de onderbuik: het is onduidelijk of er urine of ascitesvocht gemeten wordt.
- Blaastumoren/blaascysten, ovariumcysten.
- Katheter à demeure in situ.

BENODIGDE MATERIALEN
- Bladderscan.
- Ultrasone gel.
- Alcohol 70%.
- Gazen 10 × 10 cm.
- Handdoek.

VOORBEREIDINGEN
1. Tref de voorbereidingen zoals beschreven in de inleiding van dit boek.
2. Zet het echoapparaat aan.
3. Kies het geslacht van de patiënt op het echoapparaat.

UITVOERING
1. Breng voldoende ultrasone gel aan: midden op de onderbuik 3 cm boven het schaambeen.
2. Zet de echokop midden op de buik, 3 cm boven het schaambeen, en richt deze naar caudaal.
3. Druk de scanknop in en houd deze ingedrukt totdat het apparaat piept. In de display moet de inhoud van de blaas in het midden van de display komen te staan. Het volume wordt nu weergegeven.
4. Controleer of de meting juist is en of de positie van de blaas in de display correct is. Herhaal anders stap 4 en 5.
5. Verricht drie metingen voor een betrouwbaar eindresultaat.

6 Reinig de buik van de patiënt met de handdoek en laat de patiënt weer een gewenste positie aannemen.
7 Reinig de echokop met gazen en 70% alcohol.
8 Noteer het resultaat van de meting in het medisch/verpleegkundig dossier.

UITVOERING BIJ EEN ANDERE LEEFTIJDSGROEP/ AFWIJKENDE ANATOMIE
- Stel de blaasecho in op het mannelijke geslacht bij vrouwen die een hysterectomie hebben ondergaan.
- Bij een obese patiënt dient de echokop circa 3-6 cm in de buik te worden gedrukt.
- De blaasecho kan bij alle leeftijden gebruikt worden.

COMPLICATIES
Inadequate meting door onjuist gebruik van de blaasecho.

GEBRUIKTE LITERATUUR
- URL: www.verathon.eu/verathon_BladderScan.html.
- McMahon M. Procedure 103, Diagnostic Bladder Ultrasound. In: Proehl JA. Emergency Nursing. St Louis: Saunders Elsevier; 2008.

58   Katheteriseren

K.J. Weststrate, Verpleegkundig Specialist SEH

DOEL VAN DE HANDELING
Het draineren van urine uit de blaas met behulp van een transurethrale katheter. In deze procedure worden de katheterisaties bij de vrouw en bij de man afzonderlijk beschreven.

INDICATIES
- Blaasretentie (obstructie, neurogene blaas).
- Urinemonster voor kweek of toxicologie.
- Monitoring urineproductie.
- Incontinentie.
- Vulling van de blaas voor diagnostische doeleinden (cystogram, echo).
- Bepalen van residu.
- Preoperatief.

CONTRA-INDICATIES
- Traumapatiënt met bloed aan de meatus (urethraletsel, bekkenfractuur).
- Mannelijke traumapatiënt met verdenking van urethraletsel na rectaal toucher.
- Urethrastrictuur.
- Bekende obstructie.

KATHETERISEREN VROUW

BENODIGDE MATERIALEN
- Katheterset (wattenbollen, glijmiddel, steriele onderlegger, pincet).
- Foley-katheter 14-16 charrière.
- Celstofmat.
- Onsteriele handschoenen.
- Steriele handschoenen.
- 10-cc-spuit.
- Steriel water.
- Urineopvangzak of urimeter.
- Urineopvangpotjes voor urinesediment en -kweek.
- Tape.

VOORBEREIDINGEN
1 Tref de voorbereidingen zoals beschreven in de inleiding van dit boek.
2 Open de katheterset en maak een steriel veld.
3 Bevochtig de wattenbollen met leidingwater. Plaats deze naast het steriele veld.
4 Open buitenverpakking katheter en verwijder onderste deel van binnenverpakking en bevestig urineopvangzak aan katheter. Verwijder restant binnenverpakking en plaats katheter zonder deze aan te raken terug op steriel veld.
5 Positioneer patiënt op celstofmat. Vraag de patiënt de benen te buigen en de knieën te spreiden. Eventueel één been opgetrokken en het andere been gestrekt.
6 Trek onsteriele handschoenen aan.
7 Spreid de labia majora met één hand. Met de andere hand worden achtereenvolgens de labia majora, minora en urethra schoongemaakt. Gebruik één wattenbol per gebied en maak een eenmalige beweging van boven naar beneden.

UITVOERING

1. Trek steriele handschoenen aan.
2. Breng glijmiddel aan op het uiteinde van de katheter (5-7 cm).
3. Plaats de steriele onderlegger onder patiënt.
4. Spreid labia majora met de niet-dominante hand en houd deze positie aan totdat de katheter in situ is.
5. Pak met de dominante hand de katheter en breng deze 5-7 cm in de urethra.
6. Voer de katheter nog 2-3 cm verder op, zodat deze goed in de blaas ligt.
7. Vul de ballon.
8. Trek de katheter voorzichtig terug totdat weerstand wordt gevoeld.
9. Fixeer de katheter op bovenbeen.
10. Draag zorg voor adequate drainage van urine.
11. Positioneer patiënt in comfortabele houding.
12. Vang zo nodig urine op voor laboratoriumonderzoek en/of -kweek.

AANDACHTSPUNTEN BIJ UITVOERING

- Bij vrouwen die de benen niet kunnen spreiden: vraag de patiënt op de zij te gaan liggen en het bovenste been op te trekken.
- Bij weerstand tijdens het inbrengen: vraag de patiënt te zuchten. Is dit niet afdoende: raadpleeg specialist.
- Bij pijn of weerstand tijdens het opblazen van de ballon: controleer of de katheter ver genoeg is ingebracht.
- Laat de katheter zitten na een mislukte poging. Dit voorkomt herhaling.
- Door verstopping van de katheter met glijmiddel of stolsels loopt urine niet altijd direct terug. Het opblazen van de ballon kan dit probleem oplossen. Controleer eerst of de katheter ver genoeg is ingebracht.

KATHETERISEREN MAN

BENODIGDE MATERIALEN

- Katheterset (wattenbollen, glijmiddel, steriele gatdoek, pincet).
- Foley- of Tiemann-katheter 14-16 charrière (bij hematurie een spoelkatheter 20-22 charrière).
- Celstofmat.
- Eén of twee spuiten met glijmiddel.
- Onsteriele handschoenen.

- Steriele handschoenen.
- 10-cc-spuit.
- Steriel water.
- Urineopvangzak of urimeter.
- Urineopvangpotjes voor urinesediment en -kweek.
- Tape.

VOORBEREIDINGEN

1. Tref de voorbereidingen zoals beschreven in de inleiding van dit boek.
2. Open de katheterset en maak steriel veld.
3. Bevochtig wattenbollen met leidingwater. Plaats deze naast steriel veld.
4. Open buitenverpakking katheter en verwijder onderste deel van binnenverpakking en bevestig urineopvangzak aan katheter. Verwijder restant binnenverpakking en plaats katheter zonder deze aan te raken terug op steriel veld.
5. Haal spuit met glijmiddel uit verpakking en plaats deze op steriel veld.
6. Positioneer patiënt en plaats celstofmatje over bovenbenen (knip eventueel gat in celstofmatje).
7. Trek onsteriele handschoenen aan.
8. Schuif het preputium terug.
9. Maak de glans en meatus schoon met de wattenbollen. Maak hierbij ronddraaiende beweging.
10. Breng gatdoek aan over penis.

UITVOERING

1. Trek steriele handschoenen aan.
2. Houd de penis verticaal en geef iets tractie met de niet-dominante hand.
3. Spuit langzaam één of twee spuiten glijmiddel in de urethra. Voorkom teruglopen glijmiddel door de urethra dicht te drukken achter de glans.
4. Breng de katheter 15-20 cm in totdat urine terugloopt.
5. Voer de katheter verder op tot de splitsing.
6. Fixeer de katheter met de niet-dominante hand.
7. Vul de ballon.
8. Trek de katheter voorzichtig terug totdat weerstand wordt gevoeld.
9. Schuif het preputium terug.
10. Fixeer katheter op bovenbeen.
11. Draag zorg voor adequate drainage van urine.

12 Positioneer patiënt in comfortabele houding.
13 Vang zo nodig urine op voor laboratoriumonderzoek en/of -kweek.

AANDACHTSPUNTEN BIJ UITVOERING
- Een vergrote prostaat kan weerstand geven tijdens het inbrengen van de katheter. Om de prostaat te passeren kan de penis wat meer horizontaal gehouden worden. Gebruik eventueel een Tiemann-katheter, waarbij de punt naar ventraal gehouden wordt. Is dit niet afdoende: raadpleeg specialist.
- Bij pijn of weerstand tijdens het opblazen van de ballon: controleer of de katheter ver genoeg is ingebracht.
- Door verstopping van de katheter met glijmiddel of stolsels loopt de urine niet altijd direct terug. Het opblazen van de ballon kan dit probleem oplossen. Controleer eerst of de katheter ver genoeg is ingebracht.

UITVOERING BIJ EEN ANDERE LEEFTIJDSGROEP/AFWIJKENDE ANATOMIE
- Maatvoering katheters bij kinderen (zie tabel 58.1).
- Opblazen ballon met 5 ml H_2O.
- Vraag bij kleine kinderen hulp bij het optrekken en spreiden van de benen.

Tabel 58.1 Maatvoering katheters bij kinderen	
leeftijd	maat (charrière)
neonaat	5
kind	8
1-3 jaar	8-10
3-9 jaar	10-12
9-14 jaar	12-16

COMPLICATIES
- Hematurie.
- Urethraruptuur.
- Fausse route (leasies van blaashals en prostaat).
- Urineweginfectie.
- Sepsis.
- Verstopping katheter door stolsels, sediment of slijm.

GEBRUIKTE LITERATUUR
- Bemoeilijkte mictie bij mannen. NHG-standaard.
- Procedure 104, Urinary Bladder Catheterization. In: Proehl JA. Emergency Nursing Procedures. St. Louis: Saunders Elsevier; 2008.

59 Het inbrengen van een suprapubiskatheter

K.J. Weststrate, Verpleegkundig Specialist SEH

DOEL VAN DE HANDELING
Het draineren van urine uit de blaas met behulp van een door de buikwand ingebrachte katheter. Over het algemeen wordt deze procedure uitgevoerd door de specialist. Er bestaan verschillende technieken om een suprapubiskatheter in te brengen. In deze procedure worden de meest gangbare technieken beschreven.

INDICATIES
- Vervanging van transurethrale katheter bij langdurige drainage (minder infectiegevaar).
- Aanwezigheid van stricturen of obstructie van urethra waardoor transurethrale katheterisatie niet mogelijk is.
- Bekkenfractuur met verdenking van urethraletsel.
- Zichtbaar urethraletsel.
- Atonie van de blaas.

CONTRA-INDICATIES
- Gebruik van anticoagulantia.
- Blaastumoren.
- Lege blaas.
- Operaties laag abdominaal.
- Zwangerschap.
- Obesitas.
- Bestralingstherapie in bekkengebied.

BENODIGDE MATERIALEN
- Set voor suprapubiskatheter.
- Opvangzak voor urine.
- Desinfectie voor de huid.
- Steriele gazen.
- Lidocaïne 1% of alternatief bij overgevoeligheid hiervoor.
- Spuit en naald voor verdoving.
- Steriele handschoenen.

- Hechtsetje.
- Eventueel scalpel nr. 11.
- Niet oplosbaar hechtmateriaal (bv. Ethilon® 3.0).
- Verbandmateriaal.
- Steriel water (bij ballonkatheter).

VOORBEREIDINGEN

1 Positioneer patiënt.
2 Controleer of de blaas is gevuld. Maak zo nodig gebruik van echo.

TROICART (CYSTOFIX®)

UITVOERING

1 Desinfecteer de huid.
2 Verdoof de insteekplaats: 2-3 cm boven de symphysis.
3 Breng de katheter verticaal in. Bij patiënten met laag-abdominale chirurgie in de voorgeschiedenis wordt de katheter in een hoek van 30 graden richting symphisis ingebracht. Voer de katheter verder in totdat urine wordt gezien. Breng katheter nog 4-5 cm verder in of totdat flens de huid raakt.
4 Verwijder de troicart.
5 Breng de katheter in.
6 Verwijder het mandrin door deze open te buigen.
7 Verbind de katheter met de opvangzak.
8 Hecht de katheter aan de huid.
9 Verbind de insteekplaats.
10 Fixeer de katheter met behulp van tape aan buik/bovenbeen.
11 Draag zorg voor adequate urinedrainage.

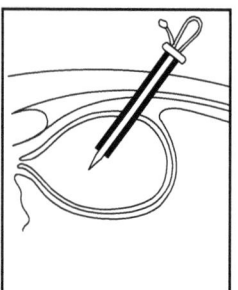 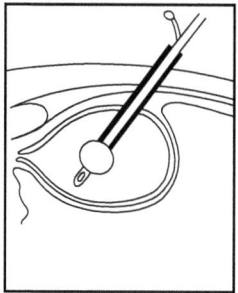 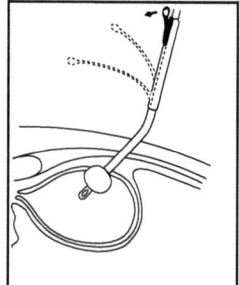

Figuur 59.1 *Katheter met troicart (Cystofix®, Bard®).*

SELDINGER-TECHNIEK

UITVOERING

1. Desinfecteer de huid.
2. Verdoof de insteekplaats.
3. Maak een kleine incisie 2-3 cm boven de symphisis, onder de bovenste blaaswand tot op de fascie.
4. Prik de blaas verticaal aan met spuit en lange naald (in set aanwezig). Doe dit in een hoek van 30 graden richting symphysis bij patiënten met laag-abdominale chirurgie in de voorgeschiedenis.
5. Verwijder spuit en breng voerdraad in de blaas via de naald.
6. Breng troicart met mandrin via voerdraad in de blaas.
7. Verwijder de voerdraad.
8. Verwijder de troicart (laat het mandrin zitten).
9. Breng de katheter in.
10. Blaas de ballon op.
11. Verwijder het mandrin door deze open te buigen.
12. Trek de katheter voorzichtig terug totdat de ballon de blaaswand raakt.
13. Verbind de katheter met de opvangzak.
14. Verbind de insteekplaats.
15. Fixeer de katheter met behulp van tape aan buik/bovenbeen.
16. Draag zorg voor adequate urinedrainage.

UITVOERING BIJ EEN ANDERE LEEFTIJDSGROEP/AFWIJKENDE ANATOMIE

- Kies voor kinderen voor een pediatrische of neonatale set.
- Bij afwijkende anatomie: raadpleeg specialist.

COMPLICATIES

- Perforatie van ondergelegen structuren (darmen, peritoneum).
- Hematurie.
- Infectie insteekplaats.
- Huiddefect ter plaatse van de insteekopening.

GEBRUIKTE LITERATUUR

- Procedure 105, Suprapubic Urine Aspiration. In: Proehl JA. Emergency Nursing Procedures. St. Louis: Saunders Elsevier; 2008.
- URL: www.bjui.org.

60 Het beluisteren van foetale harttonen

P.A.H. Kunkeler, opleider O&G en O&G-verpleegkundige

DOEL VAN DE HANDELING
Het bepalen van de aanwezigheid en de frequentie van foetale hartactie.

ANATOMIE
Bij een patiënte met een amenorroeduur langer dan de twaalf weken en een mogelijke zwangerschap is het van belang om de foetale hartactie te beoordelen. Dit is wel afhankelijk van de situatie en de zwangerschapsduur.

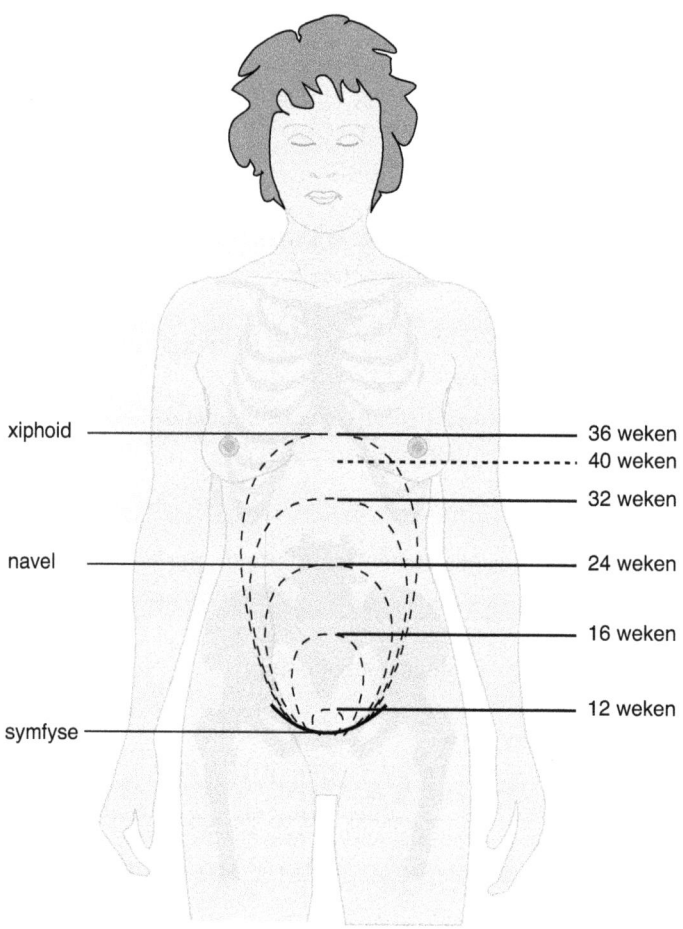

Figuur 60.1 *De zwangerschapsduur in weken met de bijbehorende fundushoogte.*

INDICATIES
- Minimale graviditeit of amenorroeduur van twaalf weken.
- Indien de patiënte in partu is.
- Doorgemaakt trauma of onderliggend lijden waarbij risico bestaat voor de zwangere of de foetus (soms is dit alleen ter geruststelling van de patiënte).

CONTRA-INDICATIES
- Het trauma of de ziekte is te acuut, waarbij de foetale hartactie op dat moment geen beslissende waarde heeft voor het medisch beleid. De prioriteit ligt bij gezondheidssituatie van de zwangere.
- Abortus.
- Eerder vastgestelde intra-uteriene vruchtdood.
- Zwangerschapsduur onder de twaalf weken.
- Congenitale afwijkingen van het ongeboren kind waarbij de prognose niet met het 'leven verenigbaar is' (bv. trisomie-18).

BENODIGDE MATERIALEN
- Doptone.
- Ultrasonegel.

Op verzoek van de gynaecoloog:
- CTG-apparaat: dit registreert voor een korte of langere tijd de foetale hartactie in relatie tot de uteruscontracties. Meestal gebeurt dit uitwendig (alleen bij zwangerschapsduur langer dan de 26 weken te gebruiken).

VOORBEREIDINGEN
1 Tref de voorbereidingen zoals beschreven in de inleiding van dit boek.
2 Laat patiënte voorafgaand aan de handeling uitplassen.
3 Leg de patiënte in rugligging.

UITVOERING
1 Bepaal de plaats waar de doptone het best geplaatst kan worden:
  – bij een amenorroeduur of graviditeit van rond de twaalf weken wordt de foetale hartactie net boven de symfyse beluisterd;
  – later in de zwangerschapsduur kan men bij een hoofdligging de hartactie het beste beluisteren halverwege de afstand symfyse-navel aan de zijkant van de uterus waar de meeste weerstand te voelen is; dat is dan aan de rugkant van het kind.
2 Breng op die plek een flinke ruime hoeveelheid ultrasone gel aan.

3 Zet de doptone aan.
4 Plaats de kop en luister naar de hartactie.
5 Tel de aanwezige foetale hartactie gedurende vijftien seconden en bereken deze per minuut. De normale foetale hartfrequentie is tussen de 110-150 slagen per minuut. Afhankelijk van de zwangerschapsduur daalt de hartslag tot 110-120 slagen per minuut in de à terme periode.
6 Verplaats de doptone over de buik als de hartactie niet te horen is.
7 Wacht niet te lang om een collega te halen als u geen harttonen hoort.

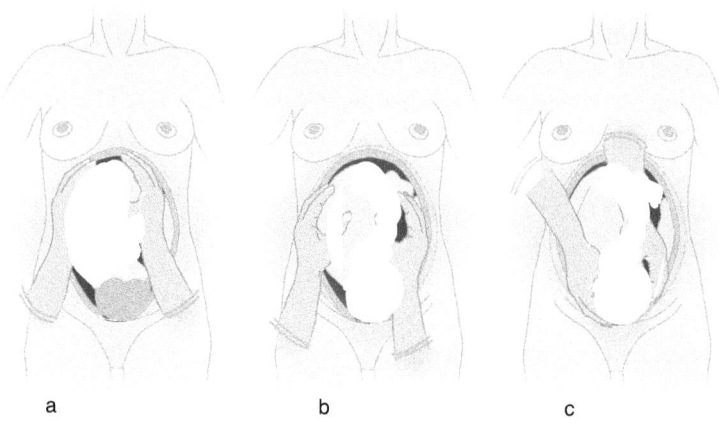

Figuur 60.2 *Uitwendig onderzoek van de zwangere (handgrepen van Leopold).*
A Bepalen van de fundushoogte.
B Palpatie aan weerszijden van de uterus; waar de meeste weerstand wordt gevoeld, ligt de rug van het kind.
C Bepaling van de aard en de indaling van het voorliggende deel.

UITVOERING BIJ EEN ANDERE LEEFTIJDSGROEP/
AFWIJKENDE ANATOMIE
- Beluister de harttonen bij een stuitligging aan de zijkant van de uterus waar de meeste weerstand te voelen is, maar dan boven de navel.
- Meet gelijktijdig bij een meerling van elk kind apart de foetale hartactie. Bij zwangerschapsduur onder de zestien weken is dat lastig. Meestal wordt er met een echoscopie naar de aanwezigheid en frequentie van de foetale hartactie gekeken.

AANDACHTSPUNTEN BIJ UITVOERING
- Gebruik voldoende ultrasone gel.
- Controleer gelijktijdig ook de maternale hartactie om verwarring van de hartslagen te voorkomen. Als de zwangere een hoge hartfrequentie heeft, meet dan ook gelijktijdig de foetale hartactie (dit kunnen tekenen van infectie of foetale nood zijn).
- Soms zijn er ook andere geluiden te horen zoals:
  - peristaltiek van de moeder;
  - bewegingen van kind;
  - bloedstroomveranderingen in de navelstreng.

COMPLICATIES
- Bij te vaak manueel cortonen luisteren kan de uterus geprikkeld worden, wat uteruscontracties tot gevolg kan hebben.
- Overgevoeligheidsreactie voor de ultrasone gel.

GEBRUIKTE LITERATUUR
- Prins M et al. Praktische verloskunde. 11^e druk. Houten: Bohn Stafleu van Loghum; 2004.
- Göbel R. Leerboek obstetrie- & gynaecologieverpleegkunde, Algemeen. 1^e druk. Maarssen: Elsevier gezondheidszorg; 2008.

61 De spoedbevalling

P.A.H. Kunkeler, opleider O&G en O&G-verpleegkundige

DOEL VAN DE HANDELING
Het assisteren bij en uitvoering van een deel van de uitdrijving bij een partus in acute situaties.
In onderstaande tekst wordt uitgegaan van een bevalling in achterhoofdsligging met het achterhoofd voor (Aav). Dit is de meest voorkomende ligging van de baby tijdens een bevalling.
Naast de beschrijving van een partus in achterhoofdsligging worden ook specifieke spoedprocedures besproken.

ANATOMIE
Tekenen van een naderende bevalling zijn:
- Pijnlijke contracties van de uterus (weeën). De pijn van de contracties kan zich concentreren in de buik, rug of benen (respectievelijk buik-, rug- en beenweeën). Een wee is pas een wee als het effect op de ontsluiting heeft. De mate van ontsluiting is alleen te bepalen met

een vaginaal toucher (VT) door een ervaren en bekwaam hulpverlener.
- Bloed- en slijmverlies (slijmprop).
- Verlies van vruchtwater. Let op de kleur van het vruchtwater. Is dit niet helder is maar groen, bruin of gelig, dan is er mogelijk sprake van meconiumhoudend vruchtwater. De foetus heeft intra-uterien ontlasting geloosd. Meld en rapporteer dit; het kan een teken van foetale nood zijn.

INDICATIES

Voor het assisteren en begeleiden van een bevalling buiten een afdeling verloskunde bestaan de volgende indicaties:
- De bevalling vindt te snel plaats, waardoor er onvoldoende tijd is om de patiënte van een niet-verloskundige afdeling naar de verloskamer over te plaatsen. De verpleegkundige assisteert de arts/verloskundige.
- De patiënte is te ziek of heeft een trauma gehad en gezien de gezondheidssituatie van de patiënte is zij niet stabiel genoeg om haar over te plaatsen naar de verloskamers.
- De patiënte bevalt te snel; er is geen tijd om een arts of verloskundige in te schakelen. De verpleegkundige zal in deze noodsituatie de uitdrijving begeleiden.

CONTRA-INDICATIES

Onbekwaamheid van de verpleegkundige. Het uitvoeren van een bevalling is een voorbehouden handeling.

BENODIGDE MATERIALEN BIJ NORMALE BEVALLING
- Steriele partusset. Deze moet minimaal bestaan uit twee kochers en een (navelstreng)schaar. Een episiotomieschaar is niet noodzakelijk. Bij de incidentele begeleiding door een onervaren zorgverlener van een partus moet een episiotomie achterwege blijven.
- Steriele gazen.
- Navelklem.
- Vliezenbreker.
- Persoonlijk beschermingmateriaal voor de arts/verloskundige en verpleegkundige.
- Doptone en ultrasonegel.
- CTG-apparaat afhankelijk van de zwangerschapsduur (zie procedure 60).
- Warme doeken en mutsje.

- Medicatie om lokaal anesthesie te kunnen geven voor het infiltreren van het perineum (lidocaïne 1%).
- Hechtmateriaal.
- Materiaal om een infuus in te brengen.
- Infuusvloeistoffen.
- Materiaal voor een blaaskatheterisatie.
- Verlostang en vacuümapparaat.
- Slijmzuiger of uitzuiginstallatie.
- Zuurstof.
- Oxytocine (Syntocinon®).
- Po of nierbekken.
- Reanimatietafel voor pasgeborene (afhankelijk van te verwachte conditie van ongeboren kind en zwangerschapsduur).
- Materiaal voor een perimortem sectio caesarea.
- Transportcouveuse (afhankelijk van conditie pasgeborene).

VOORBEREIDINGEN
1 Licht de patiënte in over de huidige situatie en omstandigheden.
2 Leg de patiënte in een comfortabele houding.
3 Controleer voor gebruik de werking van de doptone of CTG-apparaat.
4 Zet partusmateriaal volgens protocol klaar.
5 Zorg voor een aangename temperatuur in de kamer waar de patiënte bevalt.

UITVOERING
Uitdrijvingsfase
1 Assisteer de arts/verloskundige tijdens de bevalling.
2 Observeer en noteer vitale en obstetrische parameters (vaginaal bloed, slijm en vochtverlies). Rapporteer afwijkingen aan arts/verloskundige.
3 Ondersteun de patiënte door bijvoorbeeld de benen te ondersteunen, drinken en koud washandje te geven en onderleggers regelmatig te verwisselen.
4 Zorg ervoor dat de patiënte regelmatig urineert. (Soms is een blaaskatheterisatie noodzakelijk.)
5 Luister na elke perswee naar de foetale hartactie met behulp van doptone of CTG (zie procedure 60).
6 Begeleid zelf de uitdrijving als er geen arts/verloskundige aanwezig is, zoals hieronder staat beschreven.
7 Laat de patiënte op het hoogtepunt van een wee meepersen als zij reflectoire (onhoudbare) persdrang heeft. Bij drukgevoel zonder

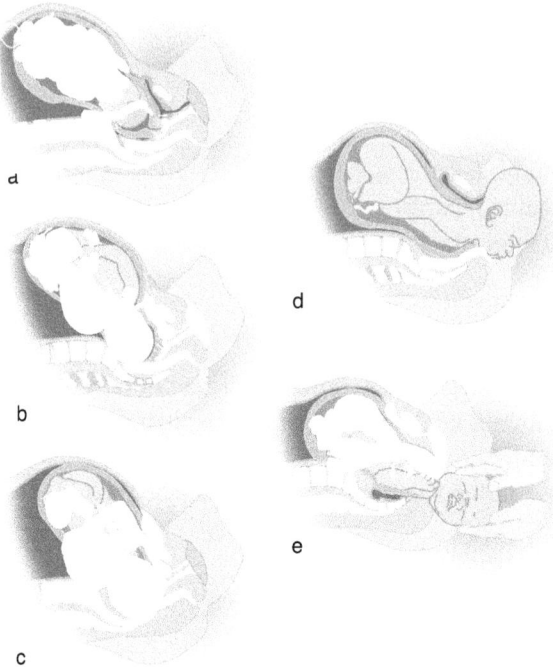

Figuur 61.1 De inwendige en uitwendige spildraai.
a. Achterhoofd linksdwars; b. en c. Achterhoofd linksvoor;
d. Achterhoofd voor; e. Correctiedraai naar achterhoofd linksdwars.

persdrang: moedig patiënte aan te blijven zuchten of puffen. Voorkom dat de vrouw actief gaat meepersen bij niet-volledige ontsluiting. Door actief mee te persen zonder volledige ontsluiting (VO) kan de cervix oedemateus worden. Dit kan de bevalling stagneren.
8 Ontdoe de patiënte van haar onderkleding als er geen arts/verloskundige aanwezig is om de ontsluiting te kunnen beoordelen.
9 Kijk of het perineum opbolt of in de vulva een voorliggend deel van het kind te zien is. Als dit wordt gezien, mag er vanuit worden gegaan dat de patiënte VO heeft.
10 Laat de patiënte actief meepersen bij VO zoals zij dit heeft geleerd in de voorbereiding op de bevalling of op haar gevoel.
11 Coach de patiënte tijdens de bevalling in wat ze wanneer moet doen. Het coachen gebeurt door één persoon, meestal is dit de arts of verloskundige. Een coöperatieve vrouw is van belang voor een rustig verloop van een bevalling. Regelmatig oogcontact tus-

sen degene die de bevalling leidt en de barende heeft een positieve invloed op het verloop.

12 Laat de patiënte haar benen zelf vasthouden, haar ogen openhouden en persen richting buik. Per contractie kan zij vaak meerdere keren persen.

13 Laat de patiënte tussendoor uit- en weer inademen. De duur van de uitdrijving van een eerste kind is gemiddeld een uur. Bij een volgend kind is deze tijd (veel) korter. Wees alert bij een acute bevalling: het kind kan erg snel geboren worden, soms binnen enkele seconden/minuten, zeker bij een vroeggeboorte (stortbevalling).

14 Laat de patiënte afwisselend zuchten en een beetje meepersen bij het geboren worden van het hoofdje (gedoseerd persen). Als het hoofd na het persen niet meer terug glijdt in de vagina 'staat' het hoofd en wordt het kind binnen enkele weeën geboren.

15 Laat de patiënte tijdens de wee zuchten (zonder persen) als de bevalling snel gaat (coach de patiënte). Het hoofd wordt langzaam geboren.

16 Voel na de geboorte van het hoofd in de nek of de navelstreng om het hoofdje zit en schuif deze voorzichtig over het hoofdje. Trek nooit hard aan de navelstreng. Lukt het afschuiven niet: plaats twee kochers op de navelstreng met 2 cm ruimte ertussen. Knip de navelstreng door tussen de kochers. Bevrijd de hals van de navelstreng.

17 Omvat vervolgens het hoofd biparietaal met beide handen.

18 Beweeg het hoofd voorzichtig sacraalwaarts. Laat de patiënte wel meepersen. De voorste schouder wordt onder de symfyse door geboren.

19 Beweeg het hoofd vervolgens richting de symfyse van de patiënte en laat de patiënte nu zuchten. Hiermee wordt schade aan het perineum bij de ontwikkeling van de achterste schouder voorkomen/beperkt.

20 Haak met de vingers onder de oksels van het kind, beweeg het symfysewaarts, richting de buik van de patiënte. Het lichaam wordt meestal in één keer geboren.

21 Leg het kind op de buik van de patiënte en droog de pasgeborene af. Wikkel het in warme doeken en geef het een mutsje om afkoeling te voorkomen.

22 Controleer snel de conditie van de pasgeborene via de APGAR-score (zie tabel 61.1). Uitzuigen is niet noodzakelijk als de ademhaling van de pasgeborene goed is.

23 Navel het kind af door de navelklem minimaal twee vingers vanaf de buikwand van de pasgeborene te zetten. Plaats 2 cm verder een kocher en knip de navelstreng hier tussen door. Als de vader aanwezig is kan hij dit doen. Dit is vaak een emotioneel moment.
24 Plaats een tweede kocher bij de vulva en neem desgevraagd bloedgassen af uit de navelstreng (één uit navelarterie en één uit navelvene).
25 Breng zo nodig de pasgeborene naar de reanimatietafel voor onderzoek of behandeling (vroeggeboorte, slechte conditie kind). Laat de patiënte niet alleen.
26 Noteer de tijd van VO, actief meepersen, van geboorte, APGAR-score na één en vijf minuten en alle andere relevante acties en observaties.

Tabel 61.1 De APGAR-score

cijfer	0	1	2
hartslag	geen	< 100/min	> 100/min
ademhaling	geen	zwak gehuil, lucht happen	doorschreeuwen, goede ademhaling
spiertonus	slap	hypotonie, lichte buiging extremiteiten	actieve beweging, weerstand tegen passieve beweging
reflexreactie op slijmzuiger, voetzool	geen	grimas of enige beweging	hoesten of niezen, huilen, trekt voet weg
kleur	blauw of wit	romp roze, extremiteiten blauw	geheel roze

Placentaire fase

27 Beoordeel na de geboorte van het kind de uterus: deze moet rond de navel staan en goed gecontraheerd zijn: een harde bol.
28 Geef desgevraagd oxytocine i.v. of i.m. (5-10 IEH).
29 Controleer of de placenta los ligt door de handgreep van Küstner toe te passen (zie figuur 61.2). Wacht geduldig, zolang de patiënte niet ruim vloeit. Trek nooit hard aan de navelstreng; de kans bestaat dat deze afscheurt.
30 Plaats een placentapo of nierbekken onder de billen van de patiënte.
31 Vraag de patiënte nog eenmaal mee te persen als de placenta los ligt. Na vijf tot tien minuten na toediening van oxytocine wordt de placenta geboren. Vloeit de patiënte ruim en is de placenta nog niet geboren, leeg dan de blaas door deze te katheteriseren.

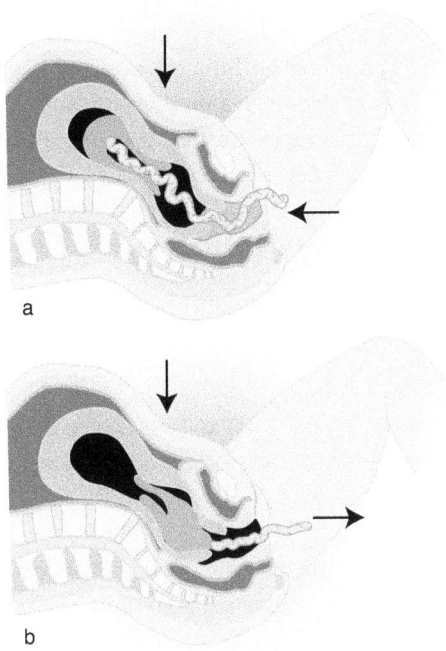

Figuur 61.2 Handgreep van Küstner in het nageboortetijdperk.
a. Bij de handgreep van Küstner wordt een vastzittende placenta met de uterus omhooggedrukt, waardoor de navelstreng naar binnen wordt getrokken.
b. Een losliggende placenta wordt met de navelstreng iets naar buiten gedrukt.

32 Meet het totaal bloedverlies dat opgevangen is in placentapo. Bij twijfel over hoeveelheid: weeg ook de onderleggers.

Postplacentaire fase
33 Assisteer bij inspectie van het perineum. Alleen een arts of verloskundige mag ontstane rupturen hechten.
34 Zet de volgende benodigdheden voor het hechten klaar (zie procedure 81):
  – hechtset;
  – hechtmateriaal (bij voorkeur oplosbaar, bijvoorbeeld Vicryl®);
  – lokaal anesthesie (bijvoorbeeld lidocaïne 1% zonder adrenaline);
  – 10-cc-spuit en naald;
  – steriele gazen;
  – eventueel een gynaecologische (gaas)tampon.

35 Leg de patiënte in de beensteunen tijdens het hechten. Is dit niet mogelijk, dan is een omgekeerd metalen nierbekken onder de billen een goed alternatief.
36 Noteer het soort ruptuur, het gebruikte hechtmateriaal, de wijze van hechten, het aantal en of deze verwijderd moeten worden.
37 Controleer regelmatig de hoeveelheid bloedverlies, de hoogte van de fundus, de contractiliteit van de uterus en zo nodig vitale functies.
38 Blijf ook op de conditie van de pasgeborene letten (APGAR).

SPOEDPROCEDURES

UITVOERING
Vacuümextractie
Vacuümextractie wordt uitgevoerd door een arts of klinisch verloskundige onder supervisie (zie figuur 61.3).
1 Informeer de patiënte.
2 Leg de patiënte in de beensteunen. Is dit niet mogelijk, dan is een omgekeerd metalen nierbekken onder de billen een goed alternatief.
3 Zet de volgende extra benodigdheden klaar:
 – steriele zoete olie of gel om de vacuümcup mee in te smeren (vergemakkelijkt het inbrengen);
 – vacuümcup en vacuümpomp en eventueel verlostang (als vacuümextractie mislukt);
 – lokale anesthesie (lidocaïne 1%, om perineum te infiltreren).

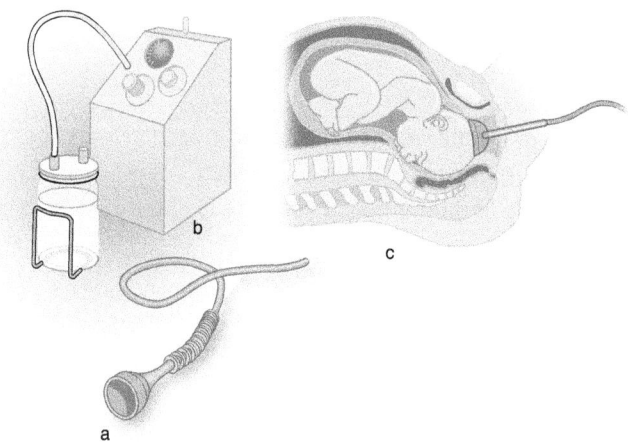

Figuur 61.3 *Vacuümextractie: a. vacuümcup; b. vacuümpomp; c. vacuümextractie.*

4 Katheteriseer de blaas voorafgaand aan het inbrengen van de vacuümcup (voorkomt laesies aan de blaas).
5 Zuig in overleg met arts de vacuümpomp aan tot 0,8 atmosfeer na het in- en aanbrengen van de vacuümcup. Tijdens een perswee wordt eerst een proeftractie gedaan. Als het hoofd volgt, zal bij de volgende perswee de extractie volgen. Zo nodig wordt een episiotomie uitgevoerd.
6 Hef na geboorte van het hoofd direct het vacuüm op.
7 Verwijder de cup van het hoofd.
8 Voer verdere handelingen uit zoals beschreven is bij de uitdrijving, de placentaire fase en de postplacentaire fase van een normale bevalling. Let op: bij kunstverlossingen heeft de patiënte een verhoogde kans op een haemorrhagia post partum. Hiervan wordt gesproken bij meer dan 1000 ml bloedverlies.

Forcipale extractie (tangverlossing)

Forcipale extractie wordt uitgevoerd door een arts of klinisch verloskundige onder supervisie (zie figuur 61.4).
1 Informeer de patiënte.
2 Leg de patiënte in de beensteunen. Is dit niet mogelijk, dan is een omgekeerd metalen nierbekken onder de billen een goed alternatief.
3 Zet de volgende extra benodigdheden klaar:
   – steriele zoete olie of gel om verlostang mee in te smeren (vergemakkelijkt het inbrengen);
   – forceps (verlostang);
   – lokale anesthesie (lidocaïne 1%, om perineum te infiltreren).
4 Katheteriseer de blaas voorafgaand aan het inbrengen van de tang (voorkomt laesies aan de blaas).

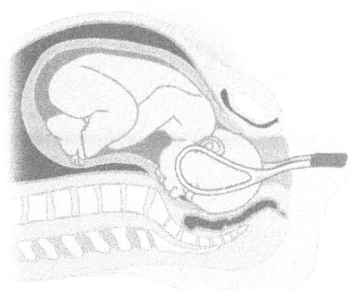

Figuur 61.4 Forcipale extractie.

5 Assisteer de arts/verloskundige zo nodig bij inbrengen van de lepels. Tijdens een perswee wordt eerst een proeftractie gedaan. Als het hoofd volgt, zal bij de volgende perswee de extractie volgen. Bij spoed kan ook zonder wee een extractie volgen. Zo nodig wordt een episiotomie uitgevoerd.
6 Voer verdere handelingen uit zoals beschreven is bij de uitdrijving, de placentaire fase en de postplacentaire fase van een normale bevalling. Let op: bij kunstverlossingen heeft de patiënte een verhoogde kans op een haemorrhagia post partum.

Sectio caesarea
De sectio caesarea is een obstetrische operatieve ingreep, die altijd wordt uitgevoerd door een arts.
1 Informeer de patiënte.
2 Breng een katheter à demeure in.
3 Stel de kinderarts volgens afdelingsbeleid op de hoogte.
4 Instrueer de aanstaande vader en begeleid hem zo mogelijk naar de OK.
5 Controleer de werking van de doptone of het CTG-apparaat. Neem een van de twee mee naar de operatiekamer.

Perimortem sectio caesarea
In zeldzame gevallen is het noodzakelijk bij een zwangerschapsduur boven de 24 weken een *perimortem sectio caesarea* te verrichten op de afdeling/traumakamer. Als pogingen tot reanimatie van de zwangere geen resultaat hebben, wordt er na vier minuten een sectio verricht door de meest ervaren hulpverlener. Het effect dat men wil bereiken, is het opheffen van het vena-cava-inferiorsyndroom. Hierdoor neemt de veneuze return toe en wordt de circulatie geoptimaliseerd. Op de voorgrond staat in deze situatie het redden van het leven van de patiënte.
1 Licht de aanstaande vader in over de procedure en zorg voor begeleiding indien hij aanwezig is.
2 Assisteer de arts.
3 Vraag om assistentie en verdeel de taken.
4 Zet de volgende benodigdheden klaar:
   – mes en mesheft;
   – gazen;
   – kochers;
   – navelklem.
5 Continueer reanimatie tijdens de sectio.
6 Draag zorg voor opvang van de pasgeborene (zie uitdrijving normale bevalling).

7 Breng de patiënte na stabilisatie naar de operatiekamer waar de placenta wordt verwijderd en de sectiowond wordt gehecht.
8 Noteer de tijd van geboorte, de gemeten hoeveelheid bloedverlies en andere relevante acties en observaties.
9 Draag zorg voor intercollegiale opvang na een dergelijke gebeurtenis.

Schouderdystocie
Hierbij haakt de voorste schouder achter de symfyse.
1 Licht de patiënte in over de procedure.
2 Leg de patiënte in de beensteunen en maak een dwarsbed. Is dit niet mogelijk, dan is een omgekeerd metalen nierbekken onder de billen een goed alternatief.
3 Pas de McRoberts-manoeuvre toe (zie figuur 61.5).
   - Laat de patiënte zelf haar benen vastpakken en ze maximaal buigen met knieën richting neus.
   - Beweeg het hoofd van het kind sacraalwaarts.
   - Laat de patiënte meepersen. De assisterende geeft pressie boven de symfyse.
   - Ga aan de rugkant van het kind staan (assisterende) als het kind niet geboren wordt.
   - Laat de patiënte niet meepersen.
   - Plaats (assisterende) de platte handen boven de symfyse.

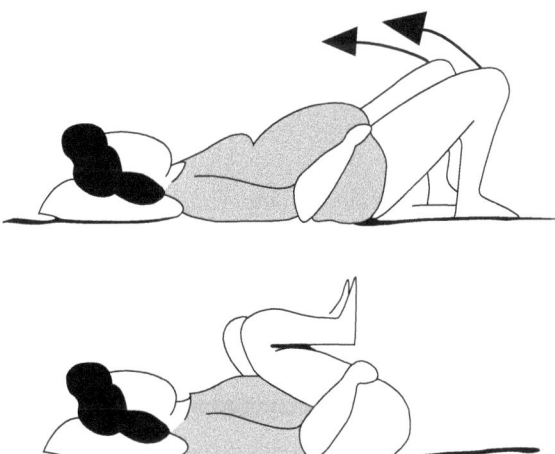

Figuur 61.5 McRoberts-manoeuvre.
De bovenbenen van de patiënte worden maximaal geflecteerd. Dit resulteert in een rotatie van het bekken waardoor de symfyse naar boven draait en de hoek tussen de lumbale en sacrale wervelkolom wordt verkleind.

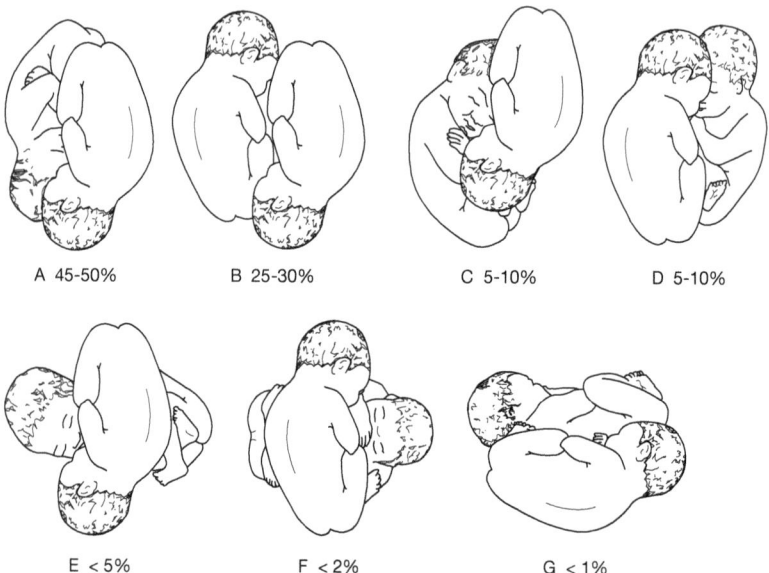

Figuur 61.6 *Verschillende liggingsvormen van tweelingen met het percentage van voorkomen.*

- Geef impressie (assisterende) via de buik van de patiënte op de schouder van het kind, richting de zijkant.
- Beweeg het hoofd sacraalwaarts.
- Laat de patiënte nu weer meepersen.
- Het lichaam wordt geboren.
4 Soms is het zetten van een episiotomie noodzakelijk om meer ruimte te krijgen in het bekkenbodemgebied.
5 Andere handelingen om het kind geboren te laten worden zijn: roteren van de schouderkolom, afhalen achterste arm en Zavanelli-methode (hoofd terug duwen en sectio verrichten).
6 Voer verdere handelingen uit zoals beschreven is bij de uitdrijving, placentaire fase en postplacentaire fase van een normale bevalling. Let op: bij een schouderdystocie heeft de patiënte een verhoogde kans op een haemorrhagia post partum.

Meerlingbevalling
Afhankelijk van de ligging van de kinderen kan de bevalling vaginaal of met behulp van een sectio caesarea plaatsvinden. Als het eerste kind in hoofdligging ligt, kan de bevalling in principe vaginaal plaatsvinden. Ligt het eerste kind in stuitligging, dan is er een verhoogde kans op verhaking. Het hoofd van het eerste kind kan achter het hoofd van

een tweede kind blijven haken. Met name bij monochoriale tweelingen is er risico op het optreden van deze zeldzame complicatie.
Na geboorte van het eerste kind kan een liggingsafwijking (dwarsligging, afwijkende hoofdligging of afwijkende stuitligging) van het tweede kind optreden. De arts kan proberen dit manueel te corrigeren met een vaginaal toucher of uitwendige methode.
1 Licht de patiënte in over de procedure.
2 Zorg voor aanwezigheid van de volgende extra benodigdheden:
   - echoscopieapparaat;
   - ultrasone gel;
   - tweede partusset en extra klemmen om de placenta van ieder volgend kind te markeren.
3 Voer de handelingen uit zoals beschreven is bij de uitdrijving, placentaire fase en postplacentaire fase van een 'normale' bevalling. Let op: bij een meerling heeft de patiënte een verhoogde kans op een haemorrhagia post partum.

Stuitligging
In principe vindt bij een stuitligging (zie figuur 61.7) de bevalling plaats onder leiding van een gynaecoloog.
1 Licht de patiënte in over de procedure.
2 Leg de patiënte in een dwarsbed.
3 Zet de volgende extra benodigdheden klaar:
   - forceps (verlostang) speciaal voor nakomend hoofd bij een stuitligging;
   - lokale anesthesie (lidocaïne 1%) om perineum te infiltreren.

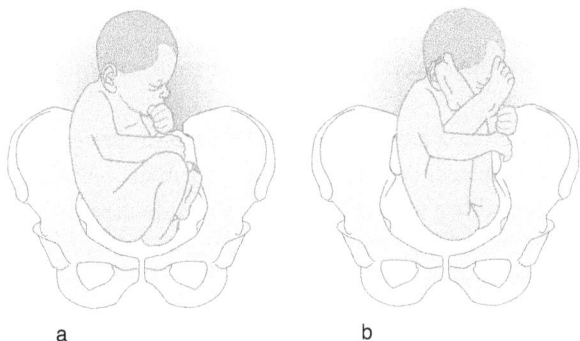

a   b

Figuur 61.7 *Stuitligging.*
a. Volkomen stuitligging: flexie in heup- en kniegewrichten; de voeten bevinden zich naast het sacrum.
b. Onvolkomen stuitligging: flexie in heupgewrichten en extensie in kniegewrichten; de benen liggen opgeslagen voor de buik van het kind.

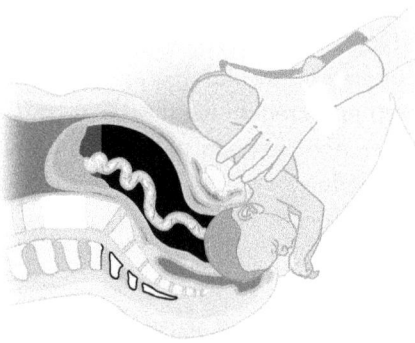

Figuur 61.8 *Handgreep van Bracht bij de geboorte in stuitligging.*

4 Katheteriseer voorafgaand aan de baring de blaas indien mogelijk.
5 Leg de benen van de patiënte in de beensteunen, zodat er voldoende ruimte is om het kind geboren te laten worden. Het alternatief staat bij punt 35 van de postplacentaire fase beschreven.
6 Ontwikkel het kind volgens de handgreep van Bracht (zie figuur 61.8).
   – Laat de patiënte persen tot de scapulapunten zijn geboren, raak het kind niet aan (dit kan een ademprikkel geven)!
   – Omvat de stuit met de vingers en de duimen evenwijdig met de bovenbenen van het kind.
   – Breng het lichaam symfysewaarts, richting de buik van de patiënte.
   – Assisterende geeft krachtige expressie boven de symfyse, op het hoofd van het kind.
   – Ga over tot een partiële stuitextractie, als de armen zijn opgeslagen.
7 Voer de handelingen uit zoals beschreven is bij de uitdrijving, placentaire fase en postplacentaire fase van een 'normale' bevalling. Let op: bij een stuitbevalling waar manipulaties aan de uterus hebben plaatsgevonden, heeft de patiënte een verhoogde kans op een haemorrhagia post partum.

Navelstrengprolaps
Dit is het uitzakken van de navelstreng als de vliezen gebroken zijn.
1 Leg de patiënte in bed.
2 Licht de patiënte in over de procedure.
3 Zorg voor begeleiding en zo nodig ondersteuning van de benen.

4 Voorkom afklemming van de navelstreng door het voorliggend deel manueel op te drukken of de blaas retrograad te vullen.
5 Bereid de patiënte voor op een vaginale partus of sectio caesarea. Dit is afhankelijk van de situatie (ontsluiting en foetale nood).
6 Voer de verdere handelingen uit zoals beschreven is bij de uitdrijving, placentaire fase en postplacentaire fase van een 'normale' bevalling als de patiënte vaginaal bevalt.

COMPLICATIES
Pasgeborene
- Geboortetrauma (o.a. asfyxie, fracturen, verlammingen).
- Intra-uteriene vruchtdood, dood durante-partum en postpartum.

Vrouw
- Hypovolemische shock door vaginaal bloedverlies (bijvoorbeeld atonie van de uterus).
- Rupturen aan de genitalia.
- Verhoogde kans op infecties.
- Verhoogde kans op mortaliteit en morbiditeit na complexe obstetrische complicaties.

GEBRUIKTE LITERATUUR
- Göbel R. Leerboek obstetrie- & gynaecologieverpleegkunde, Algemeen. 1^e druk. Maarssen: Elsevier gezondheidszorg; 2008.
- Heineman MJ. Obstetrie en gynaecologie, De voortplanting van de mens. Maarssen: Elsevier gezondheidszorg; 2007.
- Kunkeler P. Leerboek obstetrie- & gynaecologieverpleegkunde, Obstetrie. 1^e druk. Maarssen: Elsevier gezondheidszorg; 2008.
- Prins M et al. Praktische verloskunde. 11^e druk. Houten: Bohn Stafleu van Loghum; 2004.

Het toepassen van immobilisatietechnieken

II

62 Het manueel fixeren van de wervelkolom
63 Het aanbrengen van een nekkraag
64 Het aanbrengen van een backboard
65 Het aanbrengen van een spin en headblocks
66 De logroll
67 Het handmatig doorzagen van een ring
68 Het verwijderen van een piercing
69 Het aanbrengen en verwijderen van een vacuümspalk
70 Het aanbrengen van tractiemateriaal: Donway, Sager, Hare
71 Het aanbrengen van de bekkenstabilisator: T-pod® en SAM-sling

62 Het manueel fixeren van de wervelkolom

B. de Bruine, IC-verpleegkundige

DOEL VAN DE HANDELING
Het beperken en of voorkomen van schade aan de wervelkolom na een trauma.

ANATOMIE
Door middel van het manueel fixeren van de wervelkolom wordt bereikt dat deze in een neutrale positie gestabiliseerd wordt, waardoor secundaire schade aan de wervelkolom voorkomen kan worden.

INDICATIES
Iedere patiënt bij wie het traumamechanisme, de symptomen of het klinisch onderzoek aanwijzingen geven voor (verdenking van) letsel van de wervelkolom, zoals:
- Ongelukken met acceleratie, deceleratie of rotatie van de hals of de romp.
- Iedere val, voornamelijk bij ouderen.
- Patiënten na het duiken in ondiep water.

- Hoofd-, nek- of gelaatstrauma.
- Ejectie of val van gemotoriseerd of door mensenkracht versneld voertuig.
- Elk mechanisme met een harde klap op hoofd, hals, romp of bekken.
- Trauma met bewustzijnsverlies, veranderd bewustzijn, intoxicatie.
- Paresthesieën, neurologische uitval of klachten, anatomische deformiteit van de rug.

CONTRA-INDICATIES
- Patiënten met een bedreigde luchtweg.
- Wanneer er tijdens het uitvoeren van de procedure pijn, spierspasme, problemen met de luchtweg en weerstand tegen de beweging ontstaan, moet de procedure onmiddellijk gestaakt worden en de patiënt geïmmobiliseerd worden in de gevonden positie.

BENODIGDE MATERIALEN
- Twee hulpverleners.
- Uitzuigmateriaal.
- Eventueel deken, doek.

VOORBEREIDINGEN
1 Neem plaats aan het hoofdeinde van het bed of de brancard.
2 Stabiliseer het hoofd van de patiënt in de gevonden positie.
3 Controleer de luchtweg, ademhaling en circulatie, het bewustzijn en de neurovasculaire status van de patiënt.
4 Leg de procedure uit aan de patiënt.
5 Instrueer de patiënt niet te bewegen en zich volledig over te geven aan de hulpverlener.
6 Instrueer de patiënt om direct aan te geven wanneer er tijdens de manoeuvre moeilijkheden ontstaan met ademhalen, er nekpijn ontstaat, er tintelingen en/of gevoelloosheid in de ledematen optreden.

UITVOERING
Het manueel immobiliseren van de wervelkolom kan op diverse manieren gedaan worden:
1 Volgens de handgreep van Roger:
   - Neem het hoofd in beide handen.
   - Plaats de duimen onder de mandibula en de wijs- en middelvingers op de occipitaalrand, dit om te voorkomen dat er te veel druk op zacht weefsel ontstaat.

– Beweeg het hoofd voorzichtig tot het zich in de neutrale positie bevindt in het verlengde van de wervelkolom, tenzij hier een duidelijke contra-indicatie voor bestaat. De neutrale positie wordt gehandhaafd zonder te veel tractie uit te oefenen. De neutrale positie van de wervelkolom is die positie van het hoofd die normaal is bij het lopen wanneer men recht vooruitkijkt. Anders gezegd, die positie waarbij het hoofd niet geroteerd, in flexie, extensie of lateroflexie is.

2 Volgens de handgreep van Zäch (zie figuur 62.1):
- Breng een hand schuin onder de nekwervels. Zorg dat de duim van deze hand afsteunt op het sleutelbeen.
- Breng de andere hand aan de andere zijde van het hoofd onder de nekwervel. Van de tweede hand komt de wijsvinger tegen de pink van de eerste hand te liggen. Breng de duim van de tweede hand naar het kaakkopje aan die zijde.
- Breng beide armen in knijpende beweging naar het hoofd van de patiënt en houd het hoofd tussen beide onderarmen geklemd.
- Handhaaf de manuele fixatie tot het hoofd en de romp compleet geïmmobiliseerd zijn of het onderzoek geen noodzaak voor immobilisatie van de wervelkolom uitwijst.
- Beoordeel na het uitvoeren van de handeling nogmaals de luchtweg, de ademhaling en circulatie, het bewustzijn en de neurovasculaire status van de patiënt.

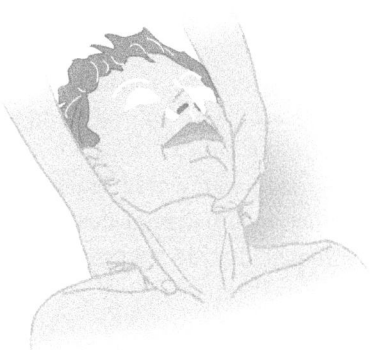

Figuur 62.1 *De handgreep van Zäch.*

Bron: Spoedeisende hulpverlening. Houten: Bohn Stafleu van Loghum, 2003.

UITVOERING BIJ EEN ANDERE LEEFTIJDSGROEP/
AFWIJKENDE ANATOMIE
- Bij kinderen tot acht jaar is het hoofd in verhouding tot de rest van het lichaam groter dan bij volwassenen. Hiermee moet rekening worden gehouden bij het verkrijgen van de neutrale positie. Om de neutrale positie bij een kind te realiseren zal een stevige padding onder de rug van de patiënt moeten plaatsvinden.
- Uitzondering vormt de subluxatie bij kinderen. Laat de dwangstand bestaan en laat de patiënt niet verslappen.
- Bij oudere patiënten is er soms sprake van een natuurlijke flexiestand van de cervicale wervelkolom. In dit geval is het niet gewenst het hoofd geforceerd in neutrale positie terug te brengen. Breng het hoofd in dit geval in het verlengde van het lichaam, beweeg het hoofd voorzichtig zoveel mogelijk in neutrale positie wat zal resulteren in een zeer kleine mate van flexie.

COMPLICATIES
- (Verergeren van) schade aan de wervelkolom.
- Respiratoire insufficiëntie

GEBRUIKTE LITERATUUR
- McSwain NE. PHTLS. Nederlandse uitgave. Maarssen: Elsevier gezondheidszorg; 2007.
- Madigan K. Procedure 111, Spinal Immobilization. In: Proehl JA. Emergency Nursing Procedures. St. Louis: Saunders Elsevier; 2009.
- Broering B et al. Trauma Nursing Core Course Provider Manual. 6e edition. Des Plaines: Emergency Nurses Association; 2007.

63   Het aanbrengen van een nekkraag

B. de Bruine, IC-verpleegkundige

DOEL VAN DE HANDELING
Het beschermen van de cervicale wervelkolom.

ANATOMIE
De nekkraag immobiliseert niet volledig, hij belemmert wel de beweging. De nekkraag zorgt ervoor dat de belasting tussen het hoofd en de romp overgebracht wordt van de cervicale wervelkolom naar de nekkraag, zodat compressie van de cervicale wervelkolom wordt verminderd.

INDICATIES

Iedere patiënt bij wie het traumamechanisme, de symptomen of het klinisch onderzoek aanwijzingen geven voor (verdenking van) letsel van de wervelkolom, zoals:
- Ongelukken met acceleratie, deceleratie of rotatie van de hals of de romp.
- Iedere val, voornamelijk bij ouderen.
- Patiënten na het duiken in ondiep water.
- Hoofd-, nek- of gelaatstrauma.
- Ejectie of val van gemotoriseerd of door mensenkracht versneld voertuig.
- Elk mechanisme met een harde klap op hoofd, hals, romp of bekken.
- Trauma met bewustzijnsverlies, veranderd bewustzijn, intoxicatie.
- Paresthesieën, neurologische uitval of klachten, anatomische deformiteit van de rug.

CONTRA-INDICATIES
- Patiënten met een bedreigde luchtweg, dan eerst luchtweg vrijmaken, bijvoorbeeld door intubatie.
- Wanneer er tijdens het uitvoeren van de procedure pijn, spierspasme, problemen met de luchtweg en weerstand tegen de beweging ontstaan, moet de procedure onmiddellijk gestaakt worden en de patiënt geïmmobiliseerd worden in de gevonden positie.
- Een massale zwelling van de nek ten gevolge van trachealetsel of een bloeding in dit gebied. Het drukkend effect van de nekkraag kan dan de ademweg obstrueren, de cerebrale persfusie verminderen of de intracraniële druk verhogen.
- Te weinig hulpverleners om de procedure adequaat uit te voeren.

BENODIGDE MATERIALEN
- Twee hulpverleners.
- Stijve nekkraag in de juiste maat.
- Uitzuigmateriaal.

VOORBEREIDINGEN

Hulpverlener 1
1. Breng het hoofd van de patiënt in de neutrale positie (zie procedure 62).
2. Handhaaf de manuele fixatie tot het hoofd en de romp compleet geïmmobiliseerd zijn of het onderzoek geen noodzaak voor immobilisatie van de wervelkolom uitwijst.
3. Leg de procedure uit aan de patiënt.

4 Instrueer de patiënt niet te bewegen en zich volledig over te geven aan de hulpverlener.
5 Instrueer de patiënt om direct aan te geven wanneer er tijdens de manoeuvre moeilijkheden ontstaan met ademhalen, er nekpijn ontstaat, er tintelingen en/of gevoelloosheid in de ledematen optreden.

UITVOERING
Hulpverlener 2
1 Controleer de luchtweg, de ademhaling en de circulatie, het bewustzijn en de neurovasculaire status van de patiënt.
2 Verwijder indien nodig de sieraden van de nek en de oren.
3 Controleer de nek op letsel.
4 Neem de maat van de nek van de patiënt.
De techniek van het opmeten is afhankelijk van het gebruikte type kraag. Vaak worden als referentiepunten gebruikt: de basis van de kin als bovenste referentiepunt en het punt waar de bovenrand van de monnikskapspier in de hals overgaat als onderste referentiepunt. Dit is waar de kraag op de schouders zal rusten.
Hieronder wordt de techniek voor het opmeten van de Stifneck® beschreven:
  – Meet met een aantal vingers de afstand van de top van de schouder tot de onderkant van de kin.
  – Vergelijk de afstand door dezelfde hoeveelheid vingers op de plastic rand tot de gekleurde opening te leggen (zie figuur 63.1).
  – Stel indien nodig de kraag bij door de vergrendellippen in te duwen en door de kinsteun en het harde plastic uit elkaar te trekken of naar elkaar toe te schuiven.
  – Vergrendel beide kanten door de vergrendellippen in te drukken.
5 Rol de halskraag op om hem voor te vormen.

Bij een liggend slachtoffer
6 Schuif het vlakke gedeelte van de nekkraag onder de nek door zonder de nek te bewegen.
7 Breng het voorste deel van de nekkraag in een scheppende beweging over de thorax naar de kin.
8 Vouw het voorgevormde deel van de kraag om de kin en bevestig de kraag met het klittenband.

Bij een zittend slachtoffer
6 Plaats de kinsteun stevig onder de kin zonder de nek te bewegen.

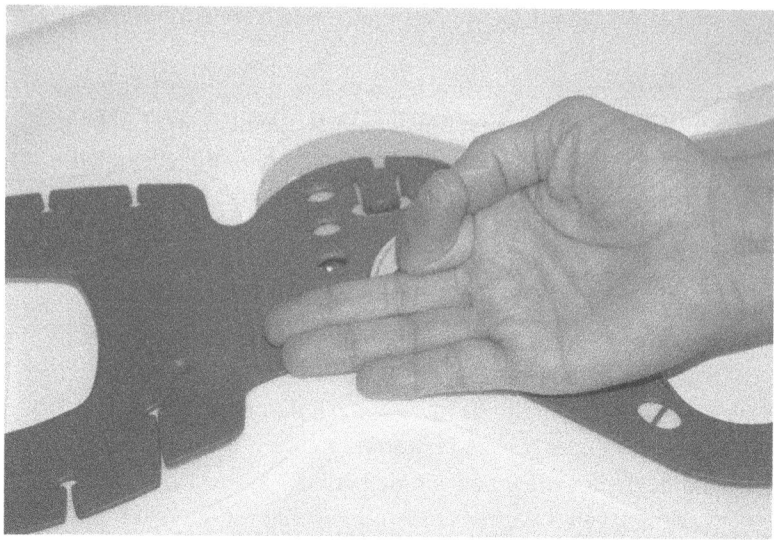

Figuur 63.1 De Stifneck®

7 Trek de achterkant van de halskraag in strakke pasvorm om de nek terwijl de kinsteun in positie wordt gehouden.
8 Maak de kraag vast met het klittenband.
9 Kijk of de kraag goed aanligt. Een effectieve nekkraag steunt op de borst, de posteriore thoracale wervelkolom, de claviculae, en de monnikskapspier (musculus trapezius), waar de weefselbeschadiging minimaal is.
10 Indien de kraag niet goed past, verwijder deze dan zonder veel beweging en repositioneer de kraag of vervang hem op dezelfde wijze door een halskraag met een juiste maat.
11 Beoordeel na het uitvoeren van de handeling nogmaals de luchtweg, de ademhaling en de circulatie, het bewustzijn en de neurovasculaire status van de patiënt.

UITVOERING BIJ EEN ANDERE LEEFTIJDSGROEP/
AFWIJKENDE ANATOMIE
• Leg bij kinderen en ouderen de nekkraag op dezelfde manier aan.
• Voor kinderen zijn aparte nekkragen beschikbaar.

AANDACHTSPUNTEN BIJ UITVOERING
• Een stijve nekkraag immobiliseert het hoofd niet adequaat; hij ondersteunt alleen de hals en gaat bewegen van het hoofd tegen.

Daarom moet een nekkraag altijd worden gecombineerd met manuele of totale immobilisatie van de wervelkolom.
- Een stijve nekkraag mag het openen van de mond door de patiënt of hulpverlener niet belemmeren, voor het geval de patiënt moet braken.
- Een stijve nekkraag mag de ventilatie op geen enkele manier bedreigen of belemmeren.

COMPLICATIES
- Bedreigde luchtweg, respiratoire insufficiëntie.
- Aspiratie van braaksel, wanneer de nekkraag door verkeerd opmeten de mond dichtdrukt.
- Het letsel kan door druk van de kraag verder gemanipuleerd worden, vooral wanneer de nekkraag onjuist wordt aangebracht.
- Toename van de intracraniële druk.
- Decubitus van het hoofd-halsgebied door te lang dragen of te strak zitten van de nekkraag.
- Slikklachten.

GEBRUIKTE LITERATUUR
- McSwain NE. PHTLS. Nederlandse uitgave. Maarssen: Elsevier gezondheidszorg; 2007.
- Madigan K. Procedure 111, Spinal Immobilization. In: Proehl JA. Emergency Nursing Procedures. St. Louis: Saunders Elsevier; 2009.
- Broering B et al. Trauma Nursing Core Course Provider Manual. 6th edition. Des Plaines: Emergency Nurses Association; 2007.
- Turner NM, Vught AJ van. Advanced Pediatric Life Support. Nederlandse editie. 2[e] druk. Maarssen: Elsevier gezondheidszorg; 2008.
- Kwan I, Bunn F, Roberts I, Spinal Immobilisation for Traumapatients (review). The Cochrane Collaboration; 2008.

64 Het aanbrengen van een backboard

B. de Bruine, IC-verpleegkundige

DOEL VAN DE HANDELING
Het immobiliseren van de totale wervelkolom.

INDICATIES
Iedere patiënt bij wie het traumamechanisme, de symptomen of het klinisch onderzoek aanwijzingen geven voor (verdenking van) letsel van de wervelkolom, zoals:

- Ongelukken met acceleratie, deceleratie of rotatie van de hals of de romp.
- Iedere val, voornamelijk bij ouderen.
- Patiënten na het duiken in ondiep water.
- Hoofd-, nek- of gelaatstrauma.
- Ejectie of val van gemotoriseerd of door mensenkracht versneld voertuig.
- Elk mechanisme met een harde klap op hoofd, hals, romp of bekken.
- Trauma met bewustzijnsverlies, veranderd bewustzijn, intoxicatie.
- Paresthesiën, neurologische uitval of klachten, anatomische deformiteit van de rug.

CONTRA-INDICATIES
- Patiënten met een bedreigde luchtweg.
- Te weinig hulpverleners om de procedure adequaat uit te voeren.
- Wanneer er tijdens het uitvoeren van de procedure pijn, spierspasme, problemen met de luchtweg en weerstand tegen de beweging ontstaan moet de procedure onmiddellijk gestaakt worden en de patiënt geïmmobiliseerd worden in de gevonden positie.
- Pre-existente wervelkolomafwijkingen waardoor patiënt niet plat op rug kan liggen (immobiliseer deze patiënten in hun 'normale' houding).

BENODIGDE MATERIALEN
- Vier hulpverleners.
- Backboard.
- Deken/laken.
- Uitzuigmateriaal.

VOORBEREIDINGEN
1 Stabiliseer het hoofd van de patiënt in de gevonden positie zoals beschreven in proceduren 62 en 63.
2 Controleer de luchtweg, de ademhaling en de circulatie, het bewustzijn en de neurovasculaire status van de patiënt, indien de conditie van de patiënt dit toelaat.
3 Leg de procedure uit aan de patiënt.
4 Instrueer de patiënt niet te bewegen en zich volledig over te geven aan de hulpverleners.
5 Instrueer de patiënt om direct aan te geven wanneer er tijdens de manoeuvre moeilijkheden ontstaan met ademhalen, er nekpijn

ontstaat, er tintelingen en/of gevoelloosheid in de ledematen optreden.

UITVOERING
1 Hulpverlener 1 stabiliseert het hoofd in de neutrale positie (zie procedure 62).
2 Hulpverlener 2 doet een goed passende nekkraag om (zie procedure 63).
3 Hulpverlener 2 neemt plaats ter hoogte van het midden van de thorax en hulpverlener 3 neemt plaats ter hoogte van de knieën van de patiënt.
4 Draai de patiënt met behulp van de logroll (zie procedure 66) op de zij.
5 Hulpverlener 4 plaatst het backboard schuin tegen de rug van de patiënt (het hoofdeinde van het backboard moet tot boven het hoofd van de patiënt reiken).
6 Kantel het backboard met een scheppende beweging samen met de patiënt terug zodat de patiënt plat op de rug op het backboard ligt.
7 Indien de patiënt motorisch onrustig is, pak dan de patiënt stevig vast bij schouders, bekken en benen.
8 Fixeer de patiënt op het backboard met behulp van spin en headblocks (zie procedure 65).
9 Beoordeel na het uitvoeren van de handeling nogmaals de luchtweg, de ademhaling en de circulatie, het bewustzijn en de neurovasculaire status van de patiënt.

UITVOERING BIJ EEN ANDERE LEEFTIJDSGROEP/
AFWIJKENDE ANATOMIE

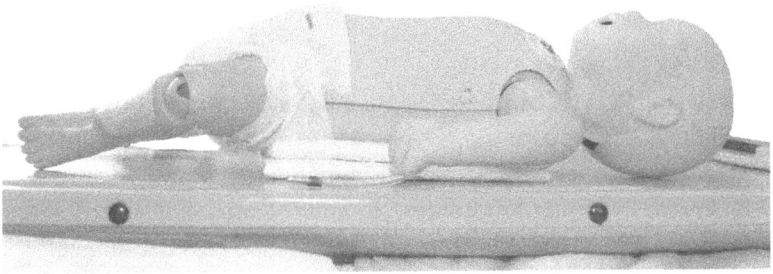

Figuur 64.1 *Leg voor het verkrijgen van de neutrale positie bij kleine kinderen padding onder de rug.*

- Bij sommige patiënten kan er ernstige hyperextensie ontstaan als de patiënt plat op het backboard ligt. Leg, om dit te voorkomen, een stevige padding onder het achterhoofd van de patiënt.
- Bij kinderen tot acht jaar is het hoofd in verhouding tot de rest van het lichaam groter dan bij volwassenen. Houd hiermee rekening bij het verkrijgen van de neutrale positie. Gebruik hierbij een stevige padding onder de rug van het kind (zie figuur 64.1).
- Bij hele kleine kinderen kan de wervelkolom worden geïmmobiliseerd en met behulp van een vacuümspalk en manuele fixatie van het hoofd in plaats van op het backboard.
- Vraag aan de ouders/verzorgers om bij het hoofdeind van het kind te staan en het geruststellend toe te spreken, als het kind bang is en daardoor motorisch onrustig.
- Zwangere vrouwen kunnen hypotensief worden wanneer ze gefixeerd worden op het backboard. Dit komt door druk van de uterus op de vena cava. Voorkom dit door een opgerolde deken onder de rechterkant van het backboard te leggen of het backboard 30 graden te kantelen. Let er dan wel op dat de patiënt dusdanig is gefixeerd dat ze niet kan schuiven.

AANDACHTSPUNTEN BIJ UITVOERING
- Hulpverlener 1 blijft verantwoordelijk voor het in lijn stabiliseren van de patiënt.
- Aangetoond wervelkomletsel is een relatieve contra-indicatie voor het handhaven van de immobilisatie met behulp van het backboard.

COMPLICATIES
- Decubitus.
- Pijn in het achterhoofd.
- Luchtwegobstructie.

GEBRUIKTE LITERATUUR
- McSwain NE. PHTLS. Nederlandse uitgave. Maarssen: Elsevier gezondheidszorg; 2007.
- Madigan K. Procedure 111, Spinal Immobilization. In: Proehl JA. Emergency Nursing Procedures. St. Louis: Saunders Elsevier; 2009.
- Broering B et al. Trauma Nursing Core Course Provider Manual. 6th edition. Des Plaines: Emergency Nurses Association; 2007.
- Turner NM, Vught AJ van. Advanced Pediatric Life Support. Nederlandse editie. 2[e] druk. Maarssen: Elsevier gezondheidszorg; 2008.
- Kwan I, Bunn F, Roberts I, Spinal Immobilisation for Traumapatients (review). The Cochrane Collaboration; 2008.

65 Het aanbrengen van een spin en headblocks

B. de Bruine, IC-verpleegkundige

DOEL VAN DE HANDELING
Het fixeren van de patiënt op het backboard.

INDICATIES
Iedere patiënt bij wie het traumamechanisme, de symptomen of het klinisch onderzoek aanwijzingen geven voor (verdenking van) letsel van de wervelkolom, zoals:
- Ongelukken met acceleratie, deceleratie of rotatie van de hals of de romp.
- Iedere val, voornamelijk bij ouderen.
- Patiënten na het duiken in ondiep water.
- Hoofd-, nek- of gelaatstrauma.
- Ejectie of val van gemotoriseerd of door mensenkracht versneld voertuig.
- Elk mechanisme met een harde klap op hoofd, hals, romp of bekken.
- Trauma met bewustzijnsverlies, veranderd bewustzijn, intoxicatie.
- Paresthesiën, neurologische uitval of klachten, anatomische deformiteit van de rug.
- Niet-instrueerbare patiënten.

CONTRA-INDICATIES
- Patiënten met een bedreigde luchtweg.
- Te weinig hulpverleners om de procedure adequaat uit te voeren.
- Wanneer er tijdens het uitvoeren van de procedure pijn, spierspasme, problemen met de luchtweg en weerstand tegen de beweging ontstaan, moet de procedure onmiddellijk gestaakt worden en de patiënt geïmmobiliseerd worden in de gevonden positie.
- Pre-existente wervelkolomafwijkingen waardoor patiënt niet plat op rug kan liggen (immobiliseer deze patiënten in hun 'normale' houding).

BENODIGDE MATERIALEN
- Twee of drie hulpverleners.
- Spin.
- Headblocks.
- Backboard.
- Opgerolde handdoeken/deken.
- Sterke tape.

VOORBEREIDINGEN

1 Stabiliseer het hoofd van de patiënt in de neutrale positie (zie procedure 62).
2 Leg de patiënt op een backboard (zie procedure 64).
3 Controleer de luchtweg, de ademhaling en de circulatie, het bewustzijn en de neurovasculaire status van de patiënt als de conditie van de patiënt dit toelaat.
4 Leg de procedure uit aan de patiënt.
5 Instrueer de patiënt zich niet te bewegen en zich volledig over te geven aan de hulpverleners.

UITVOERING

1 Spreid de spin over de patiënt uit (zie figuur 65.1). Zorg dat de Y over de schouders van de patiënt wordt gelegd en fixeer de patiënt met deze banden op het backboard. Haal de banden aan beide zijden van het backboard op dezelfde hoogte door de handvatten en maak ze daarna vast (zie figuur 65.2).
2 Fixeer met de bovenste horizontale band de thorax van de patiënt op het backboard. Haal de band aan beide zijden door dezelfde opening. Maak de banden vast tijdens de inspiratie, zodat de banden niet te strak zitten en zodoende de ademhaling belemmeren.
3 Fixeer met de volgende band het bekken van de patiënt op het backboard.

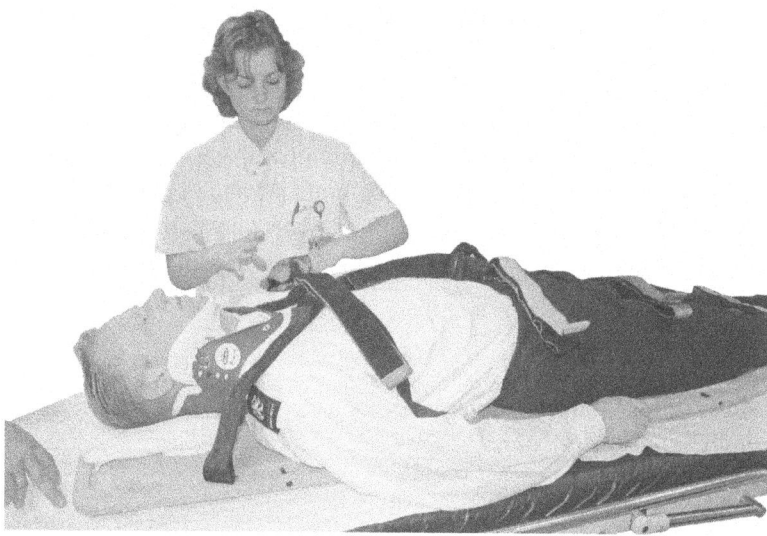

Figuur 65.1 *De spin is zo goed uitgespreid over de patiënt.*

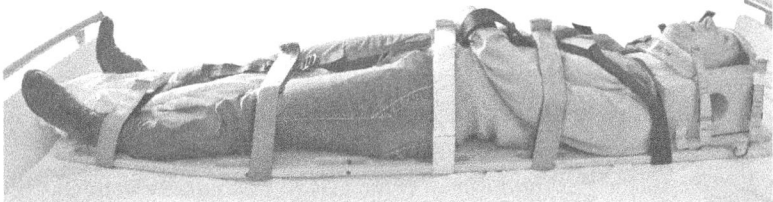

Figuur 65.2 De patiënt ligt gefixeerd op het backboard.

4 Leg een opgerolde deken of laken tussen de benen van de patiënt om beweging te voorkomen.
5 Fixeer vervolgens de knieën van de patiënt op het backboard. Leg deze band net boven de knieën aan.
6 Fixeer met de laatste band de enkels van de patiënt op het backboard, zodat de tenen van de patiënt omhoog wijzen. Wanneer er nog beweging mogelijk is, kan er ook aan de zijkant van de benen een opgerolde deken worden gelegd.
7 Fixeer de handen van de patiënt in de lussen boven op de buik.
8 Leg indien nodig een padding onder het hoofd van de patiënt
9 Plaats de headblocks met de rechte kant stevig tegen de zijkanten van het hoofd van de patiënt.
10 Plaats de band van het fixatiesysteem over de headblocks en het voorhoofd van de patiënt en bevestig deze aan het backboard. Plaats een tweede band over het kingedeelte van de stijve nekkraag en de headblocks en bevestig deze eveneens aan het backboard.
11 Hef nu de manuele immobilisatie van het hoofd op.
12 Beoordeel na het uitvoeren van de handeling nogmaals de luchtweg, ademhaling en circulatie, het bewustzijn en de neurovasculaire status van de patiënt.

UITVOERING BIJ ANDERE LEEFTIJDSGROEP/AFWIJKENDE ANATOMIE

- Headblocks zijn voor kleine kinderen vaak te groot om effectief te zijn. Gebruik bij kleine kinderen opgerolde handdoeken. Fixeer deze met tape aan het backboard.
- Bij de meeste kleine kinderen die op een harde ondergrond gelegd worden, wordt het hoofd in flexie gedwongen. Leg daarom voldoende ondersteuning (padding) onder de schouders aan om het hoofd in de neutrale positie te leggen.
- Vul bij kinderen de ruimte tussen de zijkanten van het kind, de banden en het backboard op, zodat er geen laterale bewegingen

optreden als het backboard wordt verplaatst of gekanteld moet worden om aspiratie van braaksel te voorkomen.
- Vraag aan de ouders/verzorgers om bij het hoofdeind van het kind te gaan staan en het geruststellend toe te spreken, als het kind bang is en daardoor motorisch onrustig.
- Leg, wanneer er sprake is van een claviculafractuur, de banden die de thorax immobiliseren onder de oksel en vervolgens over de schouder, en doe dit ook aan de andere kant.

AANDACHTSPUNTEN BIJ UITVOERING
- Maak de spin zodanig vast dat de patiënt niet naar boven, beneden, links of rechts kan bewegen. Gebruik eventueel padding om loze ruimte op te vullen.
- Wanneer er in plaats van headblocks zandzakken worden gebruikt, moeten deze bij het kantelen van het backboard worden verwijderd en moet het hoofd manueel geïmmobiliseerd worden. Dit omdat het gewicht van de zandzakken het hoofd kan verplaatsen en op de carotis kan drukken.
- De kin mag nooit gebruikt worden als fixatiepunt voor het hoofd. Er kan dan namelijk geen vrije ademweg gegarandeerd worden.
- Bevestig bij voorkeur de banden niet over uitwendig letsel heen.

COMPLICATIES
- Letsels kunnen door druk van de spin verder gemanipuleerd worden, met name wanneer deze onjuist wordt aangebracht.
- Ademhalingsproblemen door te strak aantrekken van de spin.
- Decubitus van de oren door de headblocks.
- Laceratie van de huid door te strak zittende spin.
- Neurovasculaire stoornissen in de extremiteiten door te strak aantrekken van de spin.

GEBRUIKTE LITERATUUR
- McSwain NE. PHTLS. Nederlandse uitgave. Maarssen: Elsevier gezondheidszorg; 2007.
- Broering B et al. Trauma Nursing Core Course Provider Manual. 6th edition. Des Plaines: Emergency Nurses Association; 2007.
- Turner NM, Vught AJ van. Advanced Pediatric Life Support. Nederlandse editie. 2e druk. Maarssen: Elsevier gezondheidszorg; 2008.
- Madigan K. Procedure 111, Spinal Immobilization. In: Proehl JA. Emergency Nursing Procedures. St. Louis: Saunders Elsevier; 2009.

66 De logroll

B. de Bruine, IC-verpleegkundige

DOEL VAN DE HANDELING
Het omrollen van een patiënt met handhaving van de manuele immobilisatie en minimale beweging van de wervelkolom om op die manier de gehele wervelkolom in lijn te houden.

INDICATIES
- Iedere patiënt bij wie het traumamechanisme, de symptomen of het klinisch onderzoek aanwijzingen geven voor (verdenking van) letsel aan de wervelkolom.
- Het plaatsen van een patiënt op een backboard of ander hulpmiddel om hem beter te kunnen verplaatsen.
- Het verwijderen van een backboard.
- Het omdraaien van een patiënt met verdenking van letsel aan de wervelkolom, om de rug te onderzoeken.
- Een patiënt met verdenking van letstel aan de wervelkolom die moet braken.

CONTRA-INDICATIES
- Patiënten met een bedreigde luchtweg (zie procedures 64 en 65).
- Te weinig hulpverleners om de procedure adequaat uit te voeren.
- Wanneer er tijdens het uitvoeren van de procedure pijn, spierspasme, problemen met de luchtweg en weerstand tegen de beweging ontstaan, moet de procedure onmiddellijk gestaakt worden en de patiënt geïmmobiliseerd worden in de gevonden positie.
- Bekkenfractuur.

BENODIGDE MATERIALEN
Vier hulpverleners.

VOORBEREIDINGEN
1 Stabiliseer het hoofd van de patiënt in de gevonden positie.
2 Controleer de luchtweg, de ademhaling en de circulatie, het bewustzijn en de neurovasculaire status van de patiënt als de conditie van de patiënt dit toelaat.
3 Leg de procedure uit aan de patiënt.
4 Instrueer de patiënt niet te bewegen en zich volledig over te geven aan de hulpverleners.

5 Instrueer de patiënt om direct aan te geven wanneer er tijdens de manoeuvre moeilijkheden ontstaan met ademhalen, er nekpijn ontstaat, er tintelingen en/of gevoelloosheid in de ledematen optreden.

UITVOERING

1 Hulpverlener 1 stabiliseert het hoofd in de neutrale positie (zie procedure 62).
2 Hulpverlener 2 neemt plaats ter hoogte van het midden van de thorax.
3 Hulpverlener 3 neemt plaats ter hoogte van de knieën van de patiënt.
4 Leg de armen van de patiënt gestrekt, met de handpalmen naar binnen langs het lichaam.
5 Leg de benen van de patiënt in de neutrale positie.
6 Hulpverlener 2 pakt met zijn ene hand de schouder die het verst van hem verwijderd is en met zijn andere hand de heup en de arm van de patiënt vast.
7 Hulpverlener 3 pakt het kuitbeen en met zijn andere hand de heup vast, daarbij de arm van hulpverlener 2 kruisend.
8 Hulpverlener 1 heeft de leiding. Op zijn aanwijzing wordt de patiënt 'als een blok' gedraaid. Hij laat het hoofd van de patiënt meedraaien, maar houdt het voortdurend in dezelfde positie ten opzichte van diens romp.
9 Hulpverlener 1 telt 1-2-3; op 3 wordt begonnen met draaien en op tel 6 ligt de patiënt op de zij.
10 Hulpverlener 3 tilt de benen van het slachtoffer tijdens het draaien geleidelijk iets op, zodat ze evenwijdig aan diens wervelkolom blijven.
11 Hulpverlener 4 kan nu de rug inspecteren en het backboard aanleggen/verwijderen. Tijdens deze handelingen houden hulpverleners 1, 2 en 3 de patiënt vast op de bovenstaande manier.
12 Draai de patiënt na inspectie van de rug of verwijderen/aanbrengen van het backboard volgens dezelfde procedure weer op zijn rug.
13 Beoordeel na het uitvoeren van de handeling nogmaals de luchtweg, de ademhaling en de circulatie, het bewustzijn, en de neurovasculaire status van de patiënt.

UITVOERING BIJ EEN ANDERE LEEFTIJDSGROEP/
AFWIJKENDE ANATOMIE

Logroll bij kleine kinderen en zuigelingen:
1 Leg de procedure aan de patiënt en de ouders/verzorgers uit.
2 Hulpverlener 1 stabiliseert het hoofd in de neutrale positie.
3 Hulpverlener 2 plaatst zijn handen over het kind op de bovenarm en op de thorax.
4 Hulpverlener 3 staat aan het voeteneinde van de brancard. Hij omvat met de handen beide heupen ter plaatse van de bekkenkam en klemt de benen tussen de onderarmen. Op het sein 'draaien' moeten het bekken en de benen stevig vastgepakt worden en tegelijk worden gedraaid.
5 Zie verder de standaardprocedure.

AANDACHTSPUNTEN BIJ UITVOERING
- Let erop dat de rug bij het terugrollen zonder backboard onbeweeglijk wordt gehouden.
- Wanneer een patiënt geïntubeerd is, fixeert hulpverlener 1 tijdens het draaien de tube.
- Wanneer een patiënt letsel heeft aan de extremiteiten, mag hij niet op de aangedane zijde worden gedraaid.
- De procedure wordt hardop tellend uitgevoerd, zodat er veilig en efficiënt gedraaid wordt.

COMPLICATIES
- Bedreigde luchtweg, respiratoire insufficiëntie.
- Manipulatie van het letsel.
- Pijn.

GEBRUIKTE LITERATUUR
- McSwain NE. PHTLS. Nederlandse uitgave. Maarssen: Elsevier gezondheidszorg; 2007.
- Broering B et al. Trauma Nursing Core Course Provider Manual. 6th edition. Des Plaines: Emergency Nurses Association; 2007.
- Turner NM, Vught AJ van. Advanced Pediatric Life Support. Nederlandse editie. 2e druk. Maarssen: Elsevier gezondheidszorg; 2008.

67 Het handmatig doorzagen van een ring

J. van Muiswinkel, SEH-verpleegkundige

DOEL VAN DE HANDELING
Het verwijderen van een ring ter voorkoming van circulatiestoornissen aan de vinger.

ANATOMIE
Bij een trauma van een bovenste extremiteit dienen eventueel aanwezige ringen zo snel mogelijk te worden verwijderd. Circulatiestoornissen van de vingers worden hiermee voorkomen.

INDICATIES
- Afknellen van de vinger.
- Verwonding aan vinger, hand of arm.
- Fracturen van vinger, hand of arm.
- Infuus in onderarm en hand.

CONTRA-INDICATIES
Er bestaan geen contra-indicaties voor het verwijderen van een ring.

BENODIGDE MATERIALEN
- Ringenzaag.
- Twee knijptangen.
- Bezittingenenvelop.

VOORBEREIDINGEN
1 Tref de voorbereidingen zoals beschreven in de inleiding van dit boek.
2 Laat de hand van de patiënt op een stevige ondergrond rusten.

UITVOERING
1 Plaats de ring in de zaag.
2 Zaag de ring door.
3 Pak met de knijptangen beide uiteinden van de ring stevig vast en buig deze iets uit elkaar.
4 Verwijder de ring.
5 Desinfecteer de eventuele onderliggende wond.
6 Bewaar de ring in een daarvoor bestemde bezittingenenvelop met daarop de gegevens van de patiënt.

7 Overhandig de ring indien mogelijk aan de patiënt/familie of bewaar de ring samen met eventuele andere sieraden op een veilige plek of in een kluis.

COMPLICATIES
- Veroorzaken van een schaafverwonding met de zaag.
- Laceratie van de huid.

GEBRUIKTE LITERATUUR
Madigan K. Procedure 114. Ring Removal. In: Proehl JA. Emergency Nursing. St Louis: Saunders Elsevier; 2009.

68 Het verwijderen van een piercing

J. van Muiswinkel, SEH-verpleegkundige

DOEL VAN DE HANDELING
De piercing verwijderen om behandeling en diagnostiek mogelijk te maken.

INDICATIES
- Infectie van de piercing.
- Intubatie bij tongpiercing.
- Het maken van röntgenfoto's (waarbij de piercing een belemmering kan zijn voor een optimale beoordeling van de röntgenfoto).
- CT-scan of MRI als de piercing zich in het te onderzoeken gebied bevindt.
- Defibrilleren bij een patiënt met een tepelpiercing.

BENODIGDE MATERIALEN
- Desinfectans.
- Ringtangen.
- Bezittingenenvelop.

VOORBEREIDINGEN
Tref de voorbereidingen zoals beschreven in de inleiding van dit boek.

UITVOERING
1 Desinfecteer de huid rondom de piercing.
2 Draai de knop van de piercing los.
3 Buig zo nodig een ronde piercing open met twee ringtangen.
4 Verwijder de piercing.

5 Desinfecteer de insteekopening.
6 Draai de piercing weer in elkaar.
7 Bewaar de piercing in een daarvoor bestemde bezittingenenvelop of een potje met daarop de gegevens van de patiënt.
8 Overhandig de piercing indien mogelijk aan de patiënt/familie of bewaar de piercing samen met eventuele andere sieraden op een veilige plek of in een kluis.

AANDACHTSPUNTEN BIJ UITVOERING
- Let op het gevaar van aspiratie bij het verwijderen van een tongpiercing bij aanspreekbare en niet-aanspreekbare patiënten.
- Het doorzagen van piercings moet overwogen worden, maar is vaak weinig succesvol door het harde materiaal waar ze van zijn gemaakt (titanium). De zaagranden kunnen weefselbeschadiging geven.

COMPLICATIES
- Aspiratie van een losse tongpiercing.
- Ademwegobstructie door weefselbeschadiging tijdens het verwijderen van een tongpiercing.
- Ademwegobstructie door oedeemvorming van de tong na het verwijderen van de piercing.
- Weefselbeschadiging door de zaagranden bij een doorgezaagde piercing.

GEBRUIKTE LITERATUUR
Madigan K. Procedure 115, Body Jewelry Removal. In: Proehl JA. Emergency Nursing. St Louis: Saunders Elsevier; 2009.

69 Het aanbrengen en het verwijderen van een vacuümspalk

J. van Muiswinkel, SEH-verpleegkundige

DOEL VAN DE HANDELING
Het tijdelijk immobiliseren en stabiliseren van een fractuur of luxatie aan de extremiteiten. Het geven van tijdelijke ondersteuning aan de fractuur of luxatie.

ANATOMIE
Met behulp van een vacuümspalk kan de aangedane extremiteit worden gestabiliseerd, ook wanneer de extremiteit in een afwijkende stand staat.

INDICATIES
Fracturen of luxaties, of verdenking van fracturen of luxaties aan de extremiteiten.

AANBRENGEN VAN EEN VACUÜMSPALK

BENODIGDE MATERIALEN
- Drie hulpverleners.
- Vacuümspalk.
- Steriele doek.
- Steriele gazen.
- Hydrofiel windsel.
- Zuigdrainage.

VOORBEREIDINGEN
1. Tref de voorbereidingen zoals beschreven in de inleiding van dit boek.
2. Geef de patiënt pijnstilling.
3. Zorg voor aanwezigheid van een arts voor inspectie van standsafwijking en eventuele wonden.
4. Controleer de zuigdrainage.

UITVOERING
1. Hulpverlener 1 tilt de extremiteit op en ondersteunt de fractuur.
2. Hulpverlener 2 geeft eventueel tractie aan de extremiteit tijdens het optillen.
3. Hulpverlener 3 voert alle volgende stappen uit.
4. Inspecteer de extremiteit op verwondingen.
5. Inspecteer de extremiteit op een gecompliceerde fractuur.
6. Controleer de circulatie, de sensibiliteit en de motoriek aan het distale deel van de aangedane extremiteit.
7. Desinfecteer de aanwezige wond(en).
8. Verbind de wond(en) met een steriel gaas.
9. Verbind een gecompliceerde fractuur met een steriele doek.
10. Plaats de vacuümspalk onder de extremiteit.
11. Sluit de vacuümspalk om de extremiteit.
12. Zorg voor het vrijhouden van het distale gedeelte van de extremiteit.
13. Plaats de vacuümslang op het aansluitstuk van de spalk.
14. Zuig de spalk vacuüm.
15. Fixeer de spalk met de bijbehorende klittenbanden.
16. Controleer de circulatie, sensibiliteit en motoriek van de aangedane extremiteit.

VERWIJDEREN VAN EEN VACUÜMSPALK

BENODIGDE MATERIALEN
- Twee of drie hulpverleners.
- Kussen.
- Zandzakken.

VOORBEREIDINGEN
1. Tref de voorbereidingen zoals beschreven in de inleiding van dit boek.
2. Geef de patiënt pijnstilling.

UITVOERING
1. Laat de vacuümspalk leeglopen.
2. Maak de spalk open door de klittenbanden los te maken.
3. Hulpverlener 1 pakt de extremiteit vast.
4. Hulpverlener 2 geeft tractie aan de extremiteit.
5. Til beiden de extremiteit iets omhoog.
6. Hulpverlener 3 verwijdert de vacuümspalk.
7. Leg de extremiteit neer.
   - Bij een fractuur van de onderste extremiteiten: ondersteun het been met zandzakken aan weerszijden van het been.
   - Bij een fractuur van de bovenste extremiteiten: leg de arm(en) op een kussen.
8. Informeer bij de patiënt naar de meest comfortabele houding van de arm of het been.
9. Controleer de circulatie, sensibiliteit en motoriek aan het distale gedeelte van de aangedane extremiteit.

AANDACHTSPUNTEN BIJ UITVOERING
- Blijf tractie geven aan de extremiteit tijdens het aanleggen en verwijderen van de vacuümspalk.
- Controleer regelmatig de circulatie, de sensibiliteit en de motoriek en de stijfheid van de vacuümspalk nadat deze is aangebracht.

COMPLICATIES
- Stoornis van de circulatie, de sensibiliteit of de motoriek als gevolg van een te strakke vacuümspalk.
- Huidbeschadigingen ten gevolge van een te strak aangelegde vacuümspalk.
- Onopgemerkte bloeding in de spalk.

In het algemeen is het aan te bevelen de vacuümspalk als tijdelijke spalk te laten fungeren. Indien de patiënt op een later tijdstip een operatie ondergaat, dient een gipsspalk te worden aangelegd.

GEBRUIKTE LITERATUUR
Schaffler R. Procedure 116, Vacuum Splints. In: Proehl JA. Emergency Nursing. St Louis: Saunders Elsevier; 2009.

70 Het aanbrengen van tractiemateriaal: Donway, Sager, Hare

E. van Schajik, SEH-verpleegkundige

DOEL VAN DE HANDELING
De aangebrachte tractiespalk immobiliseert de midschacht-femurfractuur en/of een midschacht-tibiafractuur. De tractiespalk minimaliseert verdere schade en/of complicaties door de botfragmenten. Het vermindert spierspasmen, pijn en standsafwijking van de aangedane extremiteit.

ANATOMIE
Een midschacht-femurfractuur kan resulteren in:
- spierspasmen van de grote spieren van het dijbeen;
- matig tot forse standsafwijking van het bovenbeen met extreme verkorting van de aangedane extremiteit;
- fors bloedverlies, tot 1000-1500 cc, wat kan leiden tot een hypovolemische shock;
- verstoring in de neurovasculaire status: distaal, en ter hoogte van de fractuur.

Een midschacht-tibia/fibulafractuur kan resulteren in:
- matige tot forse standsafwijking van het onderbeen;
- matig bloedverlies, tot 750 cc;
- verstoring in de neurovasculaire status: distaal, en ter hoogte van de fractuur;
- een logesyndroom. Er dient dan direct een fasciotomie van de vier loges van het onderbeen en stabilisatie van de fractuur plaats te vinden.

INDICATIES
- Midschacht-femurfractuur.
- Midschacht-tibia/ fibulafractuur.

CONTRA-INDICATIES
- Instabiele bekkenfractuur.
- Alle fracturen waarbij de knie is aangedaan zoals een tibiaplateaufractuur of een proximale tibiafractuur. Op deze plek zitten de aanhechtingen van de spieren van het bovenbeen. Zodra er tractie wordt gegeven, wordt er getrokken aan pezen en spieren.
- Distale tibia-/fibulafractuur.
- Enkel- of voetfractuur.
- Een collumfractuur is geen harde contra-indicatie, maar een tractiespalk wordt bij deze fractuur weinig toegepast.

BENODIGDE MATERIALEN
- Twee of drie hulpverleners.
- Polstermateriaal.
- Donway-, Sager- of Hare-tractiespalk.

VOORBEREIDINGEN
1. Zorg voor voldoende hulp bij het aanbrengen van de tractiespalk.
2. Geef, voordat de procedure wordt gestart, manuele tractie aan het aangedane been, als pijnstilling en comfort voor de patiënt. Houd dit vol totdat de tractiespalk is aangelegd.
3. Verwijder de kleding en de schoenen.
4. Breng zo nodig, wanneer niet gecontra-indiceerd, een blaaskatheter in.
5. Controleer voor het aanbrengen van de tractiespalk de neurovasculaire status van het aangedane been en noteer dit in de medische en verpleegkundige status. Wanneer deze gecompromiteerd is, dient de behandelende arts gewaarschuwd te worden.
6. Bescherm de lies en de voet met polstering.

DONWAY-TRACTIESPALK
UITVOERING
1. Zorg dat het pneumatisch systeem geen druk bevat.
2. Draai de ringen los.
3. Plaats de heupring onder de knie met de pinnen naar beneden en schuif de ring naar boven, tot in de lies en maak deze vast met de gesp.
4. Ondersteun en geef tractie aan het been wanneer het iets wordt opgetild.
5. Plaats de spalk onder het been en klik deze vast met de pinnen van de heupring.

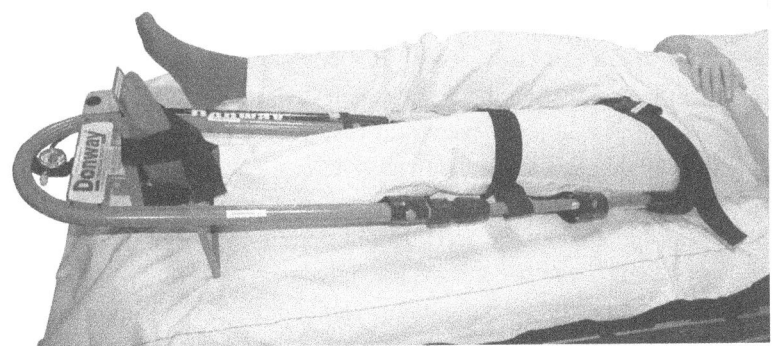

Figuur 70.1 Donway-tractiespalk.

6 Schuif de spalk op de juiste lengte zodat de voet in een hoek van 90 graden tegen de voetplaat steunt. Bevestig de enkelbanden zodanig zodat er geen ruimte is tussen voet en voetplaat.
7 Bevestig de plastic steunband onder het bovenbeen en onder de kuit.
8 Bevestig de laatste riem met klittenband net boven de knie.
9 Controleer of alles op de juiste manier is bevestigd.
10 Trek de heupring in de lies wat aan om deze in juiste positie te houden.
11 Bouw door middel van de pomp de druk op tot het gewenste drukniveau (de tractiespalk heeft een bereik van 4,5-18 kg). Blijf hierbij binnen het groene vlak van de meter.
12 Observeer de pijnbeleving van de patiënt en bespreek deze met de patiënt.
13 Controleer of de plastic steunbanden voldoende ondersteuning geven aan het boven- en onderbeen.
14 Draai de ringen met de hand vast en geef dan nog één extra slag.
15 Laat de druk in het systeem via het ventiel aflopen tot nul.
16 Klap de hielsteun uit om het been iets te eleveren.
17 Controleer na aanbrengen van de tractiespalk de neurovasculaire status van het aangedane been. Wanneer deze gecompromitteerd is: verwijder de tractie en breng deze opnieuw aan.

SAGER-TRACTIESPALK

UITVOERING

1. Plaats de spalk met de boog tussen de benen van de patiënt.
2. Zet de band vast in de lies van het aangedane been. Pas de band in de lies zodanig aan dat de gesp aan de laterale zijde van het dijbeen zit wanneer deze wordt vastgezet.
3. Verleng de spalk totdat het wiel van het treksysteem ter hoogte van de hiel ligt.
4. Breng het enkeltuigje zodanig aan dat dit net boven de malleoli om de enkel van het aangedane been past.
5. Verleng de spalk zodanig dat er voldoende tractie is opgebouwd. Normaal gesproken is dit 10% van het lichaamsgewicht.
6. Observeer de pijnbeleving van de patiënt en bespreek deze met de patiënt.
7. Trek de banden eventueel wat meer aan.
8. Bind de benen van de patiënt samen met de drie overgebleven banden. De langste rondom de bovenbenen, de middelste onder de knieën en de kortste rondom de onderbenen. Dit voorkomt beweging van de benen.
9. Sla de lange riem in een acht-figuur om de voeten ter voorkoming van exorotatie van de voeten.
10. Controleer na aanbrengen van de tractiespalk de neurovasculaire status van het aangedane been. Wanneer deze gecompromitteerd is: verwijder de tractie en begin opnieuw.

HARE-TRACTIESPALK

UITVOERING

1. Meet de lengte van het been en verstel de spalk zodanig dat deze 15-20 cm langer is dan het been.
2. Bescherm de proximale femur en de lies door polstering aan te brengen.
3. Breng de enkelband aan om de enkel, met het tractiedeel aan de hielzijde.
4. Hulpverlener 1 tilt het been iets op. Geef daarbij ondersteuning en tractie.
5. Hulpverlener 2 plaatst de spalk onder het been en plaatst de heupriem, proximaal van het bovenbeen, in de lies over de polstering.
6. Bevestig de S-ring van de stellage aan de D-ring van het enkelstuk en draai aan de ring van de stellage om de tractie vast te zetten. De hoeveelheid tractie die nu wordt gegeven door de tractiespalk moet gelijk zijn aan de tractie die manueel werd gegeven.

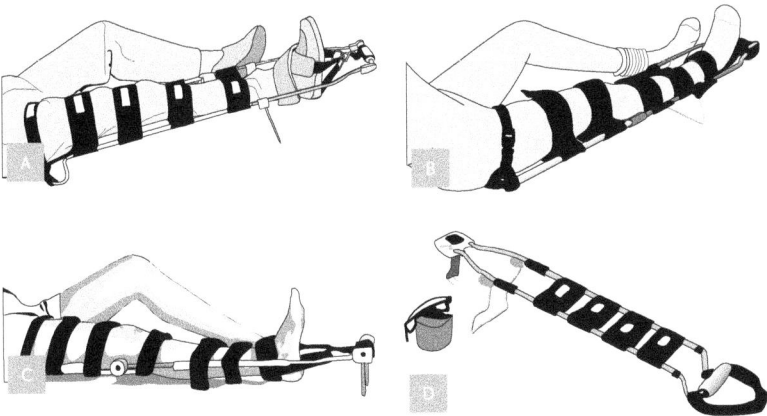

Figuur 70.2a-d Hare-tractiespalk.

7 Laat de manuele tractie alleen los wanneer de tractiespalk volledig is aangebracht.
8 Observeer de pijnbeleving van de patiënt en bespreek deze met de patiënt.
9 Bevestig indien mogelijk de overige riemen om het been. Twee onder en twee boven de knie. Plaats geen riemen direct over de fractuur.
10 Klap de hielsteun uit om het been iets te eleveren.
11 Controleer na aanbrengen van de tractiespalk de neurovasculaire status van het aangedane been. Wanneer deze gecompromiteerd is: verwijder de tractie en begin opnieuw.

UITVOERING BIJ EEN ANDERE LEEFTIJDSGROEP/
AFWIJKENDE ANATOMIE
- Bij een obese patiënt zal de tractiespalk mogelijk niet passen.
- Er bestaat een kortere variant van de Donway-tractiespalk, die gebruikt kan worden voor kinderen en kleine volwassenen.

AANDACHTSPUNTEN BIJ UITVOERING
- Levensbedreigend letsel moet als eerste worden beoordeeld en behandeld. Het aanbrengen van een tractiespalk gebeurt in principe tijdens de secondary assessment.
- Bij het aanbrengen van de tractiespalk gaat het om immobilisatie en het voorkomen van verdere schade, niet om het in lijn brengen van de fractuur.

- De tractiespalk blijft om totdat definitieve behandeling van de fractuur plaatsvindt.
- Het controleren van de neurovasculaire status moet elk uur herhaald worden.
- Voorzichtigheid is geboden bij (te) hoge elevatie omdat het de arteriële circulatie kan compromitteren.
- Bij een gecompliceerde fractuur waarbij een botfragment naar buiten steekt, moet er worden gestopt met het opbouwen van druk op het moment dat het botfragment zich naar binnen trekt. Overigens is een open fractuur een spoedindicatie voor een operatie waarbij de fractuur gestabiliseerd wordt, met bijvoorbeeld een fixateur externe.

COMPLICATIES
- Verslechtering van de neurovasculaire status distaal van en ter hoogte van de fractuur.
- Decubitus door eventuele drukpunten van de tractiespalk.
- Compressie van de nervus ischiadicus.
- Verkeerd gebruik van de tractiespalk kan het bestaande letsel verergeren of kan schade aanbrengen aan het omliggende weefel.
- Flexie- en exorotatie van de proximale femur.
- Overmatige tractie en overstrekken van het been kan leiden tot een toename van de pijn.
- Compartimentsyndroom.

GEBRUIKTE LITERATUUR
- Sheehy S. Sheehy's Emergency Nursing 'Principles and Practice'. St. Louis: Mosby; 2003.
- Schaffler RL. Procedure 118, Traction Splints. In: Proehl, JA. Emergency Nursing Procedures. 4^e druk. St. Louis: Saunders; 2009.

71 Het aanbrengen van de bekkenstabilisator: T-pod® en SAM-sling®

E. van Schajik, SEH-verpleegkundige

DOEL VAN DE HANDELING
De aangebrachte bekkenstabilisator stabiliseert een instabiele bekkenfractuur en vermindert daarmee bloedverlies en pijn, en voorkomt tevens verder letsel aan diverse structuren, gelegen in en om het kleine bekken.

ANATOMIE

In en om het kleine bekken bevinden zich belangrijke grote vaten, zenuwen en organen. Een bekkenfractuur kan deze structuren beschadigen met fors bloedverlies als gevolg (> 1500 cc). Dit bloedverlies ontstaat voornamelijk door het scheuren van de grote vaten of vanuit de fractuur zelf. Een hypovolemische shock kan het gevolg zijn. Een bekkenfractuur moet daarom gezien worden als een potentieel levensbedreigend letsel.
Een bekkenfractuur kan samengaan met intra-abdominaal letsel, urogenitaal letsel en letsel aan het perineum en het rectum. Tevens kan er letsel optreden van de plexus lumbosacralis op niveau L5 t/m S4 waardoor er neurologisch uitval kan optreden.

INDICATIES

De verdenking van, of een bewezen instabiele bekkenfractuur, zoals het 'open boek'- of de type-B-bekkenfractuur.

BENODIGDE MATERIALEN

T-pod® (Trauma Pelvic Orthodic Device) of SAM-sling® (vernoemd naar de uitvinder Sam Scheinberg).

VOORBEREIDINGEN

1 Verwijder de onderkleding. Wanneer de situatie dit niet toelaat: leeg alle zakken om decubitus van onderliggend weefsel te voorkomen.
2 Controleer en rapporteer voor het aanbrengen van de bekkenstabilisator de neurovasculaire status van beide benen.
3 Endoroteer, indien er geen fractuur van de onderbenen bestaat, beide benen ter hoogte van de knie om op deze manier een verkleining van het bekken te verkrijgen.

AANBRENGEN VAN DE T-POD®

UITVOERING

1 Vouw de T-pod® open en schuif deze onder de patiënt.
2 Vouw de T-pod® dicht rond het bekken ter hoogte van de trochanter majus/symphysis pubis (idealiter bedekt de T-pod® de billen).
3 Knip het overtollige gedeelte van de T-pod® af, zodanig dat er in het midden, ter hoogte van symphysis pubis, een ruimte van ongeveer 15-20 cm overblijft tussen de twee uiteinden.
4 Plaats het treksysteem met klittenband op beide uiteinden.
5 Trek het systeem geleidelijk aan totdat het comfortabel zit.

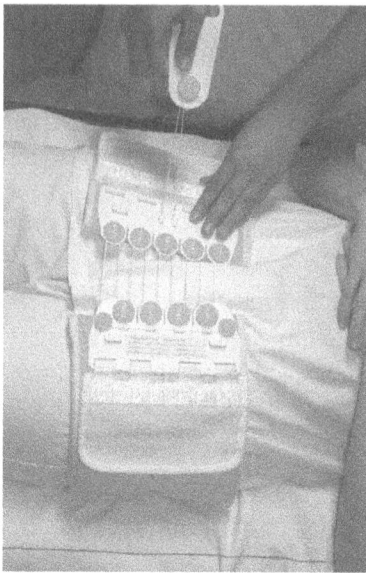

Figuur 71.1 T-pod®.

6 Zet het treksysteem vast met het klittenband.
7 Controleer en rapporteer na het aanbrengen van de bekkenstabilisator de neurovasculaire status van de benen. Wanneer deze gecompromiteerd is: verwijder de spanning en begin opnieuw.
8 Schrijf de datum en de tijd van het aanbrengen op de T-pod®.

AANBRENGEN VAN DE SAM-SLING®

UITVOERING
1 Kies de juiste maat (small/medium/large).
2 Vouw de SAM-sling® open met de witte kant boven en schuif deze onder de patiënt.
3 Vouw de SAM-sling® dicht rond het bekken ter hoogte van de trochanter majus/symphysis pubis (idealiter bedekt de SAM-sling® de billen).
4 Vouw of knip de SAM-sling® zodanig dat er geen overlap ontstaat aan de voorzijde.
5 Sluit de sling door het zwarte deel met klittenband op de blauwe voorzijde te bevestigen. Zorg dat de gesp in het midden zit.
6 Aan beide zijden van de gesp bevinden zich twee handgrepen (zwart en oranje). Trek deze omhoog om ze los te maken van de sling.

7 Trek met twee personen de twee handgrepen in tegenovergestelde richting om de sling aan te trekken.
8 Trek totdat je een klik hoort en de oranje handgreep stopt. Behoud deze tractie totdat het klittenband weer vast zit op het blauwe gedeelte van de sling.

UITVOERING BIJ EEN ANDERE LEEFTIJDSGROEP/
AFWIJKENDE ANATOMIE

T-Pod®
- Wanneer een obese patiënt een T-pod® nodig heeft, kunnen er twee T-pod®'s aan elkaar gefixeerd worden.
- Een kind onder de 23 kg kan te klein zijn om de 15 cm ruimte te behouden die nodig is om de bekkenstabilisator te sluiten. De T-pod® kan daarom niet gebruikt worden.

SAM-sling®
Deze bekkenstabilisator is niet getest op kinderen en kan daarom niet worden gebruikt bij kinderen.

AANDACHTSPUNTEN BIJ UITVOERING
- Een instabiel bekkenfractuur kan leiden tot fors bloedverlies en dient bij verdenking hiervan behandeld te worden in de C van de ABCD-methodiek.
- Meet pols en tensie elke vijftien minuten, tenzij de arts anders aangeeft.
- De bekkenstabilisator blijft om totdat definitieve behandeling plaatsvindt, maar in principe niet langer dan 48 uur.
- Controleer de integriteit van de onderliggende huid elke twaalf uur, wanneer de bekkenstabilisator langer dan 24 uur om blijft.
- Herhaal elk uur de controle van de neurovasculaire status, tenzij de arts anders aangeeft.
- Noteer nauwkeurig de datum en tijd van aanbrengen van de bekkenstabilisator in de medische en verpleegkundige status.
- Zorg dat de genitaliën vrij liggen.
- Verwijder een bekkenstabilisator uiterst voorzichtig en langzaam, wanneer deze moet worden verwijderd.

COMPLICATIES
- Secundaire schade aan het vaatstelsel in het bekken waardoor bloedingen toenemen.
- Verslechtering van de neurovasculaire status van de benen.
- Decubitus/necrose van weefsel onder de bekkenstabilisator.

- Een bekkenstabilisator kan zowel klinisch als radiografisch de ernst van de bekkenfractuur maskeren.

GEBRUIKTE LITERATUUR
- Sheehy S. Sheehy's Emergency Nursing 'Principles and Practice'. St. Louis: Mosby; 2003.
- Proehl JA. Procedure 119, Pelvic Splinting. In: Proehl, JA. Emergency Nursing Procedures. 4^e druk. St Louis: Saunders; 2009.
- URL: www.tpod.com/index.html.
- URL: www.sammedical.com/pelvicsling.pdf.

12 Het behandelen van hypo- en hyperthermie

72 Het verwarmen bij hypothermie
73 Het koelen bij hyperthermie

72 Het verwarmen bij hypothermie

I.M. Spaans, praktijkopleider SEH

DOEL VAN DE HANDELING
Het voorkomen van verdere afkoeling en het genereren van een lichaamstemperatuur > 35° C bij een hypotherme of onderkoelde patiënt.

ANATOMIE
Bij een lichaamstemperatuur < dan 35° C wordt gesproken van een hypothermie. Dit kan ontstaan door afname van de warmteproductie, warmteverlies (door wind, vocht, kou) of een combinatie van beide. Een patiënt die onderkoeld raakt maakt verschillende fases door.
In elke fase vertoont de patiënt andere symptomen (zie tabel 72.1).
De hypotherme patiënt kan op verschillende wijzen worden opgewarmd (zie tabel 72.2).

INDICATIES
Lichaamstemperatuur van < 35° C.

CONTRA-INDICATIES
Er bestaan geen contra-indicaties voor het opwarmen van een hypotherme patiënt. Het manipuleren en behandelen van de ernstig hypotherme patiënt kent echter een aantal serieuze gevaren. Deze zijn uitgewerkt bij de 'Aandachtspunten bij uitvoering'.

Tabel 72.1 Symptomen in de verschillende fases van onderkoeling		
lichte hypothermie	matige hypothermie	ernstige hypothermie
afweer- of excitatiefase	uitputtings- of vertragingsfase	verlammings- of poikilotherme fase
temperatuur 35-34° C	temperatuur 34-32° C	temperatuur < 32° C
normaal bewustzijn, soms verward, coördinatieverlies	verminderd bewustzijn, afwezig, apathisch	diepe bewusteloosheid
bleke huid	bleekblauwe verkleuringen	bleekblauw
rillen, klappertanden	verstijfde spieren (het rillen en het klappertanden stoppen)	geen reflexen, complete spierverslapping
onregelmatige hartslag	trage, onregelmatige hartslag	zwakke hartslag, kans op VF
pijnlijke handen en voeten	pijn verdwijnt	
	gedilateerde pupillen met minder lichtreflex	geen pupilreactie
vertraagde ademhaling	oppervlakkige, onregelmatige ademhaling	zeer trage ademhaling

Tabel 72.2 Opwarmen van de hypotherme patiënt	
Opwarming	Soort patiënt
I passieve externe opwarming	bij lichte en matige hypothermie
II actieve externe opwarming van de romp	bij lichte en matige hypothermie
III interne opwarming	bij ernstige hypothermie

BENODIGDE MATERIALEN

- Monitor (hartfrequentie, -ritme, tensie, ademfrequentie, saturatie, temperatuur).
- Thermometer (rectaal of oesofagaal).
- Foliedekens.
- Hotpacks en/of kruiken in een sloop of handdoek gewikkeld.
- Warmtelamp.
- Warme-luchtdeken.
- Warmtematras.
- Infuusmateriaal (venflons/centrale lijn).
- Verwarmde (tot 43° C) infuusvloeistoffen.
- Warme spoelvloeistoffen voor de maag en blaas.

- Materiaal voor het inbrengen van een maaghevel en maagspoelen (zie procedure 54).
- Materiaal voor het inbrengen van een blaaskatheter en blaasspoelen (zie procedure 58).
- Vloeistofverwarmers zoals de Level 1 of de Ranger.
- Materiaal voor het inbrengen van een extracorporeel circuit (ECC) (zie figuur 72.1), bij een patiënt met een eigen hartritme een bloeddruk van minimaal 60-80 mmHg:
  - 8,5 french arteriële katheter;
  - 8,5 french veneuze katheter;
  - infuussysteem aangesloten op een zak NaCl 0,9% om ECC te vullen;
  - infuussysteem behorende bij de specifieke vloeistofverwarmer;
  - verlengslangen, kraantjes en connectors voor de aansluiting van de arteriële katheter op het infuussysteem van de vloeistofverwarmer;
  - verlengslangen, kraantjes en connectors voor de aansluiting van het infuussysteem van de vloeistofverwarmer op de veneuze katheter;

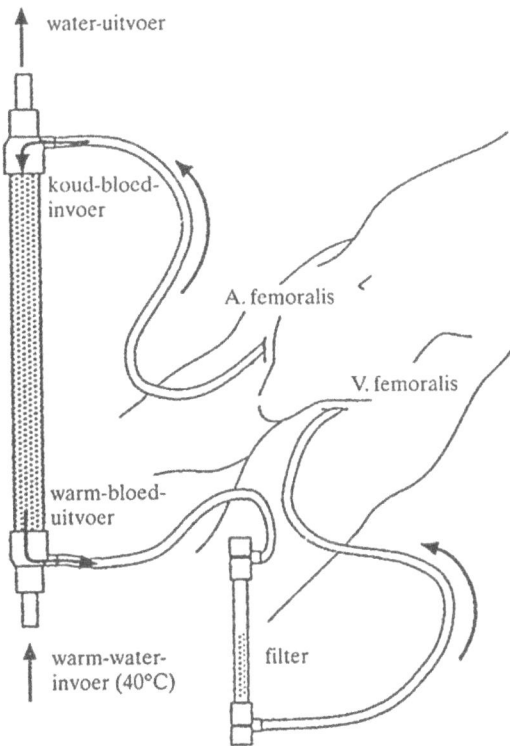

Figuur 72.1 *Schematisch overzicht van een extracorporeel circuit.*

- hechtmateriaal;
- foliepleisters.

Zo nodig:
- Heparine om het infuussysteem van de vloeistofverwarmer te ontstollen.
- Zuurstof (neusbril, non-rebreathing masker, waterset).
- Laboratorium-/bloedgasafnamemateriaal.

Indien nodig:
- Materiaal om de ademweg vrij te maken.
- Intubatiemateriaal en medicatie.
- Verwarmer beademingslucht.
- Apparatuur nodig voor een reanimatie.

VOORBEREIDINGEN
1 Controleer/garandeer een vrije ademweg en ademhaling. Dien zuurstof toe. Zie hoofdstukken 2 en 4.
2 Controleer/stabiliseer de circulatie: sluit patiënt aan op monitor waarbij hartfrequentie, tensie, ademfrequentie en saturatie worden gemeten. Meet de temperatuur diep-rectaal of oesofagaal.
3 Start bij een asystolie en/of ritmestoornis de reanimatie volgens de richtlijnen van de NRR.
4 Maak een ECG (zie procedure 38).
5 Neem bloed af voor laboratoriumonderzoek (zie procedure 39).

UITVOERING
1 Verwijder alle natte en koude kledingstukken, droog de patiënt af. Droog de haren. Zorg voor een droge onderlaag.
2 Start, afhankelijk van de temperatuur van de patiënt, met verwarmen:
3 *passieve externe opwarming*:
   - Verhoog de temperatuur van de ruimte.
   - Pak de romp, de armen, de benen en het hoofd alle apart in met verwarmde dekens.
   - Dien verwarmde IV-vloeistoffen toe.
4 *actieve externe opwarming*:
   - Bedek de patiënt met een warme-luchtdeken.
   - Leg de patiënt op en/of onder een warmtematras (zie tabel 72.3).
   - Leg warme kruiken in de oksels, de liezen en op de romp.
   - Plaats een warmtelamp boven de patiënt (zie tabel 72.3).

Tabel 72.3	Gebruik en toepassingen van verschillende warmtebronnen
warmtebron	gebruik en toepassing
warme-luchtdeken	1 Leg de deken met de geperforeerde zijde op de patiënt. 2 Draai de warme luchtslang op de ingang van de deken. 3 Zet de luchtverwarmer aan en kies de gewenste temperatuur. 4 Leg een deken over de warme-luchtdeken.
warmtematras	1 Controleer de matras en de slangen op lekken. 2 Voeg zo nodig water aan de verwarmer toe. 3 Zet de matras aan en kies de gewenste temperatuur. 4 Plaats de matras onder de patiënt, leg een laken tussen de patiënt en de deken. 5 En/of leg de matras over de patiënt, leg een laken tussen de deken en de patiënt.
warmtelamp	1 Plaats de warmte lamp minimaal één meter boven de romp van de patiënt. 2 Voor een lamp zonder timer: schakel de lamp om de vijf minuten uit ter voorkoming van huidirritaties en brandwonden.
extracorporele circulatie (ECC)	1 Breng een 8,5-french-katheter in de arteria femoralis in en flush de katheter en klem deze af. 2 Breng een 8,5-french-katheter in de vena femoralis in en flush de katheter en klem deze af. 3 Hecht de katheters vast en fixeer ze met foliepleisters. 4 Prik een zak NaCl 0,9% aan met een infuussysteem. 5 Sluit dit systeem aan op het vloeistofverwarmingssysteem en de daarop aangesloten arteriële en veneuze verlengslangen en filters. Overweeg heparinisatie van het systeem. 6 Plaats het vloeistofverwarmingssysteem in de vloeistofverwarmer. 7 Verwarm de de vloeistofverwarmer tot 41° C. 8 Sluit de klem naar het vulsysteem. 9 Sluit het aanvoerende deel van het vloeistofsysteem aan op de arteriële katheter en open de klem. 10 Flush het vloeistofsysteem met bloed van de patiënt. 11 Sluit het afvoerende deel van het vloeistofsysteem aan op de veneuze katheter en open de klem. 12 Koppel het vloeistofverwarmingsssteem af wanneer de temperatuur van de patiënt twee uur lang 36,5° C is. Flush dan de katheters met NaCl 0,9% en laat ze in situ.

5 interne opwarming:
   - Breng een maagsonde in en spoel de maag met warme spoelvloeistof (zie procedure 54).
   - Breng een blaaskatheter in en spoel de blaas met warme spoelvloeistof (zie procedure 58).
   - Sluit de patiënt met eigen ritme en output aan op een extracorporeel circuit (zie tabel 72.3).
6 Controleer de temperatuur van de patiënt en stel zo nodig de warmtetoevoer van de verschillende warmtebronnen bij.

UITVOERING BIJ EEN ANDERE LEEFTIJDSGROEP/
AFWIJKENDE ANATOMIE

Kinderen raken sneller onderkoeld door:
- een relatief groot lichaamsoppervlak ten opzichte van de lichaamsinhoud, weinig subcutaan vet;
- hoger basaalmetabolisme;
- slechte mogelijkheden om de eigen lichaamstemperatuur te reguleren en zichzelf warm te houden;
- onvermogen om glucose op peil te houden.

Gebruik bij ECC bij kinderen smallere katheters.

Ouderen raken snel onderkoeld door:
- verminderde hoeveelheid spiermassa en subcutaan vet;
- lager basaalmetabolisme;
- slechte mogelijkheden om de lichaamstemperatuur te reguleren en het onvermogen om temperatuurswisselingen waar te nemen;
- gebruik van medicatie zoals barbituraten, intoxicaties met alcohol en/of drugs.

AANDACHTSPUNTEN BIJ UITVOERING
- Door de hypothermie, vooral bij een temperatuur < 29° C, is het myocard extra prikkelbaar. Voer interventies voorzichtig uit om ventrikelfibrilleren te voorkomen.
- Door het actieve, externe opwarmen en het masseren van extremiteiten kan een vasodilatatie van de perifere vaten ontstaan. De bloeddruk daalt en de patiënt kan in shock raken.
- Medicatie moet met beleid worden toegediend. Bij de hypotherme patiënt hebben de meeste medicijnen geen of een vertraagd effect, waardoor er later complicaties kunnen ontstaan.
- Defibrilleren is meestal pas succesvol bij een temperatuur van > 28 tot 30° C.
- Bij een ECC kunnen in plaats van de arteria en vena femoralis ook grote andere arteriën en venae worden gebruikt.

COMPLICATIES
- Huidirritaties en brandwonden ten gevolge van het plaatsen van (te hete) kruiken direct tegen de slechte gecirculeerde huid.
- Aspiratie tijdens/na maagspoelen.

Bij ernstige hypothermie
- Afterdrop-fenomeen, door de toevoer van koud bloed uit de extremiteiten naar de romp daalt de kerntemperatuur.

- Shock door perifere vasodilatatie ten gevolge van het opwarmen van de extremiteiten.
- Aritmieën en ventrikelfibrilleren.

Bij een extracorporele circulatie
- Hematomen bij de insertieplaatsen.
- Onvoldoende bloedflow door afknikken van de katheters en infuusslangen en/of hypotensie.
- Onvoldoende bloedflow naar de extremiteiten door occlusie van de vaten door de katheters.
- Obstructie van de katheters en filters door stolsels.
- Stollingsstoornissen.

GEBRUIKTE LITERATUUR
- Turner NM, Vught AJ van. Advanced Paediatric Life Support. Nederlandse editie. Maarssen: Elsevier gezondheidszorg; 2004.
- Smith DA, Proehl JA. Procedure 148, Measures to Reverse Hypothermia. In: Proehl JA. Emergency Nursing Procedures. 4^e druk. St. Louis: Saunders Elsevier; 2009.
- Boomsma J. Verdrinking met bijna fatale gevolgen. Critical Care. 2008; 5: p. 6-10.

73 Het koelen bij hyperthermie

I.M. Spaans, praktijkopleider SEH

DOEL VAN DE HANDELING
Het koelen van de hypertherme of oververhitte patiënt heeft als doel verdere opwarming te voorkomen en een normale lichaamstemperatuur te genereren.

ANATOMIE
Bij een lichaamstemperatuur > 40,5° C wordt gesproken van een hyperthermie. De meest voorkomende oorzaak van hyperthermie is een infectie. Bij een lichaamstemperatuur van 41,4° C wordt gesproken van een maligne hyperthermie. Oorzaken van maligne hyperthermie zijn:
- extreme lichamelijke inspanning en/of een hoge omgevingstemperatuur;
- cerebrale bloedingen;
- medicatie zoals tricyclische antidepressiva, succinylcholine en haloperidol;

- amfetaminen;
- cocaïne;
- heathstroke.

Wordt de hyperthermie door neuroleptica (antipsychotica) veroorzaakt dan spreekt men van een maligne neurolepticasyndroom. Symptomen van dit syndroom zijn hoge koorts, ernstige spierspasmen, hyperventilatie, tachycardie en een instabiele bloeddruk. Streef bij de behandeling van hyperthermie naar een snelle temperatuurdaling tot 39° C of lager.

INDICATIES
Lichaamstemperatuur van > 40,5° C.

CONTRA-INDICATIES
- Stollingsstoornissen door gebruik van antistolling.
- Trombocytopenie.

BENODIGDE MATERIALEN
- Monitor (hartfrequentie, -ritme, tensie, ademfrequentie, saturatie).
- Thermometer (rectaal of oesofagaal).
- Foliedekens.
- Coldpacks, in een sloop of handdoek gewikkeld.
- Infuusmateriaal (venflons/centrale lijn).
- Gekoelde infuusvloeistof (koel de vloeistof 15-20 minuten in ijswater).
- Koelmatras.
- IJswater.
- Sprayflesjes.
- Ventilator.
- Materiaal voor het inbrengen van een maaghevel en maagspoelen (zie procedure 54).
- Materiaal voor het inbrengen van een blaaskatheter en blaasspoelen (zie procedure 58).
- Zuurstof (neusbril, non-rebreathing masker, waterset).
- Laboratorium-, kweek-, bloedgasafnamemateriaal.
- Dantroleen.

VOORBEREIDINGEN
1 Controleer/garandeer een vrije ademweg en ademhaling. Dien zuurstof via een bevochtiger toe (zie hoofdstukken 2 en 4).

2 Controleer/stabiliseer de circulatie: sluit patiënt aan op monitor waarbij hartfrequentie, tensie, ademfrequentie en saturatie worden gemeten. Meet de temperatuur rectaal of oesofagaal.
3 Breng, indien nog niet aanwezig, een infuus in (zie procedure 47).
4 Maak een ECG (zie procedure 38).
5 Neem bloed af voor laboratoriumonderzoek en kweken (zie procedure 39).

UITVOERING
1 Verwijder alle kledingstukken. Zorg voor een droge onderlaag.
2 Start, afhankelijk van de temperatuur van de patiënt, met koelen:
   – extern koelen:
     • Verlaag de temperatuur van de ruimte.
     • Leg de patiënt naakt in rugligging. Spray of spons de patiënt regelmatig met ijswater. Versnel de verdamping bij de patiënt door de lucht te laten circuleren met ventilatoren.
     • Leg de patiënt op of onder een koelmatras (zie tabel 73.1).
     • Leg coldpacks in de nek, de oksels en de liezen.
   – intern koelen:
     • Sluit gekoelde infuusvloeistoffen aan op het infuussysteem.
     • Breng een maagsonde in en spoel de maag met koude spoelvloeistof (zie procedure 54).
     • Breng een blaaskatheter in en spoel de blaas met koude spoelvloeistof (zie procedure 58).
3 Controleer de temperatuur van de patiënt en stop het koelen bij een temperatuur van 39° C om hypothermie te voorkomen.
4 Overweeg de toediening van Dantroleen bij een bewezen maligne neurolepticasyndroom (zie tabel 73.1).

Tabel 73.1 Gebruik en toepassingen van koelmiddelen

koelmiddel	gebruik en toepassing
koelmatras	1 Controleer de matras en de slangen op lekken. 2 Voeg zo nodig water aan de koeler toe. 3 Zet de koelmatras aan en kies de gewenste temperatuur. 4 Plaats de matras onder de patiënt, leg een laken tussen de patiënt en de deken. 5 En/of leg de matras over de patiënt, leg een laken tussen de deken en de patiënt.
Dantroleen	1 Los 20 mg Dantroleen op met 60 ml water voor injectie. 2 Start met een begindosis van 1 mg/kg lichaamsgewicht. Dit mag worden herhaald tot maximaal 10 mg/kg. 3 Bij terugkeer van de fysiologische en metabole afwijkingen kan de toediening worden herhaald.

UITVOERING BIJ EEN ANDERE LEEFTIJDSGROEP/
AFWIJKENDE ANATOMIE

Kinderen raken sneller oververhit door:
- verminderde transpiratie;
- snellere dehydratie.

Ouderen raken snel oververhit door:
- het onvermogen zich aan te passen aan de omgevingstemperatuur;
- verminderde transpiratie;
- verminderde vochtintake;
- medicatiegebruik zoals benoemd bij de anatomie.

AANDACHTSPUNTEN BIJ UITVOERING

Overweeg de toediening van benzodiazepines bij het rillen door een snelle temperatuurdaling.

COMPLICATIES
- Huidirritaties en brandwonden ten gevolge van het plaatsen van coldpacks direct tegen de huid.
- Decubitus door het langdurig liggen op een natte onderlaag.
- Aspiratie tijdens/na maagspoelen.
- Hypotensie.
- Rillen en hypothermie door snelle koeling.
- Stollingsstoornissen.
- Acuut nierinsufficientie en rhabdomyolyse.
- Metabole acidose en verhoogd serumkalium.
- Diffuus intravasale stolling.

GEBRUIKTE LITERATUUR
- Smith DA. Proehl JA. Procedure 147, Measures to Reverse Hyperthermia. In: Proehl JA. Emergency Nursing Procedures. 4^e druk. St. Louis: Saunders Elsevier; 2009.
- URL: www.fk.cvz.nl.

13 Wondverzorging en het toedienen van lokale anesthesie

74 Wondreiniging en irrigatie
75 De verzorging van amputaat en amputatiewond
76 Het toedienen van lokale anesthesie bij wonden
77 Het toedienen van lokale anesthesie bij digiti (Oberst)
78 Het aanbrengen van hechtpleisters
79 Het aanbrengen van huidlijm
80 Incisie en drainage
81 Algemene principes van hechten

74 Wondreiniging en irrigatie

I.M. Spaans, praktijkopleider SEH en K.J. Weststrate, Verpleegkundig Specialist SEH

DOEL VAN DE HANDELING
Het creëren van een schone wond door alle verontreinigingen en niet-vitaal weefsel te verwijderen voordat de wond gesloten of verbonden wordt.

ANATOMIE
Beoordeel een wond zoals beschreven in procedure 81. Let bij het beoordelen op verontreiniging met gras, aarde, straatvuil, kruitsporen, kledingdeeltjes en glas. Beoordeel de locatie en de verspreiding van de verwonding. Neem een gerichte anamnese af, vraag hoe lang geleden de verwonding is ontstaan en naar het letselmechanisme. Beschrijf de wond in de status hiervoor kan het letterwoord PROVOKE (zie procedure 2) worden gebruikt.
De volgende factoren dragen bij aan een hoger risico op wondinfectie:
- tijdsduur tussen oplopen wond en desinfectie;
- crushletsel;
- diepe penetrerende wonden;

- contaminatie met speeksel, feces, straatvuil en andere lichaamsvreemde stoffen.

Extra aandacht moet worden geschonken aan de wonden in tabel 74.1.

Tabel 74.1 Wondsoorten

soort wond	aandachtspunt
wonden behaarde hoofdhuid	Wonden aan het hoofd kunnen fors bloeden door de goede vascularisatie van de hoofdhuid. Wonden (en schedelfracturen) kunnen worden gemist omdat het haar de wond bedekt of de patiënt in rugligging ligt.
wonden gezicht	Bij wonden in het gezicht moet worden gestreefd naar een optimaal cosmetisch herstel.
wond ooglid	Controleer of het onderliggende oog intact is.
nekverwonding	Wonden van de nek kunnen oppervlakkig lijken. Controleer of de ademweg en andere onderliggende structuren intact zijn.
schot- en/of steekwonden	Ondanks de relatief kleine ingangswond kan de inwendige schade bij schot- en steekverwondingen uitgebreid zijn. Exploratie van de route van de kogel of de richting van de steekwond en controle op achtergebleven vervuiling is essentieel voor het wondherstel.
prikverwonding	Bij prikverwondingen van roestige of vervuilde voorwerpen bestaat een verhoogd risico op infectie. Exploreer de wond op achtergebleven vervuiling, zeker als er door de schoen of kleding is geprikt.
crush en/of avulsieletsel	Bij letsels met uitgebreide weefselschade en/of spierversterf bestaat een verhoogde kans op infectie en vertraagd herstel. Schade aan de dominante hand kan leiden tot blijvende invaliditeit.
open fracturen	Bij open fracturen bestaat een verhoogd risico op infecties.
degloving	Bij deze huidverwonding is de huid (en onderhuids vetweefsel) los gestroopt van de onderlaag. Bij een degloving bestaat een verhoogd risico op infecties en/of necrose door de slechte bloedvoorziening van het opgestroopte deel.
bijtwonden (scheur- en prikwonden)	Bij diepe bijtwonden van mensen, honden en katten bestaat een verhoogd risico op een posttraumatische infectie en een kans op rabiës.

INDICATIES

- Iedere verwonding waarbij de integriteit van de huid is verstoord.
- Reiniging van de huid of slijmvliezen voordat hechten, incisie en drainage of invasieve handelingen worden uitgevoerd.
- Verwijderen van lichaamsvreemde voorwerpen.
- Bevorderen van herstel en het voorkomen van infecties.
- Bevorderen van functionaliteit en cosmetisch herstel van de patiënt.

BENODIGDE MATERIALEN

- Desinfectans. Kies een middel dat geschikt is voor de desinfectie van huid en slijmvliezen. (Jodium)tincturen desinfecteren het best, maar leveren ook celschade op (zie tabel 74.2).
- Steriele sponsjes, borsteltjes en/of gazen.
- Wattenstokjes.
- Scalpel.

Indien nodig:
- Steriele doeken.
- Celstofmatten.
- Materiaal voor lokale anesthesie.
- Irrigatiemateriaal:
  - 30-60-cc-luerlockspuit of kant-en-klaarspuit met spatscherm;
  - NaCl 0,9% spoelvloeistof;
  - steriele kom.
- Voor het verwijderen van asfalt uit een wond: steriele vaseline, antibioticazalf of minerale olie.

VOORBEREIDINGEN

1 Tref de voorbereidingen zoals beschreven in de inleiding van dit boek.
2 Neem eventueel röntgenfoto's om fracturen, vreemde voorwerpen en lucht in gewrichtsruimten uit te sluiten.
3 Ontkleed de patiënt en/of bescherm de kleding met celstofmatten, zeker als uitgebreide lekkage wordt verwacht en irrigatie wordt uitgevoerd.
4 Positioneer de patiënt met de wond in een goed bereikbare positie.
5 Dien zo nodig lokale anesthesie toe, zie procedures 76, 77 en 78.
6 Geef directe druk op bloedingen. Overweeg het aanbrengen van een stuw-, bloeddrukband of een tourniquet tijdens het reinigen van een bloedende wond.

UITVOERING

1 Knip indien nodig (lichaams)beharing kort. Scheer geen haren weg. Het wegscheren van haren geeft wondjes en een verhoogd infectierisico. Weggeschoren haren groeien niet altijd terug, wat cosmetische problemen kan geven.
2 Reinig de wond en de huid met gazen, spons of borstel en een desinfectans naar keuze. Begin bij een niet-geïnfecteerde wond in de wond en werk naar buiten toe. Reinig een groot gebied om de wond heen.

Tabel 74.2 Desinfectans en het gebruik

desinfectans	gebruik
1% jodium in ethanol 70% v/v (jodiumtinctuur)	• desinfectie van de huid voor operatie of invasief onderzoek • voor een operatie wordt het operatiegebied 2 × gejodeerd • inwerktijd: tot de huid aan de lucht gedroogd is (ten minste 30 seconden) • 1% van de bevolking is overgevoelig voor jodium en jodide.
0,3% jodium in water (waterige jodiumoplossing)	profylaxe (in oogdruppels) bij oogheelkundige operaties
povidonjood: Betadine® (waterige oplossing met 100 mg/ml povidonjood)	• desinfectie van de huid voor operatie of invasief onderzoek • spoelen van geïnfecteerde wonden • desinfectie van slijmvliezen zoals ogen
chloorhexidinetinctuur FNA 0,5% (bevat per ml 5 mg chloorhexidinegluconaat) in ethanol 70% v/v	• desinfectie van de huid voor operatie of invasief onderzoek • inwerktijd: tot de huid aan de lucht gedroogd is (ten minste 30 seconden)
alcohol: ethanol 70%	• desinfectie van de huid voor operatie of invasief onderzoek • wordt gebruikt bij overgevoeligheid voor jodium of chloorhexidine • inwerktijd: tot de huid aan de lucht gedroogd is (ten minste 30 seconden)
Hibiscrub®: vloeibare desinfecterende zeep met 4% chloorhexidinedigluconaat m/v	• preoperatief douchen of wassen van de patiënt (was per douche-/wasbeurt tweemaal het haar en het lichaam) • ligt de patiënt korter dan 48 uur in het ziekenhuis, dan is desinfectie met Hibiscrub® niet nodig.
Hibicet®: Cetrimide 0,15% chloorhexidinegluconaat 0,015%	wondreiniging of -desinfectie op de SEH en bij plastische chirurgie
Hibitane®-gel: 1% chloorhexidinedigluconaat in een gel	vaginale desinfectie voor gynaecologisch en obstetrisch onderzoek
stromend kraanwater	spoelen van schaaf- en ondiepe snijwonden

3 Spoel de wond met NaCl 0,9% als deze sterk verontreinigd is. Gebruik hiervoor een spuit en eventueel een naald. Zo kan de wond onder hoge druk worden schoongespoten. Overweeg de patiënt eerst te verdoven alvorens dit te doen.

4 Vervuiling van de wond kan worden verwijderd met een scalpel, chirurgisch borsteltje of tandenborstel.

5 Smeer asfaltdeeltjes in met steriele vaseline, antibioticazalf of minerale olie en laat dit vijftien minuten inwerken voordat met verwijderen wordt begonnen. Herhaal zo nodig.

UITVOERING BIJ EEN ANDERE LEEFTIJDSGROEP/
AFWIJKENDE ANATOMIE
- Inspecteer de wond nauwkeurig, want het letselmechanisme is bij kinderen niet altijd bekend.
- Zeer jonge kinderen en ouderen zijn gevoeliger voor wondinfecties.

AANDACHTSPUNTEN BIJ UITVOERING
- Wondgenezing wordt belemmerd of vertraagd door:
  - infectie, cellulitis, abcesvorming, osteomyelitis, vooral bij wonden aan slecht doorbloede extremiteiten;
  - verminderde doorbloeding door prednison-hormoongebruik;
  - onderliggend lijden: diabetes, immuundeficiëntie, trauma, hypoxie, uremie, hemodynamische instabiliteit, ouderdom.
- Overweeg tetanusprofylaxe (zie kader 74.1).
- Overweeg antibioticaprofylaxe (zie kader 74.1).

Kader 74.1   Tetanusprofylaxe
Tetanus is een bacteriële infectie die wordt veroorzaakt door de clostridium tetanii die in straatvuil voorkomt. Vooral sterk verontreinigde en diepe prikverwondingen vormen een risico.
Sinds 1957 is de tetanusvaccinatie opgenomen in het Rijksvaccinatieprogramma.
Voor vaccinatie gelden de volgende regels:

nooit eerder gevaccineerd	Dien een dosis tetanus-immunoglobuline en een dosis tetanusvaccin toe. Herhaling van tetanusvaccin na 1 en 6 maanden.
onvolledige vaccinatie	Dien een dosis tetanus-immunoglobuline toe en dien ontbrekende vaccinaties toe.
vermoedelijk gevaccineerde personen van ouder dan 20 jaar	Dien een dosis tetanusvaccin toe. Dien mannen geboren vóór 1936 en vrouwen geboren vóór 1950 ook een dosis tetanus-immunoglobuline toe.
volledig gevaccineerde personen bij wie de laatste vaccindosis > 10 jaar geleden werd gegeven	Dien een dosis tetanusvaccin toe.

Antibioticaprofylaxe
In de meeste gevallen is het niet nodig om profylactisch antibiotica voor te schrijven. Uitzonderingen zijn:
- bijtwonden (mens/dier);

- wonden met schade aan dieper gelegen structuren (kraakbeen, gewrichten, pezen);
- endocarditisprofylaxe;
- kunstgewricht;
- immuungecompromitteerde patiënten;
- patiënten met een verhoogd infectierisico (diabetes mellitus).

Bij ontslag patiënt
- Instrueer de patiënt de wond droog te houden.
- Adviseer de patiënt contact op te nemen bij bloedingen en ontstekingsverschijnselen.
- Laat de patiënt een afspraak maken bij de huisarts of polikliniek voor wondcontrole.
- Geef zo nodig recept voor antibiotica of tetanusinjecties mee.
- Adviseer de patiënt de wond de eerste zes maanden niet aan de zon bloot te stellen. Littekenweefsel verbrandt snel.

COMPLICATIES
- Allergische reactie op desinfectans.
- Celbeschadiging en verweking van de huid door het weken van wond en wondgebied in povidonjoodoplossingen.
- Celschade van (vitaal) weefsel door krachtig spoelen of borstelen.

GEBRUIKTE LITERATUUR
- Werkgroep Infectie Preventie. URL: www.wip.nl.
- Hentzen J. Procedure 134, Wound Cleansing and Irrigation. In: Proehl JA. Emergency Nursing. St Louis: Saunders Elsevier; 2008.

75   De verzorging van amputaat en amputatiewond

J. van Muiswinkel, SEH-verpleegkundige

DOEL VAN DE HANDELING
Het op een hygiënische wijze opvangen, verzorgen en bewaren van traumatische geamputeerde lichaamsdelen en de verzorging van amputatiewonden.

ANATOMIE
Er bestaan twee soorten amputatiewonden: de partiële en volledige amputatie. Voor beide verwondingen zijn het hygiënisch opvangen,

verzorgen en bewaren van een amputaat (geamputeerd lichaamsdeel) van groot belang voor een eventuele terugplaatsing. Door het reinigen en steriel verbinden wordt de kans op het ontstaan van infecties verkleind.

INDICATIES
Traumatische amputaties van lichaamsdelen.

CONTRA-INDICATIES
Medisch zinloos handelen.

VERZORGING VAN AMPUTAAT

BENODIGDE MATERIALEN
- Ringerslactaat of NaCl 0,9%.
- Steriele gazen.
- Plastic zak.
- Smeltende ijsblokjes.
- Bekken of bak.
- Stickers met de patiëntgegevens.

VOORBEREIDINGEN
Tref de voorbereidingen zoals uitgewerkt in de inleiding van dit boek.

UITVOERING
1 Spoel het amputaat schoon met Ringerslactaat of NaCl 0,9%.
2 Verpak het amputaat in een steriel gaas doordrenkt met Ringerslactaat of NaCl 0,9%.
3 Plaats het amputaat in plastic zak en sluit de zak.
4 Plaats het amputaat in de plastic zak in een bekken of bak met smeltend ijs.
5 Plak een sticker met patiëntgegevens op de plastic zak.
6 Overweeg de toediening van antibiotica en/of tetanusprofylaxe (zie procedure 74).
7 Overweeg het maken van een röntgenfoto van de geamputeerde extremiteit en het amputaat.
8 Houd de patiënt warm om perifere vasoconstrictie te voorkomen.
9 Verwijder alle sieraden.

VERZORGING VAN AMPUTATIEWONDEN

BENODIGDE MATERIALEN
- Ringerslactaat of NaCl 0,9%.
- Vette gazen.
- Steriele gazen.
- Hydrofiel windsel.
- Pleister.
- Netverband.
- Mitella (bij verwonding aan arm of hand).

VOORBEREIDINGEN
1. Tref de voorbereidingen zoals uitgewerkt in de inleiding van dit boek.
2. Beoordeel bij een partiële amputatie de neurovasculaire functies.

UITVOERING
1. Stelp een eventuele bloeding.
2. Reponeer bij een abnormale stand de aangedane extremiteit terug in de juiste anatomische positie.
3. Spoel de wond met Ringerslactaat of NaCl 0,9%.
4. Droog de wond met een steriel gaas.
5. Plaats een vet gaas op de wond.
6. Verbind de wond met hydrofiel windsel.
7. Fixeer het verband met een pleister.
8. Plaats het netverband over het hydrofielwindsel.
9. Immobiliseer het aangedane lichaamsdeel, inclusief het gewricht onder en boven het letsel.
10. Eleveer de aangedane extremiteit.
11. Geef de patiënt een mitella (bij wond aan de arm of hand).

UITVOERING BIJ EEN ANDERE LEEFTIJDSGROEP/
AFWIJKENDE ANATOMIE
Bij kinderen hebben re-implantaties vaak een beter resultaat door het adequate herstel van zenuwweefsel.

AANDACHTSPUNTEN BIJ UITVOERING
- Gebruik geen desinfectans voor het reinigen van het amputaat en een amputatiewond. Deze stoffen geven celschade.
- Reinig het amputaat door voorzichtig te spoelen en niet te schrobben.

- Bewaak de tijd. Een mogelijk succesvolle re-implantatie dient zo kort mogelijk na de verwonding plaats te vinden.
- Voorkom bevriezing van het geamputeerde lichaamsdeel.
- Gebruik geen tourniquets of ander afbindmateriaal aan de aangedane extremiteit. Deze kunnen schade veroorzaken aan structuren die belangrijk zijn voor de re-implantatie.
- Bewaar alle geamputeerde delen. Indien deze toch niet geschikt zijn voor re-implantatie kunnen deze mogelijk gebruikt worden als huidtransplantaat (skingraft).
- De patiënt kan pijn ervaren bij een volledige amputatie distaal van de amputatie. Dit wordt de fantoompijn genoemd.
- Bespreek in geen geval het resultaat van de re-implantatie met de patiënt. Dit is een taak van de plastisch chirurg. Deze besluit tot een re-implantatie na technische, esthetische, medische en psychosociale overwegingen.

Bij ontslag patiënt
- Instrueer de patiënt de wond droog te houden.
- Adviseer de patiënt contact op te nemen bij ontstekingsverschijnselen.
- Laat de patiënt een afspraak maken bij de polikliniek voor wondinspectie.
- Geef zo nodig een herhalingsrecept voor tetanusprofylaxe mee.
- Geef (meestal) een recept voor antibiotica mee.

COMPLICATIES
Voor terugplaatsing
- Celschade of afsterven amputaat door bevriezing of inadequaat koelen.
- Zoekraken van het amputaat.

Na terugplaatsing
- Ischaemie van het amputaat.
- Infectie.

GEBRUIKTE LITERATUUR
- Proehl JA. Procedure 139, Wound Care for Amputations. In: Proehl JA. Emergency Nursing. St. Louis: Saunders Elsevier; 2009.
- McSwain NE. PHTLS. Nederlandse uitgave. Maarssen; Elsevier gezondheidszorg; 2003.

76 Het toedienen van lokale anesthesie bij wonden

Drs. M. van Loon, arts-assistent SEH

DOEL VAN DE HANDELING
Verdoving van een huidgebied ter plaatse van een wond of te exciseren afwijking door infiltratie van zenuwuiteinden.

ANATOMIE
In de subcutis lopen talrijke terminale sensibele takken voor huid, subcutaan vet en subfasciale gebieden.

INDICATIES
- Wondbehandeling (reinigen, hechten, nettoyage).
- Verwijdering van een corpus alienum.
- Excisie van een cutane of subcutane afwijking.

CONTRA-INDICATIES
Gebruik bij een allergie voor lidocaïne een ander lokaal anestheticum (bv. mepivacaïne 2%).

BENODIGDE MATERIALEN
- Een desinfecterend middel (bv. povidonjood of chloorhexidine) voor de omringende huid.
- Onsteriele handschoenen.
- 5- of 10-cc-injectiespuit.
- Dunne naald, 27 tot 30 gauge.
- 1% lidocaïne, al dan niet met adrenaline 1:100.000, de hoeveelheid is afhankelijk van de omvang van de afwijking (max. 20 ml).
- Enkele steriele gazen van 10 × 10 cm.

VOORBEREIDINGEN
1. Zorg dat de wond/laesie en de omringende huid zo goed mogelijk van vuil gereinigd zijn.
2. Plaats de patiënt in comfortabele houding met de laesie in een goed bereikbare positie.
3. Bij een excisie van een laesie is het handig om de plaats van de incisie van tevoren af te tekenen.
4. Trek handschoenen aan en reinig de omliggende huid met een desinfecterend middel.

UITVOERING
1 Steek de naald onder een kleine hoek met de naaldopening naar beneden aan de binnenzijde van de wondrand tot in de subcutis.
2 Aspireer. Als geen bloed terugkomt, voer dan de naald rustig spuitend op, evenwijdig aan de wondrand.
3 Trek vervolgens de naald terug en spuit al terugtrekkend langzaam verder.
4 Indien meerdere injecties nodig zijn om de gehele wond te verdoven, steek de naald dan steeds vanuit een reeds verdoofd gedeelte in.
5 Test gevoelloosheid van het geïnjecteerde gebied alvorens met de ingreep te beginnen.

UITVOERING BIJ EEN ANDERE LEEFTIJDSGROEP/
AFWIJKENDE ANATOMIE
Bij kinderen is het beter om een kleinere hoeveelheid lidocaïne te gebruiken.

AANDACHTSPUNTEN BIJ UITVOERING
- De werking van lidocaïne treedt binnen enkele minuten na injectie in.
- Bij voorzichtige toepassing van een lidocaïne-oplossing met adrenaline is de kans op ischemie en necrose als gevolg van constrictie van de eindarteriën klein. De combinatie van lidocaïne met adrenaline zorgt voor een langere werkingsduur van het lokaal anestheticum (tot een uur na injectie) en een droger operatieveld.
- Bij wonden van grote omvang is het vaak zinvol om veldblokanesthesie toe te passen dan wel de wond in etappes te verdoven en te hechten. In het laatste geval kan, indien nodig, een grotere hoeveelheid lokaal anestheticum worden toegediend met kleinere kans op bijwerkingen.

COMPLICATIES
- Intoxicatie als gevolg van absolute of relatieve overdosering, bijvoorbeeld door een te sterke concentratie of te grote toegediende hoeveelheid van het lokaal anestheticum, te snelle resorptie in een zeer goed gevasculariseerd gebied of door een intravasale injectie.
- Allergische reacties op het lokaal anestheticum.
- Als gevolg van de injectietechniek kunnen bloedingen en hematomen optreden bij bloedvatverwondingen. Bij intraneuronale injectie kan zenuwletsel optreden, leidend tot maandenlang durende paresthesieën of anesthesie.

- Wanneer niet wordt gewerkt onder aseptische omstandigheden kan infectie in het insteekkanaal optreden.

GEBRUIKTE LITERATUUR
- Keeman JN. Kleine chirurgische ingrepen. 8^e druk. Maarssen: Elsevier gezondheidszorg; 2001.
- Leeuwenberg A. Chirurgische ingrepen in de huisartsenpraktijk. Amsterdam, Overveen: Boom/Belvedere; 1997.

77 Het toedienen van lokale anesthesie bij digiti (Oberst)

Drs. M. van Loon, arts-assistent SEH

DOEL VAN DE HANDELING
Verdoving van een vinger of teen voor kleine chirurgische procedures. De techniek is voor vingers en tenen hetzelfde.

ANATOMIE
Zowel aan de dorsale als aan de ventrale zijde van de vinger/teen lopen aan weerszijden twee zenuwtakken die de sensibiliteit van de vinger verzorgen.

INDICATIES
- Wondbehandeling van vinger of teen (reinigen, hechten, nettoyage).
- Nagelverwijdering.
- Behandeling van een ingegroeide teen- of vingernagel of paronychia.
- Behandeling van een panaritium.
- Verwijdering van een corpus alienum uit vinger of teen.
- Repositie van gedisloceerde falangen.

CONTRA-INDICATIES
- Bij een fors gezwollen vinger of teen is voorzichtigheid geboden met het inspuiten van vloeistof, omdat het lokale spanningspijn kan geven en tot verminderde doorbloeding kan leiden.
- Neem bij allergie voor lidocaïne een ester als lokaal anestheticum (bv. mepivacaïne 2%).

BENODIGDE MATERIALEN
- Povidonjood of chloorhexidine voor het desinfecteren van de huid.
- Onsteriele handschoenen.
- 5- of 10-cc injectiespuit.

- Dunne naald, 27 tot 30 gauge.
- 2% lidocaïne 4 ml.
- Enkele steriele gazen van 10 × 10 cm.

VOORBEREIDINGEN

1 Reinig de vinger of teen zo goed mogelijk.
2 Plaats de patiënt in een makkelijk bereikbare positie met de vinger of teen met de dorsale zijde naar boven.
3 Trek handschoenen aan en reinig de vinger of teen met een desinfecterend middel.

UITVOERING

1 Stabiliseer de vinger of teen goed met de vrije hand tijdens het injecteren.
2 Breng de naald aan de dorsale zijde van de vinger of teen ter plaatse van de webspace verticaal in, aan een van de zijden van het metacarpale of metatarsale gewricht dicht langs de oppervlakte van het bot (zie figuur 77.1).
3 Steek de naald door naar de volaire zijde tot de punt van de naald tegen de huid gevoeld wordt.
4 Aspireer. Als geen bloed terugkomt, deponeer dan 0,5 ml van het lokaal anestheticum.

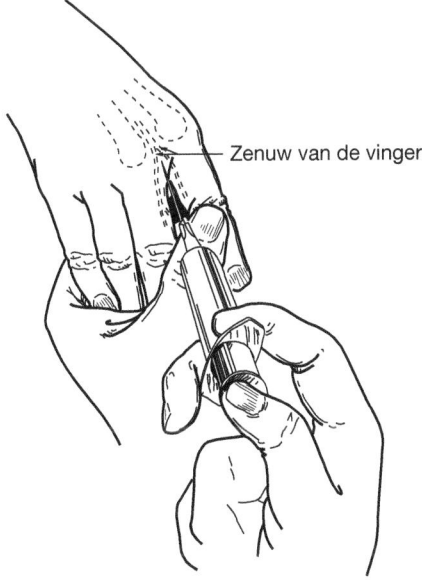

Figuur 77.1 De naald wordt ter plaatse van de webspace verticaal ingebracht. De behandelaar draagt normaalgesproken handschoenen: deze zijn hier niet getekend.

5 Trek vervolgens de naald langzaam terug. Tijdens het terugtrekken wordt langzaam 1 ml van het lokaal anestheticum ingespoten. Langzaam spuiten en kleine depots geven minder pijn.
6 Verwijder de naald en herhaal de procedure aan de andere zijde van het metacarpale of metatarsale gewricht.
7 Laat het anestheticum tien minuten inwerken.

UITVOERING BIJ EEN ANDERE LEEFTIJDSGROEP/ AFWIJKENDE ANATOMIE

Bij kinderen is het beter om een kleinere hoeveelheid lidocaïne te gebruiken.

AANDACHTSPUNTEN BIJ UITVOERING

- Tot nu toe is nog onvoldoende aangetoond of een lidocaïne-oplossing met adrenaline veilig gebruikt kan worden voor vingers en tenen, aangezien is beschreven dat dit constrictie van de eindarteriën kan veroorzaken met ischemie als gevolg.
- Soms wil het blok, ondanks correcte uitvoering, niet goed werken. Leg dan een 'schlauchje' (bandje) rond de basis van de vinger/teen en herhaal de procedure met kleine hoeveelheden anestheticum.
- Er zijn aanwijzingen dat het injecteren van verwarmde lidocaïne (tot 42° C) minder pijnsensatie geeft ten opzichte van niet-verwarmde lidocaïne (21° C).
- De sensibiliteit van de vinger of teen keert binnen één à twee uur na injectie van het anestheticum weer terug.
- Het toedienen van 1 gr paracetamol kort na de ingreep geeft vermindering van de postoperatieve pijn, wanneer de verdoving is uitgewerkt.

COMPLICATIES

- Schade van de neurovasculaire bundels door verhoging van de compartimentdruk.
- Intoxicatie als gevolg van absolute of relatieve overdosering, bijvoorbeeld door te sterke concentratie of te grote toegediende hoeveelheid van het lokaal anestheticum, te snelle resorptie in een zeer goed gevasculariseerd gebied of door intravasale injectie.
- Allergische reacties op het lokaal anestheticum.
- Als gevolg van de injectietechniek kunnen bloedingen en hematomen optreden bij bloedvatverwonding. Bij intraneuronale injectie kan zenuwletsel optreden, leidend tot maandenlang durende paresthesieën of anesthesie.
- Wanneer niet wordt gewerkt onder aseptische omstandigheden kan infectie in het insteekkanaal optreden.

DOSERING

anestheticum	zonder adrenaline	met adrenaline
lidocaïne 1%	3-5 mg/kg	7 mg/kg

GEBRUIKTE LITERATUUR
- Colyar MR, Ehrhardt C. Ambulatory Care Procedures for the Nurse Practitioner. 2nd edition. Philadelphia: F.A. Davis Company.
- Keeman JN. Kleine chirurgische ingrepen. 8^e druk. Maarssen: Elsevier gezondheidszorg; 2001.
- Leeuwenberg A. Chirurgische ingrepen in de huisartsenpraktijk. Amsterdam, Overveen: Boom/Belvedere; 1997.
- Yin ZG, Zhang JB, Kan SL, Wang P. A Comparison of Traditional Digital Blocks and Single Subcutaneous Palmar Injection Blocks at the Base of the Finger and a Meta-Analysis of the Digital Block Trials. J Hand Surg 2006; 31B: 5: p. 547-555.
- Waldbillig DK, Quinn JV, Stiell IG, Wells GA. Randomized Double-Blind Controlled Trial Comparing Room-Temperature and Heated Lidocaïne for Digital Nerve Block. Ann Emerg Med 1995; 26: p. 677-681.

78   Het aanbrengen van hechtpleisters

L. Monster, SEH-verpleegkundige

DOEL VAN DE HANDELING
Het sluiten van een wond met behulp van hechtpleisters.

INDICATIES
- Primaire en secundaire wondsluiting.
- Vervanging van hechtingen.
- Sluiten van de huid na subcutane hechtingen.
- Ondersteuning van hechtingen en huidlijm.

CONTRA-INDICATIES
- Wonden die onder grote spanning staan (bijvoorbeeld handen en vingers).
- Wonden die niet gesloten mogen worden, zoals:
  - wonden ouder dan zes uur (dit is niet evidence-based: de laatste jaren wordt steeds meer van deze regel afgeweken);

- bijtwonden;
- steek- en prikverwondingen die niet volledig zijn geëxcideerd (bijvoorbeeld een wond door een spijker).
• Wonden met een sterk verminderde circulatie.
• Geïnfecteerde wonden.
• Wonden in behaard gebied.

BENODIGDE MATERIALEN
• Gazen.
• Desinfectans.
• Hechtpleisters (elastische of niet-elastische pleisters).
• Schaar.
• Pincet (indien nodig).

VOORBEREIDINGEN
1 Tref de voorbereidingen zoals beschreven in de inleiding van dit boek.
2 Laat de patiënt een dusdanige houding aannemen dat het wondgebied makkelijk te bereiken is.

UITVOERING
1 Desinfecteer het wondgebied met desinfectans en gazen.
2 Droog het wondgebied na.
3 Plak de hechtpleister (eventueel met behulp van een pincet) aan één kant van de wondrand vast.
4 Breng de wondranden bij elkaar.
5 Plak de hechtpleisters over de wond aan de andere kant aan de wondrand vast.
6 Herhaal bovenstaande tot het wondgebied gesloten is.
7 Ter bescherming kan er een gewone pleister over de hechtpleisters geplakt worden.

AANDACHTSPUNTEN BIJ UITVOERING
• Plak de elastische hechtpleister niet op zijn volledige rekcapaciteit op de wond. Op deze manier kan de strip niet meer meerekken. Mocht de huid rond de hechtpleister zwellen dan kan dit extra littekenweefsel geven.
• Informeer de patiënt over tekenen van infectie en wat te doen als deze optreden.
• Informeer de patiënt dat de strip zeven tot tien dagen blijft zitten. Hierna mag hij losgeweekt worden.

- Bij vroegtijdig loslaten van de pleister en het openspringen van de wond dient de patiënt zich te melden bij de huisarts.

COMPLICATIES
- Wondinfectie.
- Wijken van de wond door loslaten van de hechtpleister.

GEBRUIKTE LITERATUUR
- Thijs RJA en Thijs LG. Acute geneeskunde een probleemgerichte benadering. Hoofdstuk 31. Technieken 11. 6^e druk. Maarssen: Elsevier gezondheidszorg. 2005. p. 416-421.
- Proehl JA. Procedure 140, Surgical Tape Closure. In: Proehl JA. Emergency Nursing Procedures. St. Louis: Saunders Elsevier; 2009.

79 Het aanbrengen van huidlijm

L. Monster, SEH-verpleegkundige

DOEL VAN DE HANDELING
Het sluiten van wonden met behulp van huidlijm.

INDICATIES
- Oppervlakkige scheur- en snijwonden waarbij hechten niet noodzakelijk is.
- Wonden waarbij de wondranden goed tegen elkaar aanliggen. De lengte van de wond geeft geen beperkingen.

CONTRA-INDICATIES
- Wond in nabijheid van gewrichten (handen en vingers).
- Patiënten met een bekende overgevoeligheid voor huidlijm.
- Wonden die onder spanning staan.
- Wonden die niet gesloten mogen worden, zoals:
  - wonden ouder dan zes uur (dit is niet evidence-based: de laatste jaren wordt steeds meer van deze regel afgeweken);
  - bijtwonden;
  - steek en prikverwondingen die niet volledig zijn geëxcideerd (bijvoorbeeld wond door een spijker);
  - wonden met een sterk verminderde circulatie;
  - geïnfecteerde wonden.
- Wonden in behaard gebied.

BENODIGDE MATERIALEN
- Gazen.
- Desinfectans.
- Huidlijm.

VOORBEREIDINGEN
1. Tref de voorbereidingen zoals beschreven in de inleiding van dit boek.
2. Laat de patiënt een houding aannemen waarbij het wondgebied goed bereikbaar is.
3. Bescherm de patiënt zo nodig tegen lijm op ongewenste plekken (ogen).

UITVOERING
1. Desinfecteer het wondgebied.
2. Droog de wond na met een gaasje.
3. Breng de weefselranden indien nodig naar elkaar.
4. Breng de lijm spaarzaam over de wond aan.
5. Geef ongeveer dertig seconden lichte druk op de wondranden om zo de aanhechting te bevorderen.
6. Controleer de wond op bloeden.
7. Controleer op wijken van de wondranden.

AANDACHTSPUNTEN BIJ UITVOERING
- Bij wonden van de behaarde hoofdhuid kan de huidlijm worden gecombineerd met haarhechtingen.
- Mocht de wond niet goed hechten dan kunnen hechtpleisters ter versteviging worden gebruikt.
- Informeer de patiënt altijd over tekenen van infectie en wat te doen als deze optreden.
- Grote bewegingen in het wondgebied dienen vermeden te worden.
- De patiënt mag geen crème of zalf aanbrengen op het wondgebied.
- De huidlijm lijkt op een normale korst. De patiënt mag deze niet verwijderen. Zolang de korst zit, geeft de huidlijm ook bescherming tegen micro-organismen.

COMPLICATIES
- Wondinfectie.
- Het loslaten het de huidlijm.
- Vertraagde wondgenezing door lijm in de wond.
- Huidlijm op ongewenste plaats op de huid. Week dit los met zeepwater. Trek de lijm niet los.

GEBRUIKTE LITERATUUR
- Thijs RJA en Thijs LG. Acute geneeskunde een probleemgerichte benadering. Hoofdstuk 31. Technieken 11. 6ᵉ druk. Maarssen: Elsevier gezondheidszorg. 2005. p. 416-421.
- Proehl JA. Procedure 141, Skin Adhesive. In: Proehl JA. Emergency Nursing Procedures. St. Louis: Saunders Elsevier; 2009.
- Indermil® bijsluiter en patiëntenfolder.
- Histoacryl® bijsluiter en patiëntenfolder.

80   Incisie en drainage

K.J. Weststrate, Verpleegkundig Specialist SEH

DOEL VAN DE HANDELING
Het openleggen van een lokaal oppervlakkig abces, waardoor pus kan draineren.

ANATOMIE
Een pyogene infectie wordt over het algemeen veroorzaakt door de staphylococcus aureus. In sommige gevallen is er sprake van een streptokokkeninfectie. De infectie kenmerkt zich door de volgende symptomen:
- rubor (roodheid);
- calor (warm);
- tumor (zwelling);
- dolor (pijn);
- functio laesa (gestoorde functie).

Als de infectie dieper in de weefsels is gelegen, zijn symptomen als roodheid en zwelling minder goed te objectiveren. Er is wel vaak een infiltraat palpabel bij het lichamelijk onderzoek. Bij een uitbreidende infectie kan er tevens sprake zijn van koorts en gevoel van malaise. In het verloop van de infectie ontstaat centraal verweking van het infiltraat en wordt pus gevormd. Deze verweking met pusvorming is palpabel: het abces fluctueert.

INDICATIES
- Abces weke delen.
- Paronychia.
- Hydradenitis.
- Geïnfecteerde atheroomcyste.
- Wondinfectie met pusvorming.
- Panaritium subcutaneum/cutaneum.

CONTRA-INDICATIES
- Abces in het gelaat gelokaliseerd in de neus-monddriehoek. Infecties in dit gebied breiden zich gemakkelijk uit en kunnen leiden tot een sinus cavernosus trombose.
- Grote of dieper gelegen abcessen. Exploratie hiervan moet onder algehele anesthesie plaatsvinden (perianaal abces, sinus pilonidalis, uitgebreid karbunkel).
- Panaritium tendineum/articulare/ossale (behandeling vindt plaats op OK).
- Handflegmone (behandeling vindt plaats op OK).
- Onvoldoende rijpheid van het abces.
- Furunkel (voorkeur voor afwachtend beleid; ontlast zich meestal spontaan; manipulatie kan infectie verspreiden).
- Vasculair bedreigde patiënt.
- Immuun-gecompromitteerde patiënt.
- Allergie voor lidocaïne. Maak gebruik van een ester als lokaal anestheticum (bv. mepivacaïne 2%).

BENODIGDE MATERIALEN
- Desinfectans voor de huid.
- Onsteriele en steriele handschoenen.
- 5- of 10-cc-injectiespuit.
- Dunne naald, 27 of 30 gauge.
- 1% lidocaïne, hoeveelheid afhankelijk van de omvang van de afwijking (max. 20 ml).
- Eventueel chloorethylspray (lokale anesthesie werkt minder goed door pH-verandering van ontstoken weefsel). Nadelen hiervan zijn: het aanbrengen van spray is pijnlijk voor patiënt, de huid wordt door bevriezing wat stugger en het dieper uitruimen van het abces is extreem gevoelig.
- Steriele gazen van 10 × 10 cm.
- Scalpel nr. 11 of 15.
- Kocher.
- Steriel gatdoek.
- Eventueel wondkweek.
- Eventueel tourniquet.
- Absorberend verbandmateriaal.
- Tape.
- Spatbril of beschermend masker.

VOORBEREIDINGEN
1 Plaats de patiënt in comfortabele houding met het abces in een goed bereikbare positie.
2 Trek onsteriele handschoenen aan en desinfecteer de huid ruim.
3 Zet spatbril of masker op (door toename van druk door inspuiten anestheticum kan abces zich spontaan ontlasten).

UITVOERING
1 Dien de verdoving toe. Maak gebruik van veldblok (zie procedure 76) of geleidingsanesthesie volgens Oberst (zie procedure 77), afhankelijk van de plaats van het abces. Spuit geen lidocaïne in het abces.
2 Trek steriele handschoenen aan.
3 Desinfecteer de huid opnieuw ruim.
4 Positioneer het gatdoek.
5 Breng eventueel bij extremiteiten of digiti een tourniquet aan.
6 Bij gebruik van chloorethylspray: controleer of spuitopening niet verstopt zit. Spuit vervolgens zo exact mogelijk op het gebied waar de incisie moet komen totdat de huid wit ziet (zie figuur 80.1b).
7 Incideer diep en groot genoeg voor optimale drainage en om te snel sluiten van de wond te voorkomen (zie figuur 80.1c).
8 Neem zo nodig een wondkweek af.
9 Oefen eventueel wat druk uit op het omliggend gebied om dieper liggend pus te mobiliseren (*niet* bij furunkels; de infectie kan zich verspreiden).
10 Maak gebruik van de pink of Kocher om puspockets en schotjes door te nemen (zie figuur 80.1d).
11 Controleer of alle pus uit de holte verwijderd is.
12 Snijd een ovaaltje uit de huid om te snel sluiten van de wond te voorkomen.
13 Laat eventueel een punt van gaas in wond achter om drainage te continueren (zie figuur 80.1e).
14 Verbind de wond met absorberend verband.

UITVOERING BIJ EEN ANDERE LEEFTIJDSGROEP/
AFWIJKENDE ANATOMIE
- Overweeg bij kinderen incisie en drainage onder algehele narcose uit voeren.
- Gebruik bij kinderen een kleinere hoeveelheid lidocaïne.

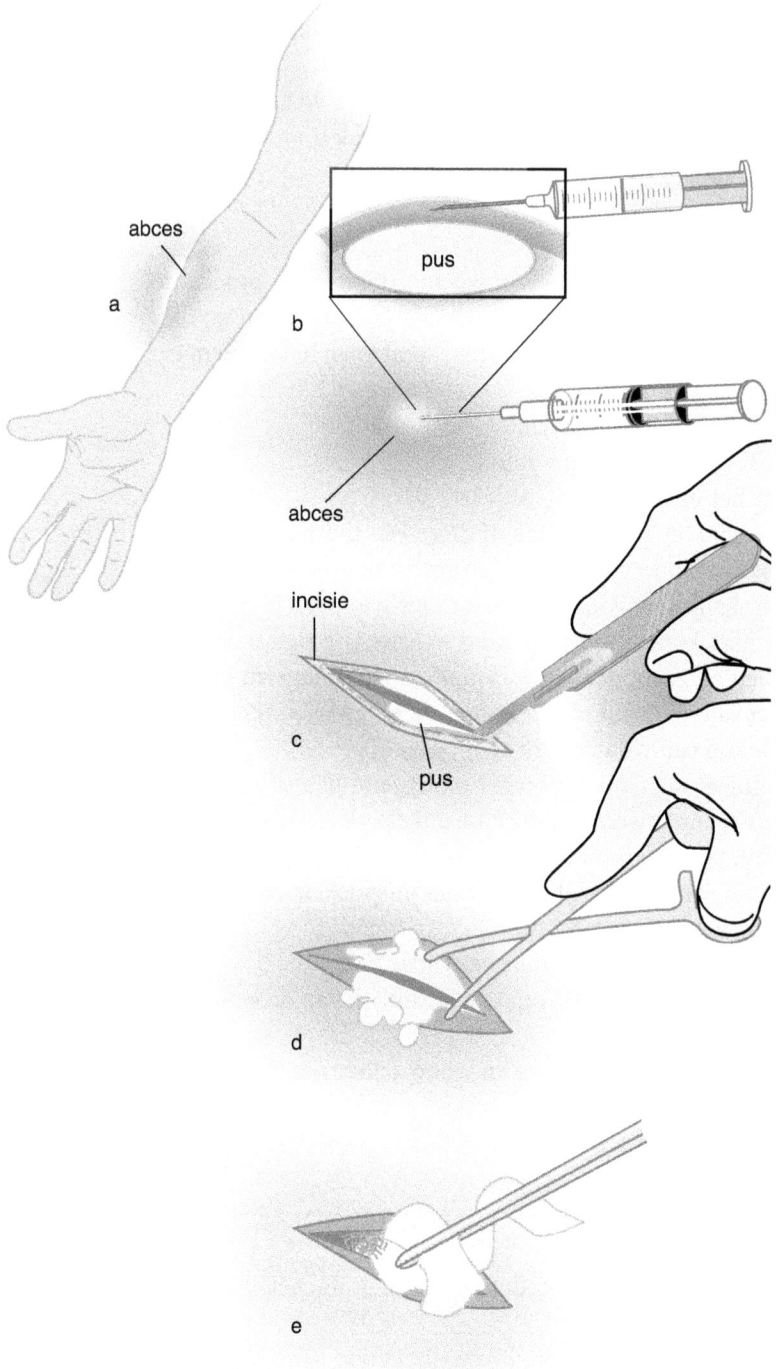

Figuur 80.1a-e Het openleggen van een lokaal oppervlakkig abces.

AANDACHTSPUNTEN BIJ UITVOERING
- De behandeling van een paronychia is afhankelijk van de ernst van de ontsteking. Als de infectie zich beperkt tot één zijde van de nagelwal, volstaat een lengte-incisie van ongeveer 3 mm tot op de nagel in de hoek van het eponychium.
- Uitbreiding van de infectie verloopt via de nagelbasis naar de andere zijde van de nagel. In dit geval worden twee lengte-incisies gemaakt in beide hoeken van het eponychium. Na het vrij prepareren van de nagelbasis wordt dit deel van de nagel verwijderd.

Bij ontslag patiënt
- Geef een poliklinische controleafspraak mee of verwijzing naar huisarts voor de volgende dag.
- Geef een recept voor pijnmedicatie mee.
- Adviseer de patiënt contact op te nemen bij problemen.

COMPLICATIES
- Anesthesie-gerelateerd (zie procedures 76 en 77).
- Nabloeding.
- Recidief infectie door onvoldoende drainage.

GEBRUIKTE LITERATUUR
- Bruining AH et al. Leerboek chirurgie. 5^e druk. Houten: Bohn Stafleu van Loghum; 1997.
- Colyar MR, Ehrhardt C. Ambulatory Care Procedures for the Nurse Practitioner. 2nd edition. Philadelphia: F.A. Davis Company; 2004.
- Keeman JN. Kleine chirurgische ingrepen. 8^e druk. Maarssen: Elsevier gezondheidszorg; 2001.
- Layman M. Procedure 146, Incision and Drainage. In: Proehl JA. Emergency Nursing Procedures. St. Louis: Saunders Elsevier; 2009.

81   Algemene principes van hechten

K.J. Weststrate, Verpleegkundig Specialist SEH

DOEL VAN DE HANDELING
Het sluiten van een huiddefect met behulp van hechtmateriaal met naald.

ANATOMIE

Bij het beoordelen van een wond wordt gekeken naar de volgende aspecten:
- algemene conditie patiënt (massaal bloedverlies);
- traumamechanisme;
- tijdstip van het ontstaan van de wond;
- locatie op het lichaam;
- schade aan pezen en spieren (functieonderzoek);
- schade aan zenuwen (sensibiliteit testen, eventueel pin pricktest);
- schade aan bloedvaten (capillary refill);
- open fracturen onder de wond;
- wondranden (scherp, rafelig, gekneusd, slecht gevasculariseerd).

Over het algemeen worden wonden waarbij letsel is ontstaan aan dieper gelegen structuren behandeld door een specialist. Deze procedure beschrijft uitsluitend het hechten van oppervlakkige structuren. Het sluiten van een wond kan op drie manieren plaatsvinden:
- primaire sluiting: hierbij wordt de wond direct gehecht, tenzij hiervoor een contra-indicatie bestaat (zie contra-indicaties);
- secundaire wondgenezing: de wond vormt granulatieweefsel en sluiting vindt plaats door wondcontractie;
- tertiaire wondgenezing: hierbij wordt de wond na vijf tot zeven dagen alsnog primair gehecht als deze niet geïnfecteerd is en wondranden goed doorbloed zijn.

INDICATIES

Oppervlakkige wonden zonder pees- vaat- of zenuwletsel.

CONTRA-INDICATIES
- Wonden met pees-, vaat- of zenuwletsel.
- Grotere wonden in het gelaat.
- Bijtwonden (mens/dier).
- Steekwonden.
- Prikwonden.
- Laceraties met avitale wondranden.
- Wonden waarbij kraakbeen beschadigd is (risico op (peri)chondritis met kraakbeenmisvorming).
- Wonden in slecht gevasculariseerd gebied (diabetes mellitus).

- Wonden ouder dan zes tot acht uur (Friedreichse periode).[1]
- Wonden met fors weefselverlies.
- Wonden waarbij sluiten schade aan zenuwen, pezen en bloedvaten kan veroorzaken.

BENODIGDE MATERIALEN
- 10-cc-injectiespuit.
- Dunne naald, 27 tot 30 gauge.
- Lidocaïne 1% met of zonder adrenaline of ester hiervan bij allergie voor lidocaïne. Bij fors bloedende wonden kan gekozen worden voor lidocaïne 1% met adrenaline 1 op 100.000. Toevoeging van adrenaline veroorzaakt vasoconstrictie met kans op necrosevorming. Gebruik hiervan is minder geschikt voor digiti.
- Desinfectans.
- Onsteriele handschoenen.
- Hechtset (minimale inhoud bestaat uit naaldvoerder, chirurgisch pincet en schaar). Eventueel uitgebreidere set bij meer gecompliceerde wonden.
- Steriele (gat)doeken.
- Hechtdraad (zie onder 'Hechtmateriaal').
- Steriele handschoenen.
- Spatbril/beschermend masker.
- Steriele gazen.
- Optioneel: NaCl 0,9% spoelvloeistof met spuit 10-50 cc.
- Optioneel: scalpel 11 of 15 voor het bijsnijden van wondranden.
- Verbandmateriaal.

Hechtmateriaal
Er is een grote variëteit aan hechtmateriaal voorhanden, waarbij keuzes te maken zijn in:
- *traumatisch of atraumatisch materiaal*. Bij een atraumatische naald is deze al aan de draad bevestigd;
- *oplosbaar of niet-oplosbaar*. Oplosbare hechtingen (Vicryl®, Vicryl® rapide) worden voornamelijk gebruikt voor het hechten van de subcutis. Niet-oplosbare hechtingen zijn geschikt voor het hechten van huid en pezen (Ethilon®, Mercilene®);

---

[1] Het hanteren van de Friedreichse periode is niet evidence-based. In veel gevallen kan deze periode verlengd worden, mits men zorg draagt voor optimale reiniging van de wond en goede vascularisatie van de wondranden.

- monofilament of multifilament. Monofilament geeft minder kans op

plaats wond	hechtmateriaal
gelaat	Ethilon® 6.0
extremiteiten	Ethilon® 4.0 of 3.0 als meer trekkracht nodig is
behaarde hoofd	Ethilon® 4.0
romp	Ethilon® 3.0 of 4.0
subcutis	Vicryl® of Vicryl®rapide. Hierbij geldt hoe dieper onder de huid hoe dikker de hechtdraad
onderbinden van kleine bloedvaatjes	Vicryl® 3.0 of 4.0

weefselbeschadiging maar is lastiger in gebruik en heeft minder knoopvastheid;
- *naalden*. Voor het hechten van de huid wordt een snijdende naald gebruikt. Voor de subcutis een ronde;
- *dikte van de draad*. Die wordt weergegeven in nummers, bijvoorbeeld 3.0. Hierbij geldt hoe hoger het nummer hoe dunner de draad.

Over het algemeen worden de volgende hechtdraden gebruikt:

VOORBEREIDINGEN
1 Positioneer patiënt met de wond in goed bereikbare positie.
2 Trek onsteriele handschoenen aan (en zet een beschermende bril/masker op).
3 Reinig de wond en huid met desinfectans.
4 Spoel de wond met NaCl 0,9% als deze sterk verontreinigd is. Overweeg de patiënt eerst te verdoven alvorens dit te doen.

UITVOERING
1 Dien verdoving toe zoals beschreven in procedures 76 en 77.
2 Trek steriele handschoenen aan.
3 Desinfecteer de huid en de wond.
4 Plaats steriele doek(en).
5 Verricht een tweede wondinspectie. Beoordeel de wond opnieuw op schade aan dieper gelegen structuren.
6 Verricht zo nodig een wondtoilet waarbij losliggend materiaal/necrotisch weefsel of corpura aliena worden verwijderd en de wondranden worden bijgesneden.

7 Spoel eventueel de wond met NaCl 0,9% totdat deze schoon is.
8 Onderbind zichtbare kleine vaatjes met Vicryl®. Soms is het tijdelijk afklemmen van het vaatje al voldoende om een bloeding tot stand te brengen.
9 Hecht zo nodig de fascie met Vicryl®.

10 Hecht de subcutis van een diepere wond met Vicryl®. Dit voorkomt doderuimtevorming en te veel spanning op de huidhechtingen.
11 Sluit de huid met Ethilon®.
12 Reinig de wond.
13 Verbind de wond. Geef zo nodig een drukkend verband als de wond nog nabloedt of hematoomvorming verwacht wordt. Leg eventueel een mitella aan.

AANDACHTSPUNTEN BIJ UITVOERING
- De uiteindelijke ernst van de wond wordt soms pas duidelijk bij de tweede wondinspectie. Raadpleeg zo nodig een specialist.
- Voorkom te veel spanning op de wond door gelaagd te hechten en een geschikte hechttechniek te gebruiken (Donati).
- Maak gebruik van approximerende hechtingen als volledige sluiting van de huid niet mogelijk of gecontra-indiceerd is (laceraties, wonden met een hoog infectierisico).
- Gebruik de driepuntstechniek bij een T- of V-vormige wond.
- Bij wonden op het behaarde hoofd: gebruik hechtdraad met afwijkende kleur of laat hechtingen extra lang.

Bij ontslag patiënt
- Instrueer de patiënt de wond droog te houden.
- Adviseer de patiënt contact op te nemen bij ontstekingsverschijnselen.
- Laat de patiënt een afspraak maken bij de huisarts of polikliniek voor het verwijderen van de hechtingen. Voor het verwijderen van hechtingen gelden de volgende richtlijnen:
  - gelaat: 5 dagen;
  - behaarde hoofdhuid: 7-10 dagen;
  - romp: 10-12 dagen;
  - extremiteiten: 7-12 dagen.
- Overweeg tetanusprofylaxe. Geef zo nodig een herhalingsrecept mee (zie procedure 74).
- Geef zo nodig recept voor antibiotica mee (zie procedure 74).

COMPLICATIES
- Nabloeding.
- Losraken van de hechtingen.
- Infectie.

GEBRUIKTE LITERATUUR
- Bruining AH et al. Leerboek chirurgie. 5^e druk. Houten: Bohn Stafleu van Loghum; 1997.
- Colyar MR, Ehrhardt C. Ambulatory Care Procedures for the Nurse Practitioner. 2nd edition. Philadelphia: F.A. Davis Company; 2004.
- Keeman JN. Kleine chirurgische ingrepen. 8e druk. Maarssen: Elsevier gezondheidszorg; 2001.
- Langeveld ARJ. Het hechten van een traumatische wond. Nederlands Tijdschrift voor Geneeskunde Studenteneditie 2005; 8 (3); p. 50-52.
- Farmacotherapeutisch Kompas. URL: www.fk.cvz.nl.

Het beoordelen en verzorgen van brandwonden

14

82 De ABCD-methodiek bij brandwonden
83 Berekenen van de diepte van brandwonden, van het percentage totaal verbrand lichaamoppervlak en van het vochtbeleid bij uitgebreid brandwondenletsel
84 De escharotomie (ontlastende incisie)
85 De opvang van een patiënt met een (mogelijk) inhalatietrauma
86 De behandeling van brandwonden

82   De ABCD-methodiek bij brandwonden

B.L. van der Wielen en M.A. Geers, SEH-verpleegkundigen

DOEL VAN DE HANDELING
De adequate opvang en behandeling van patiënten met uitgebreid brandwondenletsel.
De opvang van een patiënt met brandwonden is gericht op het stabiliseren/optimaliseren van de ABC en D. Daarna wordt in de E (Expose en Environment) het percentage verbrand lichaamsoppervlak geïnventariseerd (TVLO = totaal verbrand lichaamsoppervlak) en de diepte van het brandwondenletsel beoordeeld (zie procedure 83). De uitvoering van de ABCDE is niet afhankelijk van de ernst van de brandwonden. Bij uitgebreid brandwondenletsel of bij brandwondenletsel met complicaties dient er, volgens de EMSB-criteria, overleg plaats te vinden met een gespecialiseerd brandwondencentrum en kan er besloten worden tot overplaatsing van de patiënt.

ANATOMIE
De huid is het grootste orgaan van het menselijk lichaam (1,5 m^2) en heeft diverse functies:
· bescherming tegen invloeden van buitenaf (mechanisch/chemisch);
· bescherming tegen micro-organismen;

- regeling van de lichaamstemperatuur door huiddoorbloeding en transpireren;
- aanmaak van vitamine B_{12} onder invloed van zonlicht;
- behoud van circulerend volume, bescherming tegen uitdroging.

Bij verbranding van de huid gaat een deel van de natuurlijke barrière tegen infecties verloren en raakt het immuunsysteem verstoord. Door brandwonden raakt het temperatuurregulatiesysteem verstoord. Brandwonden kunnen een 'brandwondenshock' (hypovolemische shock) veroorzaken door plasmaverlies via de wonden. Van uitgebreid brandwondenletsel is sprake wanneer bij volwassenen > 15% van het totale lichaamsoppervlak is verbrand (TVLO > 15%). Voor kinderen en senioren wordt een TVLO van 10% aangehouden.

INDICATIES
- Uitgebreide brandwonden.
- Brandwonden in functionele gebieden.

CONTRA-INDICATIES
Medisch zinloos handelen.

BENODIGDE MATERIALEN
- Verwarmde kamer of kamer met warmtelamp.
- Monitor (hartfrequentie, tensie, ademfrequentie, saturatie, 12-kanaals-ECG).
- Thermometer (rectaal).
- Infusiemateriaal (venflons/centrale lijn).
- Arterielijn.
- Zuurstof (neusbril, non-rebreathing masker, waterset).
- Laboratorium-/bloedgasafnamemateriaal.
- Pijnstilling.
- Doppler.
- Katheter à demeure met urimetersysteem en inbrengbenodigdheden.
- Verbandmateriaal en zalven.
- Schaar en pincet.
- Tondeuse.
- Kweekstokken.
- Antidecubitusbed.
- Digitale fotocamera (vastleggen van uitgangssituatie brandwonden).

Bij (vermoeden van) een inhalatietrauma en/of ernstige gelaatsverbranding en/of circulaire hals- en/of thoraxverbranding: zet benodigdheden klaar voor intubatie (zie procedure 84).

VOORBEREIDINGEN

1 Vraag, bij een vooraanmelding:
   - zoveel mogelijk gegevens: ongevalmechanisme, ernst van de brandwonden, tijdstip ongeval, mogelijk inhalatieletsel en de status van ABCD;
   - of er meerdere slachtoffers zijn (in verband met opstarten rampenplan).
2 Tref de voorbereidingen zoals beschreven in de inleiding van dit boek.
3 Verwarm de kamer (30° C) waar de patiënt wordt opgevangen of zet een warmtelamp klaar.

UITVOERING

1 Start direct met koelen of spoelen:
   - thermische brandwonden: 10-15 minuten onder lauw stromend water;
   - chemische brandwonden: 45 minuten onder lauw stromend water.
2 Vraag naar tijdstip van het ongeval en de al ondernomen acties: koelen, Burnshields®, toegediende pijnstilling.
3 Controleer/garandeer een vrije ademweg en ademhaling (zie procedure 84).
4 Controleer/stabiliseer de circulatie: sluit patiënt aan op monitor waarbij hartfrequentie, tensie, ademfrequentie en saturatie worden gemeten. Maak een 12-kanaals-ECG. Meet rectale temperatuur.
   - Controleer/breng in: twee groot lumen infusen/centrale lijn.
   - Bereken vochtbeleid en start infusie met isotone vloeistoffen zoals NaCl 0,9%, Hartmann® of Ringerslactaat (zie procedure 83).
   - Neem bloed af: bloedgas, bloedgroep/rhesus, Hb, Ht, leukocyten, trombocyten, glucose, natrium, kalium, ureum, kreatinine, albumine, chloride, lactaat, magnesium, fosfaat, calcium, bilirubine, gamma GT, alkalische fosfatase, ASAT, ALAT, LD, COD.
   - Breng een arterielijn in (zie procedure 48).
   - Breng een katheter à demeure in met urimetersysteem.
   - Bepaal het natriumgehalte in de urine.
5 Controleer de neurologische status en dien pijnstilling toe.

6 Expose en Environment:
   - Verwijder kleding en sieraden.
   - Scheer de behaarde hoofdhuid bij brandwonden in het gelaat/nek doorlopend in de haargrens.
   - Beoordeel de diepte en uitgebreidheid van de brandwonden (zie procedure 83).
   - Herbereken infusie (zie procedure 83).
   - Neem wondkweken af.
   - Neem SDD-kweken af (bij Selectieve Darm Decontaminatiebehandeling).
   - Maak foto's van de brandwonden.
   - Behandel de brandwonden volgens voorschrift van de arts (zie procedure 86).
   - Bij overplaatsing naar een gespecialiseerd centrum: bedek de brandwonden met droge steriele doeken. Smeer geen zalven, gebruik geen Burnshields® in verband met onderkoelinggevaar.
7 Noteer alle gemeten vitale functies, controleer laboratoriumuitslagen etc.
8 Voer eventueel overige interventies uit, indien nog niet uitgevoerd: maagsonde en CAD inbrengen en monitorbewaking.

UITVOERING BIJ EEN ANDERE LEEFTIJDSGROEP/
AFWIJKENDE ANATOMIE

- Consulteer de kinderarts bij de opvang van een kind met uitgebreid brandwondenletsel.
- Houd rekening met de normaalwaarden van de vitale functies passende bij de leeftijd van het kind, zie in procedure 2 tabel 2.1 en het PRIL-lint.
- Houd rekening met doseringen van medicatie passende bij de leeftijd en het gewicht van het kind.
- Houd rekening met de relatief snelle afkoeling van kinderen/ouderen.
- Laat ouders/verzorgers bij het kind zodra de situatie dit toelaat.

AANDACHTSPUNTEN BIJ UITVOERING

- Laat je niet afleiden door de ernst van het zichtbare brandwondenletsel.
- Leg aangedane ledematen hoog.
- Bij gelaats-, hals- en/of thoraxverbrandingen: verpleeg de patiënt glooiend.
- Breng infusen, centrale lijn of arterielijn bij voorkeur niet in verband gebied in.

- Verwijder natte kleding en/of Burnshields® in verband met onderkoelinggevaar.
- Houd rekening met ernstige zwelling van het gelaat bij gelaatsverbrandingen en bereid familie daarop voor.
- Blijf de ABC bewaken en handel naar bevindingen.
- Meet de diurese en stel het infuusbeleid bij.
- Controleer de D en geef adequate pijnstilling/sedatie.
- Controleer de verbanden op wondlekkage en verschoon zo nodig het bed. Let op onderkoelinggevaar.
- Controleer de capillaire refill van distaal gelegen gebieden (vingers/voeten).
- Neem iedere zes uur bloed af voor laboratoriumbepalingen.

Overweeg overplaatsing naar een brandwondencentrum op basis van de volgende criteria:
- TVLO > 10% bij volwassenen;
- TVLO > 5% bij kinderen en senioren;
- derdegraadsbrandwonden > 5%;
- brandwonden in functionele gebieden (gelaat, handen, voeten, grote gewrichten, geslachtsorganen);
- circulaire brandwonden aan hals, thorax en ledematen;
- elektrische en chemische verbrandingen;
- brandwonden gecombineerd met inhalatieletsel;
- brandwonden gecombineerd met begeleidend letsel;
- brandwonden gecombineerd met pre-existente ziekten die het beloop nadelig kunnen beïnvloeden;
- onduidelijk ongevalsmechanisme.

Uiteraard kan er over een patiënt met een geringer letsel ook worden overlegd met een brandwondencentrum of kan doorverwijzing plaatsvinden.

COMPLICATIES
Patiënten met uitgebreid brandwondenletsel lopen diverse risico's die het beloop van de behandeling nadelig kunnen beïnvloeden. De brandwondenpatiënt is gebaat bij een adequate opvang, nauwkeurige inschatting van het percentage brandwonden, een nauwkeurig vochtbeleid, goede pijnstilling/sedatie en een schone/steriele wondbehandeling.
Complicaties in de eerste opvang van een patiënt met uitgebreid brandwondenletsel kunnen zijn:

- verkeerde inschatting van de respiratoire toestand door bijvoorbeeld te vertrouwen op de pulse-oxymetrie;
- moeizame intubatie door glottisoedeem;
- moeizame intubatie door diepe brandwonden aan hals en/of gelaat;
- moeizame beademing door circulaire verbrandingen aan thorax en/of hals;
- dichtslibben van de tube door uitzuigen van grote roetpartikels;
- geen perifeer bloedvat kunnen aanprikken door massaal verbrande huid;
- verkeerde inschatting van het percentage brandwonden;
- verkeerde inschatting van de diepte van het brandwondenletsel;
- 'brandwondenshock'/hypovelemische shock;
- cardiale complicaties (door noodzakelijke ruime infusie);
- onderkoeling;
- onrust door onvoldoende pijnstilling/sedatie;

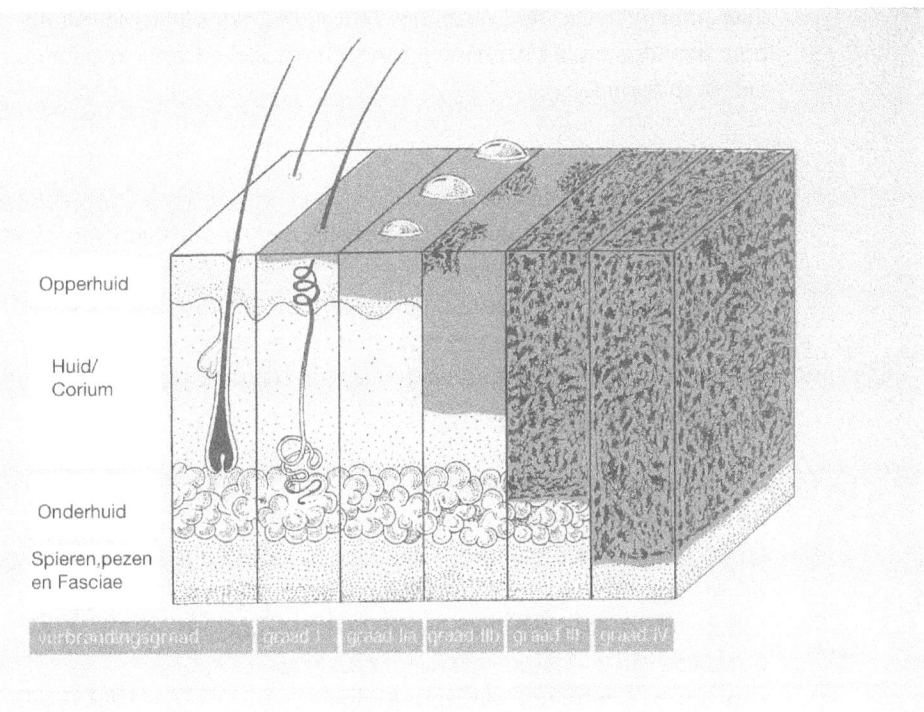

Figuur 83.1 De verschillende huidlagen en de diverse gradaties van brandwonden.

- verhoogde kans op wondinfectie door niet schoon/steriel werken.

GEBRUIKTE LITERATUUR
- Brand-van Tilburg RF et al. Brandwondenzorg, een multidisciplinaire benadering. Maarssen: Elsevier gezondheidszorg; 2000.
- Protocol opvang en behandeling van een patiënt met brandwonden op de SEH van ziekenhuis Lievensberg. URL: www.nvshv.nl /seh.
- Instellingsprotocollen Rode Kruis Ziekenhuis Beverwijk, Brandwondencentrum.

83 Het berekenen van de diepte van brandwonden, het percentage totaal verbrand lichaamsoppervlak en het vochtbeleid bij uitgebreid brandwondenletsel

B.L. van der Wielen en M.A. Geers, SEH-verpleegkundigen

DOEL VAN DE HANDELING
Een adequate inschatting maken van het percentage totaal verbrand lichaamsoppervlak (% TVLO), het beoordelen van de diepte van de brandwonden en het berekenen van het vochtbeleid voor de patiënten met brandwonden.

ANATOMIE
Epidemiologie van brandwonden
Brandwonden kunnen door verschillende agentia ontstaan: vuur, hete vloeistoffen (water, vet, stoom), contact met hete voorwerpen, elektriciteit, chemische stoffen en bevriezing. Bij de ernst van het letsel zijn steeds twee factoren van belang: de *temperatuur* van het voorwerp, de vloeistof of de omgeving en de *tijdsduur* waaraan het slachtoffer is blootgesteld aan de agentia.

Brandwonden naar leeftijdscategorie
De kans op het oplopen van brandwonden is per leeftijdscategorie verschillend en het risico voor mannen en vrouwen is niet gelijk. De oorzaak van het letsel speelt hierbij mede een rol:
- kinderen van 0-4 jaar: hete-vloeistofverbrandingen;
- jongens van 5-15 jaar: vuurverbrandingen;
- mannen en senioren: vuurverbrandingen.

De huid
De huid is opgebouwd uit diverse lagen met daarin de oorsprong van diverse structuren zoals haarfollikels en zweetklieren.

Kenmerken van een eerstegraadsbrandwond
- Erytheem (roodheid) van de huid.
- Geen wond; de huid is intact.
- Geen blaren.
- Soort ontstekingsreactie van de huid.

Een eerstegraadsbrandwond is te vergelijken met een zonverbranding en is pijnlijk. De behandeling bestaat uit koelen en het insmeren met een ongeparfumeerde bodylotion (rehydratie, soepel houden van de huid).

Kenmerken van een tweedegraadsbrandwond
- Blaarvorming.
- Wond.
- Glanzend rood/roze aspect van de wond.
- Aanraking van de wond wordt gevoeld.
- (Vertraagde) capillaire refill.

Een tweedegraadsbrandwond is pijnlijk maar geneest in principe binnen twee weken. De behandeling bestaat uit koelen en een zalfverband. Brandwonden vanaf tweedegraads worden meegerekend in het % TVLO. Let op: een tweedegraadsbrandwond kan zich verdiepen van een oppervlakkige naar een diep tweedegraadsbrandwond in de eerste 24 uur na het trauma. Het wondaspect zal veranderen naar wit en minder sensibel worden.

Kenmerken van een derdegraadsbrandwond
- Witte, beige, bruine verkleuring.
- De wond voelt stug en leerachtig aan.
- Aanraking wordt niet gevoeld.
- Geen capillaire refill.
- Operatie is noodzakelijk.

Een derdegraadsbrandwond is niet pijnlijk omdat de dieper gelegen structuren (zenuwen) zijn verbrand. De behandeling bestaat uit koelen, zalfverband en uiteindelijk opereren.

Kenmerken van een vierdegraadsbrandwond
- Zwarte wondkleur.
- Verkoling.
- Subcutis, spieren en pezen zijn aangedaan.
- Aanraking wordt niet gevoeld.

- Geen capillaire refill.
- Operatie is noodzakelijk.

Een vierdegraadsbrandwond is een verbranding tot op de fascie. De patiënt voelt geen pijn in dit gebied. De behandeling bestaat uit koelen, zalfverband en uiteindelijk opereren.

Kenmerken van elektriciteitverbrandingen

Er zijn drie soorten elektriciteitsverbrandingen te noemen:
- directe elektriciteitsverbranding met stroomdoorgang. Hierbij ontstaat op de plaats van in- en uittreden een derdegraadsbrandwond. In het tussenliggende gebied kan weefselversterf optreden door het

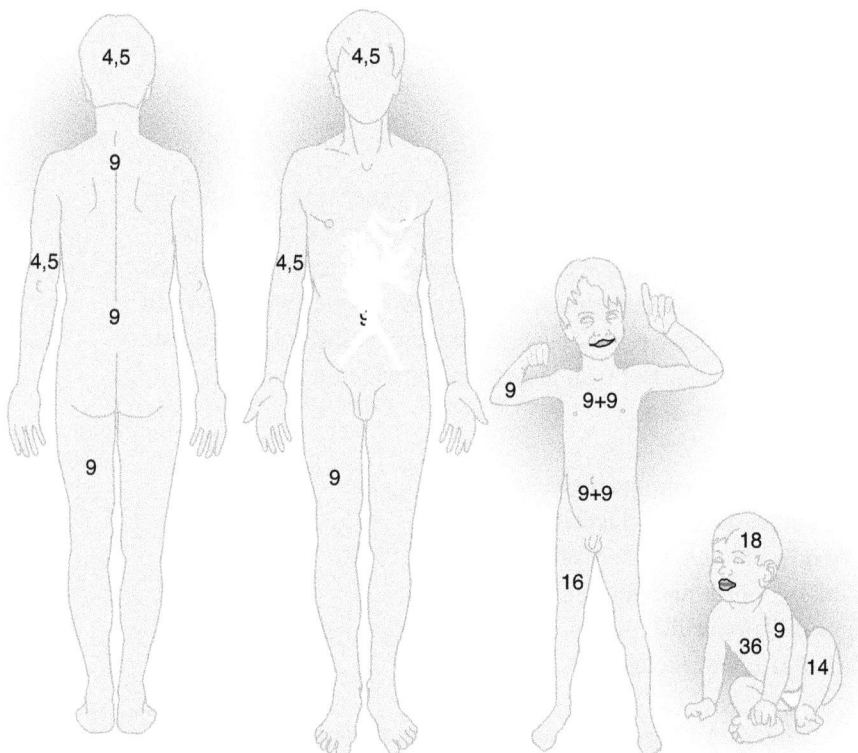

Figuur 83.2 *De regel van negen.*

coaguleren van bloedvaten;
- lichtboogverbranding waarbij stroom zich buiten het lichaam verplaatst maar waarbij een enorme hitte wordt ontwikkeld waaraan de patiënt blootstaat (3000-4000° C);

Tabel 83.1 De regel van negen bij kinderen volgens de Lund and Browder-schaal

lichaamsdeel	leeftijd				
	0-1 jaar	1-4 jaar	5-9 jaar	10-14 jaar	15 jaar
hoofd	19%	17%	13%	11%	9%
nek	voor alle leeftijden: 2%				
voorzijde romp	voor alle leeftijden: 13%				
achterzijde romp	voor alle leeftijden: 13%				
rechterbil	voor alle leeftijden: 2,5%				
linkerbil	voor alle leeftijden: 2,5%				
genitaliën	voor alle leeftijden: 1%				
rechterbovenarm	voor alle leeftijden: 4%				
linkerbovenarm	voor alle leeftijden: 4%				
rechteronderarm	voor alle leeftijden: 3%				
linkeronderarm	voor alle leeftijden: 3%				
rechterhand	voor alle leeftijden: 2,5%				
linkerhand	voor alle leeftijden: 2,5%				
rechterdij	5,5%	6,5%	8%	8,5%	9%
linkerdij	5,5%	6,5%	8%	8,5%	9%
rechterbeen	5	5%	5,5%	6%	6,5%
linkerbeen	5	5%	5,5%	6%	6,5%
rechtervoet	voor alle leeftijden: 3,5%				
linkervoet	voor alle leeftijden: 3,5%				

- vlamverbranding bij een hoogvoltage-verbranding, veroorzaakt door de ontstane vonkenregen.

De ernst van het letsel hangt af van: de lokale weefselweerstand, de weg die de stroom kiest en de soort stroom. Complicaties kunnen zijn: ventrikelfibrilleren, asystolie, renale schade, convulsies, tijdelijke afasie, fracturen, luxaties en vasculaire schade. Deze patiënt wordt opgenomen en bewaakt.

INDICATIES

Bij alle patiënten met brandwonden worden de diepte van de brandwonden en het TVLO op de SEH bepaald. Bij ernstige brandwonden dient ook de infuustherapie berekend te worden. Bij ernstige brandwonden en/of complicaties wordt de patiënt overgeplaatst naar een brandwondencentrum (zie de overplaatsingscriteria in procedure 82).

Berekenen van de diepte van brandwondenletsel

Voor het bepalen van de diepte van een brandwond zijn kennis, ervaring en objectiviteit nodig:
- Kijk naar roodheid, huid intact, blaren, kleur van de wond.
- Voel de huid. Is deze soepel, stug, leerachtig?
- Vraag de patiënt, indien mogelijk, naar de sensibiliteit bij het aanraken van de wonden.
- Beoordeel capillaire refill.

Een brandwond is dynamisch: door slechte circulatie en te koud koelen kan de brandwond zich verdiepen in de eerste 24 uur na het trauma.

Berekenen van het % TVLO van brandwondenletsel
Voor het berekenen van het % TVLO gebruikt men:
- de regel van negen (zie figuur 83.2 en tabel 83.1);
- de gesloten hand van de patiënt. De gesloten hand van de patiënt (van muis tot vingertoppen) is 1% van het totale lichaamoppervlak van de patiënt;
- eerstegraadsbrandwonden worden niet meegerekend in het % TVLO.

Berekenen van het vochtbeleid bij uitgebreid brandwondenletsel
Bij patiënten met ernstig brandwondenletsel bepalen het gewicht van de patiënt en het % TVLO het vochtbeleid in de acute fase. Ernstig brandwondenletsel is > 15% TVLO bij volwassenen, bij senioren en kinderen > 10% TVLO. De urineoutput is een belangrijke parameter voor het handhaven of bijstellen van het vochtbeleid. De gewenste urineoutput is 0,5-1 ml per kg lichaamsgewicht per uur.

Formule vochtbeleid volwassenen
4 ml × lichaamsgewicht × % TVLO per 24 uur
De helft van de infusievloeistoffen wordt gegeven in de eerste acht uur, gerekend vanaf het tijdstip van het trauma. De resterende helft wordt in de overige zestien uur toegediend. De gegeven infuusvloeistof is NaCl 0,9%, Hartmann® of Ringerslactaat®.

Rekenvoorbeeld:
De patiënt weegt 80 kilo en is 20% verbrand =
4 × 80 × 20 = 6400 ml per 24 uur
In de eerste acht uur wordt de helft gegeven =
3200 ml : 8 = 400 ml per uur
De tweede helft wordt in de overige zestien uur gegeven =
3200 ml : 16 = 200 ml per uur

Formule vochtbeleid kinderen
1. 3 ml × lichaamsgewicht × % TVLO per 24 uur NaCl 0,9%, Hartmann® of Ringerslactaat®
2. en daarbij een NaCl/glucose-infuus:
   - tot 10 kilo: 100 ml/kg/24 uur (max. 1000 ml)

- 10-20 kilo: voor iedere kilo > 10 kilo: 50 ml/kg/24 uur extra (max. 500 ml)
- 20-30 kilo: voor iedere kilo > 20 kilo: 20 ml/kg/24 uur extra (max. 200 ml)

Rekenvoorbeeld:
Het kind weegt 15 kg en is 20% verbrand =
1 Vochtbeleid = 3 × 15 × 20 = 900 ml per 24 uur
2 Glucose 5% infuus = 1000 + (5 × 50) = 1250 ml per 24 uur
  Totaal = 2150 ml per 24 uur

Rekenvoorbeeld:
Het kind weegt 30 kg en is voor 15% verbrand =
1 Vochtbeleid = 3 × 30 × 15 = 1350 ml per 24 uur
2 Glucose 5% infuus = 1000 + 500 + (10 × 20) = 1700 ml per 24 uur
  Totaal = 3050 ml per 24 uur

Ruimere vochttoediening
Ruimere vochttoediening kan noodzakelijk zijn bij:
- patiënten met brandwonden én inhalatietrauma;
- hoogvoltage-elektriciteitsbrandwonden;
- alcoholgebruik;
- late start van het infuusbeleid;
- pre-existente aandoeningen.

CONTRA-INDICATIES
Er zijn geen contra-indicaties voor het berekenen van de diepte van de brandwonden, het % TVLO en het vochtbeleid bij een patiënt met brandwonden.

BENODIGDE MATERIALEN
- Verwarmde kamer of kamer met warmtelamp.
- Beschermende kleding: mutsje, smoeltje, spatbril, disposable jas en handschoenen.
- Digitale fotocamera (foto's voor eventuele overplaatsing en/of beloop van het genezingsproces).
- Tondeuse.

VOORBEREIDINGEN
1 Tref de voorbereidingen zoals beschreven in procedure 1.
2 Verwarm de kamer (30° C) waar de patiënt wordt opgevangen/zet een warmtelamp klaar.

UITVOERING
1 Onderzoek de patiënt van top tot teen, voor- en achterzijde.
2 Scheer de behaarde hoofdhuid bij brandwonden aan gelaat/nek, doorlopend in de haargrens.
3 Bereken het percentage tweedegraadsbrandwonden.
4 Bereken het percentage derdegraadsbrandwonden.
5 Bereken het percentage vierdegraadsbrandwonden.
6 Bereken vervolgens het totale % TVLO.
7 Maak foto's van de diverse brandwonden.
8 Bereken infuustherapie aan de hand van het % TVLO en gewicht van de patiënt.

UITVOERING BIJ EEN ANDERE LEEFTIJDSGROEP/
AFWIJKENDE ANATOMIE
- Houd bij kinderen/senioren rekening met relatief snelle afkoeling.
- Houd bij kinderen rekening met:
  - andere verhoudingen % TVLO (zie figuur 83.2);
  - andere normaalwaarden van de vitale functies passende bij leeftijd van het kind (zie procedure 2, tabel 2.1);
  - andere doseringen medicatie passende bij leeftijd/gewicht;
  - aanvullend glucose-infuus;
  - laat ouders/verzorgers bij het kind zodra de situatie dit toelaat.

AANDACHTSPUNTEN BIJ UITVOERING
Laat de patiënt niet onnodig lang ontbloot liggen.

COMPLICATIES
- % TVLO:
  - te hoog ingeschat omdat eerstegraadsbrandwonden zijn meegerekend;
  - te laag ingeschat omdat de patiënt niet nauwkeurig van top tot teen is onderzocht;
  - te laag ingeschat omdat behaarde hoofdhuid is aangedaan en niet is gezien;
  - verkeerde berekening bij een kind.
- Diepte verkeerd ingeschat.
- Over- of ondervulling door verkeerd berekende infuustherapie.

GEBRUIKTE LITERATUUR
- Brand-van Tilburg RF et al. Brandwondenzorg, een multidisciplinaire benadering. Maarssen: Elsevier gezondheidszorg; 2000.
- Huid. URL: http://nl.wikipedia.org/wiki/Huid.

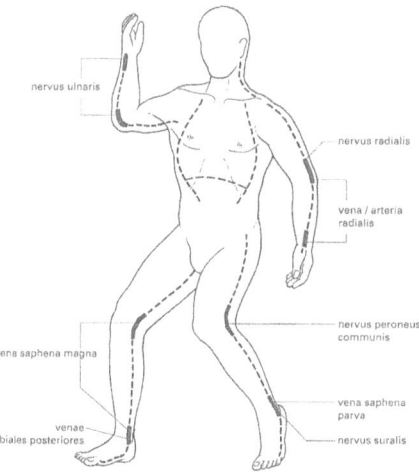

Figuur 84.1 *Schema voor locaties voor ontlastende incisies bij circulaire derdegraadsverbrandingen en locaties van vena, arteriën en zenuwen in het gebied van de escharotomieën.*

- Instellingsprotocollen Rode Kruis Ziekenhuis Beverwijk, Brandwondencentrum.

84 De escharotomie (ontlastende incisie)

B.L. van der Wielen en M.A. Geers, SEH-verpleegkundigen

DOEL VAN DE HANDELING

Het zetten van ontlastende incisies (escharotomie) in de derdegraadsverbrande huidstructuren om cyanose en gestoorde capillaire refill van de distaal gelegen en niet of minder diep verbrande huid te reduceren.

ANATOMIE

Circulaire derdegraadsbrandwonden zorgen voor samentrekking van de huid. De distaal gelegen, niet of minder diep verbrande gebieden worden daardoor onvoldoende van bloed voorzien. Door de toename van oedeem en een gestoorde afvloed via de bloedbaan en lymfevaten ontstaat er een druktoename in de distaal gelegen gebieden. Met enkele ontlastende incisies tot in de gezonde weefsels wordt de druktoename verminderd.

INDICATIES

Circulair derdegraadsverbrande armen, benen, hals, thorax, buik, rug en penis waarbij tekenen van onvoldoende weefselperfusie worden waargenomen in de distaal gelegen, niet of minder aangedane structuren. Tekenen van onvoldoende weefselperfusie:
- cyanose aan tenen/vingers;
- capillaire refill > 3 seconden;
- verlaagde huidtemperatuur aan de distaal gelegen huidstructuren;
- zwakke of afwezige arteriële pulsaties of ontbreken van Dopplertonen in de distaal gelegen gebieden.

Het achterwege laten van escharotomieën kan resulteren in inadequate ventilatie bij circulaire diepe thoraxverbrandingen, verlies van neuromusculaire functies bij diepe verbrandingen aan de extremiteiten of ischaemie van weefsels.

BENODIGDE MATERIALEN
- Analgeticum/anestheticum.
- Intubatiemateriaal/non-invasief beademingsmateriaal.
- Monitorbewaking (hartfrequentie, tensie, ademfrequentie, saturatie).
- Scalpels nr. 10 of diathermisch mes.
- Hechtmateriaal.
- Uitzuigsysteem (zuigpot en zuigslang).
- Verbandmateriaal en zilversulfadiazine (Flammazine).
- Doppler-apparaat

VOORBEREIDINGEN
1 Verwarm de kamer (30° C) waar de patiënt wordt opgevangen en zet een warmtelamp klaar.
2 Breng intraveneuze toegangsweg aan en controleer deze op doorgankelijkheid.
3 Neem bloed af: Hb, Ht, bloedgroep/Rhesus, stolling, kruisserum (zie procedure 39).
4 Dien in overleg met anesthesist analgeticum/anestheticum toe.
5 Assisteer bij intubatie of start non-invasieve beademing.
6 Positioneer de te inciseren ledematen bij voorkeur boven harthoogte.
7 Creëer een steriel werkveld rondom de te inciseren gebieden.

UITVOERING

1 Zet incisies in de lengterichting van het verbrande gebied tot op de fascie (zie figuur 84.1 en kader 84.1).
2 Zet, indien noodzakelijk, dwarse incisies op de thorax (zie figuur 84.1).
3 Laat de incisies doorlopen tot in de distaal gelegen vitale huidstructuren.
4 Overhecht bloedingen of dicht deze diathermisch.
5 Bedek de wonden met Flammazinezalf (zilversulfadiazine) en steriele gazen (zie procedure 86).

Kader 84.1 Incisielocaties
- Thorax/rug: vanaf de achterste axillairlijn naar de onderzijde ribbenboog met een dwarse incisie ter hoogte van het diafragma.
- Hals: posterior en lateraal om zo de spieren en bloedvaten in de hals te vermijden.
- Armen: posterior en lateraal met vermijding van de nervus radialis.
- Handen: dorsaal en palmair.
- Vingers: mediaal en lateraal.
- Benen: midmediaal en midlateraal.
- Tenen: mediaal en lateraal.

UITVOERING BIJ EEN ANDERE LEEFTIJDSGROEP/
AFWIJKENDE ANATOMIE
- Houd bij kinderen en senioren rekening met relatief snelle afkoeling.
- Houd bij kinderen rekening met:
  - andere verhoudingen qua % TVLO (zie tabel 83.1);
  - andere normaalwaarden van de vitale functies passende bij leeftijd van het kind (zie procedure 2, tabel 2.1);
  - andere doseringen medicatie passende bij leeftijd en gewicht;
  - aanvullend glucose-infuus;
  - laat ouders of verzorgers bij het kind zodra de situatie dit toelaat.

AANDACHTSPUNTEN BIJ UITVOERING
- Het verkeerd uitvoeren van escharotomieën geeft een inadequate decompressie en kan leiden tot schade aan de onderliggende weef-

sels en zenuwen. Met als gevolg: myoglobinurie, nierfalen, hyperkaliëmie, acidose.
- Verkeerd gekozen locaties kunnen schade opleveren aan zenuwen, spieren en bloedvaten.
- De procedure kan gepaard gaan met veel bloedverlies. Dit vergroot de kans op een hypovolemische shock.
- De nieuw gecreëerde wonden kunnen een extra risico op infectie met zich meebrengen met als mogelijk gevolg een sepsis.
- Leg behandelde ledematen hoog.
- Bij incisies in hals/thorax: patiënt zittend of glooiend verplegen.
- Observeer op nabloedingen (eventueel Hb-controle) en hypovolemische shock door bloedverlies.
- Observeer de centrale temperatuur van de patiënt.
- Observeer de patiënt op tekenen van pijn en stress.
- Bij thoracale incisies: beoordeel het effect van de incisies en stel zo nodig de beademingsapparatuur bij.
- Beoordeel de arteriële pulsaties in distaal gelegen gebied eventueel met de Echo-Doppler. Zie procedure 36.

COMPLICATIES
- Zenuw-, bloedbaan- en spierbeschadiging.
- Nabloedingen.
- Hypovolemische shock.
- Onderkoeling.
- Wondinfectie.
- Septische shock.
- Weefselnecrose.

GEBRUIKTE LITERATUUR
- Hentzen Daniels J. Procedure 145, Escharotomy. In: Proehl JA. Emergency Nursing Procedures. St. Louis: Saunders Elsevier; 2009.
- Brand-van Tilburg RF et al. Brandwondenzorg, een multidisciplinaire benadering. Maarssen: Elsevier gezondheidszorg; 2000.
- Instellingsprotocollen Rode Kruis Ziekenhuis Beverwijk, Brandwondencentrum.

85 De opvang van een patiënt met een (mogelijk) inhalatietrauma

B.L. van der Wielen en M.A. Geers, SEH-verpleegkundigen

DOEL VAN DE HANDELING
Het vrijmaken of vrijhouden van de ademweg en het verkrijgen of behouden van een adequate ademhaling bij de patiënt met een (mogelijk) inhalatietrauma. Bij een patiënt met zowel een inhalatietrauma als brandwonden volgt de inschatting van het percentage en diepte van de brandwonden na het veilig stellen van de A en B en het (zo mogelijk) stabiliseren van de C en D. Brandwonden hebben geen prioriteit boven de vrije ademweg, ademhaling en circulatie.

ANATOMIE
Het respiratoir systeem kan ingedeeld worden in drie gebieden:
- de hogere luchtwegen: mond, keel en neus;
- lagere luchtwegen: trachea en bronchusboom;
- perifere luchtwegen: alveoli.

Een inhalatietrauma is het gevolg van het inademen van hete lucht, rook, nevels, roetpartikels, giftige gassen of dampen. Schade aan de hogere luchtwegen wordt vooral veroorzaakt door inademing van hitte en chemische inwerkingen. Schade aan de lagere en perifere luchtwegen wordt veroorzaakt door inademing van toxische gassen. De

vorming van glottisoedeem (zwelling van de slijmvliezen van de larynx) leidt vaak tot verstikking. De beschadiging van de luchtwegen treedt direct op. De gevolgen van het inhalatietrauma zijn pas na enkele uren tot dagen duidelijk. Probeer daarom altijd te achterhalen:
- de plaats van het ongeval (gesloten ruimte, barotrauma);
- de aard van de brand (toxiciteit);
- de duur van de blootstelling;
- de mate van rookontwikkeling.

De acute gevolgen van een inhalatietrauma zijn:
- verstikking door O_2-tekort (asfyxie);
- oedeem in mond-keelholte, glottisstenose (bij inademing van hete lucht);
- hypercapnie (verhoogd koolzuurgehalte in het bloed);
- koolmonoxide-intoxicatie (CO-intoxicatie);
- cyanide-intoxicatie;
- cardiale schade (door O_2-tekort in het bloed);
- schade op weefselniveau (door O_2-tekort in het bloed).

Secundaire gevolgen zijn onder andere:
- pneumonie;
- (blijvend) letsel van de luchtwegen (longoedeem, ARDS, SIRS);
- stricturen van de trachea;
- blijvend neurologisch letsel door cerebrale hypoxie;
- cardiale schade.

Meest voorkomende oorzaken van een inhalatietrauma:
- *zuurstofgebrek*: bij brand treedt als gevolg van het verbrandingsproces zuurstofgebrek op. Door de productie van koolmonoxide wordt de aanwezige zuurstof verdrongen. Er ontstaat een zuurstoftekort in het bloed met als gevolg een zuurstoftekort in de weefsels. Verstikking kan het uiteindelijke resultaat zijn;
- *koolmonoxidevergiftiging*: koolmonoxide is een geur- en kleurloos gas dat een sterke bindingsaffiniteit heeft met hemoglobine waardoor zuurstofmoleculen zich niet meer kunnen hechten aan het hemoglobine. Koolmonoxidevergiftiging leidt van hoofdpijn en agitatie (COHb in bloed 30%) tot verwardheid en Cheyne-Stokes-ademhaling (COHb in bloed 40-70%) en uiteindelijk tot bewusteloosheid en overlijden (COHb in bloed > 70%). De patiënt heeft vaak een rode gelaatskleur. Pulse-oxymetrie is bij een koolmonoxide-intoxicatie/cyanide-intoxicatie niet betrouwbaar (zie procedure 19);

- *cyanide-intoxicatie*: cyanide (blauwzuurgas/HCN) komt vrij bij de verbranding van stikstofhoudende polymeren zoals polyamide en polyurethaan. Maar cyanide komt ook vrij bij verbranding van natuurlijke stoffen als hout en zijde. Cyanide is zeer toxisch en verhindert de cellen zuurstof op te nemen waardoor er een zuurstofgebrek op weefselniveau ontstaat. Dit zal leiden tot een anaerobe verbranding met als gevolg een lactaatacidose. Cyanide > 2,5 mg/l leidt binnen een uur tot coma en overlijden. Bij de patiënt is vaak een amandelgeur waarneembaar;
- *thermisch inhalatieletsel*: een inhalatietrauma kan ook worden veroorzaakt door het inademen van hitte. Hierbij ontstaat directe schade aan de bovenste luchtwegen (roodheid, oedeem en beschadiging van de slijmvliezen). De oedeemvorming in het mond-keelgebied kan leiden tot verstikking;
- *chemisch inhalatieletsel*: inhalatie van giftige gassen die vrijkomen bij een brand, incomplete verbrandingen of smeulende materialen. De meest voorkomende chemische verbindingen met sterk irriterende/etsende gevolgen zijn waterstofchloride (zoutzuur/HCl), ammoniak (NH_3) acroleïne, bromide, chloride en fluoride;
- *hete vloeistoffen*: het drinken van kokendhete vloeistoffen leidt tot verbranding van het hypopharynxgebied (zachte verhemelte, tong, huig, epiglottis en ingang larynx). Bij aspiratie van hete vloeistoffen kan tevens het beeld van een thermische tracheobronchitis ontstaan;
- *brandwonden in het hoofd-halsgebied*: brandwonden in het gelaat en aan de hals kunnen dermate oedeemvorming veroorzaken dat daardoor de ademhaling belemmerd wordt met als gevolg een alveolaire hypoventilatie en toename van de ademarbeid;
- *thoracale brandwonden*: diepe en circulaire brandwonden van de thorax leiden tot compliantieafname van de thorax met als gevolg afname van het inspiratoire volume, afname van de functionele residuale reservecapaciteit en toename van de ademarbeid. Vermoeidheid en inadequate ventilatie zullen leiden tot respiratoire insufficiëntie.

INDICATIES

Bij alle patiënten die betrokken zijn geweest bij een brand, met brandwonden of van wie het ongevalsmechanisme (nog) niet bekend is, moet de aanwezigheid van een inhalatietrauma worden uitgesloten door klinische beeldvorming en beoordeling van vitale functies. Controleer de patiënt op tekenen van inhalatietrauma:
- veranderd bewustzijn;
- insufficiënte ademhaling;

- brandwonden in het gelaat (verschroeide wimpers, wenkbrauwen, haren);
- roet in neus/mond (verschroeide neusharen);
- zwelling van de mondslijmvliezen;
- brandwonden in de mond/aan de tong;
- heesheid/schorre stem;
- pharynxoedeem;
- inspiratoire stridor/dyspnoe;
- brandwonden aan hals (diep/cir;
- brandwonden aan thorax (diep/circulair).

Indicaties voor intubatie bij (mogelijk) inhalatietrauma
- Zichtbaar pharynxoedeem.
- Inspiratoire stridor.
- Zichtbaar larynxoedeem bij laryngoscopie.
- Circulaire brandwonden aan hals/thorax.
- Bij brandwonden rondom mond en neus (bij een duidelijke anamnese) is intubatie niet nodig. Dit geldt ook bij roet in de mondholte en/of neusingang en bij verschroeide neusharen.
- Bij brandwonden in de mond en/of aan de tong en bij zwelling van de mondslijmvliezen zonder stridor, is intubatie niet direct nodig, maar kan secundair wel noodzakelijk zijn bij verslechtering van een vrije A en de B.

CONTRA-INDICATIES
- Intubatie in afwezigheid van inhalatietrauma.
- Zinloos medisch handelen.

BENODIGDE MATERIALEN
- Monitor (hartfrequentie, 12-kanaals-ECG, tensie, ademfrequentie, saturatie).
- Non-invasieve beademing (diverse maten kapjes, ambuballon met reservoir waterset/non- rebreathing masker).
- Guedell.
- Uitzuigmateriaal.
- Analgeticum/anestheticum.
- Beademingsmachine.
- Tubes in diverse maten.
- Veterband/tubetouwtje.
- Laryngoscoop.
- Stethoscoop.
- Magill-tang.

- Maagsonde/hevelzakje.
- Gum elastic bougie (voerder).
- 20-cc-spuitje.
- Laboratorium-/bloedgasafnamemateriaal.
- Infusiemateriaal.
- Fiberoptic bronchoscoop (zie procedure 21).

Indien de patiënt ook brandwonden heeft:
Zet benodigdheden klaar voor de acute opvang van de patiënt met uitgebreid brandwondenletsel (zie procedure 82).

VOORBEREIDINGEN
1 Vraag bij een vooraanmelding:
   - zoveel mogelijk gegevens: ongevalsmechanisme, brandwonden, ruimte waar ongeval plaatsvond, de duur van de blootstelling, tijdstip ongeval;
   - of er meerdere slachtoffers zijn;
2 Zet de benodigde materialen klaar.

UITVOERING
1 Sluit de patiënt aan op de monitor waarbij hartfrequentie, tensie, ademfrequentie en saturatie worden gemeten en een 12-kanaals-ECG wordt gemaakt.
2 Neem bloed af: inclusief arteriële bloedgas en Troponine T.
3 Controleer de infusen of breng twee grootlumeninfusen (1,5-1,7 mm) in.
4 Controleer, tijdens het onderzoek van de A en B, de patiënt specifiek op tekenen van een mogelijk inhalatietrauma.
5 Ondersteun de ademhaling van de patiënt met een non-rebreathing masker/waterset.
6 Laat een X-thorax maken. Deze geeft in deze fase van het ziektebeloop geen aanvullende informatie over het inhalatietrauma maar dient als uitgangswaarde.
7 In overleg met de arts wordt de patiënt mogelijk geïntubeerd (zie procedures in hoofdstuk 2).

UITVOERING BIJ EEN ANDERE LEEFTIJDSGROEP/
AFWIJKENDE ANATOMIE
- Houd rekening met de normaalwaarden van de vitale functies passende bij de leeftijd van het kind (zie tabel 2.1 in procedure 2 en het PRIL-lint).

- Houd rekening met doseringen van medicatie passende bij de leeftijd en het gewicht van het kind.
- Laat ouders/verzorgers bij het kind zodra de situatie dit toelaat.

AANDACHTSPUNTEN BIJ UITVOERING

De opvang van een patiënt met een (mogelijk) inhalatietrauma verschilt in principe niet van de opvang van de traumapatiënt. Echter, men laat zich nogal eens afleiden door de eventueel aanwezige ernstige brandwonden.

- Gebruik bij voorkeur een grote maat tube voor het bronchiaal toilet omdat de trachea kan opzwellen, zodat bij (auto)detubatie het steeds moeilijker wordt te re-intuberen.
- Knip bij de patiënt met gelaatsverbrandingen de tube nooit af. Patiënten met gelaatsverbrandingen zwellen en dan verdwijnt de tube in de mondholte.
- Markeer de diepte van de tube ten opzichte van de tandenrij en noteer dit in het dossier.
- Bij brandwonden in het gelaat: fixeer de tube met een lang gestrikt tubelint. Bij zwelling van het gelaat kan het lint versteld worden.
- Breng tijdens intubatieprocedure tevens de maaghevel in.
- Voer na intubatie een bronchoscopie uit om ernst van het inhalatieletsel te beoordelen.
- Noteer de instellingen van de beademingsmachine.
- Observeer en noteer het effect van de beademing.
- Maak een X-thorax om onder andere de ligging van de tube en maagsonde te controleren.
- Verpleeg een patiënt met thorax-hals- en gelaatsverbrandingen glooiend/zittend.
- Observeer de zwelling van het gelaat en verstel zo nodig het tubelint.
- Observeer of de patiënt voldoende gesedeerd en comfortabel is.

COMPLICATIES

- Verkeerde inschatting van de respiratoire toestand door te vertrouwen op pulse-oxymetrie.
- Moeizame intubatie door glottisoedeem.
- Moeizame intubatie door diepe verbranding aan gelaat en/of hals.
- Moeizame beademing door circulaire brandwonden aan hals/thorax.
- Dichtslibben van de tube door uitzuigen van grote roetpartikels.
- (Auto)detubatie door verkeerd gefixeerde tube.

GEBRUIKTE LITERATUUR
- York Clark D. Procedure 8, General Principles of Endotracheal Intubation. In: Proehl JA. Emercency Nursing Procedures. St. Louis: Saunders Elsevier; 2009.
- Brand-van Tilburg RF et al. Brandwondenzorg, een multidisciplinaire benadering. Maarssen: Elsevier gezondheidszorg; 2000.
- Inhalatietrauma. URL: www.nvic.nl.
- Brandwonden; verpleegkundige aandachtspunten. URL: http://aarts.web-log.nl.
- Instellingsprotocollen Rode Kruis Ziekenhuis Beverwijk, Brandwondencentrum.

86 De behandeling van brandwonden

B.L. van der Wielen en M.A. Geers, SEH-verpleegkundigen

DOEL VAN DE HANDELING
Het behandelen van brandwonden is gericht op het:
- voorkomen van verdieping van de brandwonden (door inadequaat koelen/spoelen of te koud/te lang koelen);
- optimaliseren van het comfort van de patiënt (pijnstilling, afleiding);
- minimaliseren van infecties (schoon/steriel werken);
- behouden van de functies van gewrichten, spieren en pezen;
- minimaliseren van littekenvorming.

ANATOMIE
Een brandwond is een gedeeltelijke of volledige beschadiging van de huid door inwerking van hitte, elektriciteit, chemische stoffen, straling of extreme kou.
Door beschadiging van de huid wordt het immuunsysteem verstoord en vormt de beschadigde huid een voedingsbodem voor micro-organismen. Zie voor gradaties en kenmerken van brandwonden procedure 83.

Vormen van wondbehandeling
Er zijn drie vormen van wondbehandeling bij brandwonden: gesloten, halfopen en open wondbehandeling.
- Bij de *gesloten wondbehandeling* wordt de brandwond afgesloten van de buitenwereld waardoor bacteriële contaminatie wordt voorkomen. Boven de wond ontstaat een wondmilieu waarin bacteriegroei wordt geremd en waarin epitheel ongehinderd kan uitgroeien.

- Lokalisatie, diepte en/of uitgebreidheid kunnen een brandwond ongeschikt maken voor een gesloten wondbehandeling. Er wordt dan gekozen voor een *halfopen wondbehandeling* door middel van zalven of crèmes en verband.
- Bij een *open wondbehandeling* wordt de wond opengesteld aan de buitenlucht. Dit gebeurt alleen bij zeer kleine brandwonden.

Vormen van gesloten wondbehandeling
- Blaarbehandeling.
- Poly-urethaanfolie.
- Hydrocolloïdverband.
- Donorhuid.
- Hydrofiberverband.

Vormen van halfopen wondbehandeling
- Meest voorkomend:
  - Flammazine;
  - Cerium Flammazine.
- Bij gecontamineerde wonden worden er lokaalmiddelen gebruikt zoals:
  - Betadinezalf®;
  - Fucidin®;
  - Furacine®;
  - Bactroban®;
  - Cetomacrogolcrème.

INDICATIES
Het adequaat verzorgen van brandwonden geldt voor alle patiënten met brandwonden.

CONTRA-INDICATIES
Geen.
Bij overplaatsing naar een gespecialiseerd brandwondencentrum is het niet gewenst de wonden te behandelen met zalven of crèmes. De wonden dienen bedekt te worden met droge steriele doeken nadat er adequaat gekoeld/gespoeld is. De patiënt dient ook niet getransporteerd te worden met Burnshields® op de brandwonden. Dit geeft een te grote kans op onderkoeling en verdieping van de brandwonden. Verwijder de Burnshields® ook zo snel mogelijk bij binnenkomst van de ambulance.

BENODIGDE MATERIALEN
- Water (steriel water, stromend kraanwater of douche).
- Handdoeken.
- Steriele gazen.
- Hibiscrub®.
- Steriele schaar/pincet.
- Steriele handschoenen.
- Disposable matjes.
- Houten spatels (om zalf mee uit de pot te halen).
- Lokaal middel (Flammazine®, hydrocolloïdverband, donorhuid etc.).
- Verbandmateriaal (Engels pluksel of steriele gazen).
- Hydrofiele windsels.
- Elastisch netverband/Bandafix® (diverse maten).
- Veterband.
- Kweekstokken.
- Digitale fotocamera.

VOORBEREIDINGEN
1. Vraag of de patiënt adequaat heeft gekoeld (15 minuten onder lauw stromend water).
2. Bij chemische brandwonden dient minimaal 30-45 minuten gespoeld te worden.
3. Bij inadequaat koelen/spoelen: laat de patiënt koelen/spoelen op de SEH.
4. Bij chemische verbranding: vraag naar agens en duur van blootstelling.
5. Zorg voor comfort:
   - Dien pijnstilling toe en evalueer het effect van de gegeven pijnmedicatie.
   - Verwarm de kamer of maak gebruik van een warmtelamp.

UITVOERING
1. Verwijder kleding en sieraden van de aangedane lichaamsdelen.
2. Inspecteer en beoordeel de gradaties van de brandwonden (zie procedure 83).
3. Fotografeer de brandwonden.
4. Reinig de wonden met water en Hibiscrub®.
5. Leg het gereinigde lichaamsdeel op een disposable matje.
6. Verwijder of ontlast de blaren.
7. Debrideer de wonden (resten van beschadigde blaren verwijderen).

8 Neem wondkweken af.
9 Behandel de wonden volgens voorschrift arts (zie kader 86.1).
10 Verbind de wonden met Engels pluksel (met de gladde kant naar de huid) of steriele gazen. Wikkel het Engels pluksel/gazen niet te strak circulair om de ledematen in verband met oedeem.
11 Fixeer het verband met elastisch netverband of hydrofiele windsels. Bij wonden aan diverse delen van het lichaam worden de netverbanden aan elkaar bevestigd met een veterband.
12 Pleisters en brandwonden gaan niet samen. Door wondvocht en zalven laten pleisters los.

UITVOERING BIJ EEN ANDERE LEEFTIJDSGROEP/
AFWIJKENDE ANATOMIE
- Houd bij kinderen en ouderen rekening met relatief snel afkoelen.
- Laat als de situatie het toelaat ouders/verzorgers bij het kind blijven.
- Behandel een kind met twee verpleegkundigen zodat de uitvoering sneller verloopt.
- Zorg bij kinderen voor afleiding: film, muziek, verhaal voorlezen.
- Zorg bij kinderen voor goede fixatie van het verbandmateriaal.
- Kijk bij kinderen of het letsel klopt met het aangegeven ongevalsmechanisme om kindermishandeling uit te sluiten.

AANDACHTSPUNTEN BIJ UITVOERING
- Debrideer de wonden zo goed mogelijk zodat het lokale middel goed op de wond komt.
- Verbind aangedane vingers apart.
- Verbind aangedane tenen 'apart' (weef een gaasje tussen de tenen).
- Leg aangedane ledematen hoog.
- Bij gelaats-, hals-, en/of thoraxverbrandingen: verpleeg de patiënt glooiend.

Bij ontslag van de patiënt
- Geef een poliklinische controleafspraak mee of een verwijzing naar huisarts voor de volgende dag.
- Geef een recept voor pijnmedicatie mee.
- Adviseer de patiënt contact op te nemen bij problemen.

COMPLICATIES
- Verdieping van de brandwonden in de eerste 24-48 uur.
- Wondinfectie.
- Pijn.

Complicaties op langere termijn kunnen zijn:
- slechte wondgenezing;
- littekenvorming;
- stricturen;
- psychische problemen.

Kader 86.1   Behandeling brandwonden
Behandeling eerstegraadsbrandwonden
Koelen en insmeren met ongeparfumeerde bodylotion/vaseline.

Behandeling tweedegraadsbrandwonden
Een brandwond is de eerste 24-48 uur dynamisch: er kunnen nieuwe blaren ontstaan en de wonden kunnen zich verdiepen. In principe wordt de brandwond de eerste dag met een laag van 2-3 mm Flammazine ingesmeerd en verbonden met Engels pluksel. Dit is gemakkelijk te verwijderen zodat de wond de volgende dag opnieuw te beoordelen is. Smeer het aangezicht met vaseline in.

Blaarbehandeling
Kleine intacte, niet-gespannen blaren kunnen in situ worden gelaten.
Kleine gespannen blaren kunnen met een steriel naald worden ontlast waarna het blaardak als wondbedekking fungeert. De wond dient regelmatig op infectie te worden gecontroleerd en na een week dient het blaardak verwijderd te worden. Grote blaren/kapotte blaren dienen verwijderd te worden.

Behandeling derdegraadsbrandwonden
Derdegraadsbrandwonden genezen niet spontaan, een operatieve ingreep is noodzakelijk. De ingreep bestaat uit avulseren/excideren van de aangedane huid waarna het wondbed belegd wordt met donorhuid of een autotransplantaat. Een derdegraadsbrandwond ter grootte van een euromunt kan zonder operatief ingrijpen genezen vanuit de wondranden. Deze wonden worden behandeld met een hydrocolloïdverband. Breng hydocolloïd- en hydrofiberverbanden ruim aan, zodat de randen zich hechten aan gezonde huid. Dek hydrocolloïd- en hydrofiberverbanden af met gazen.

Behandeling van vierdegraadsbrandwonden
Vierdegraadsbrandwonden genezen niet spontaan. Ook hier is operatief ingrijpen noodzakelijk.

Chemische brandwonden
Bij chemische brandwonden is het belangrijk om te weten door welk agens de brandwond is veroorzaakt. Spoelen is de eerste adequate therapie. Daarna dient uitgezocht te worden wat de behandeling moet zijn. Neem contact op met een gespecialiseerd brandwondencentrum of het RIVM. De patiënt kan de chemische stof ook hebben ingeademd waardoor het noodzakelijk is de patiënt te controleren op tekenen van inhalatieletsel (heesheid, stridor, lage saturatie, veranderd bewustzijn).
Er zijn twee chemische verbrandingen die een zeer specifieke behandeling behoeven: fosforverbranding en fluorwaterstofverbranding.

Fosforverbrandingen
Een fosforverbranding komt relatief weinig voor maar veroorzaakt ernstig letsel. Fosfor wordt bewaard in water en ontbrandt als het uit water wordt gehaald. De meest adequate hulpverlening is het verwijderen van kleding en langdurig spoelen waarna het antidotum wordt aangebracht. Het antidotum is de zogenaamde Ben Hur-oplossing, een kopersulfaatoplossing met een zeepsubstantie. Macroscopische deeltjes fosfor worden met een pincet verwijderd, de wond wordt gespoeld met de oplossing en eventueel bedekt met in Ben Hur-oplossing gedrenkte gazen.
Er wordt bloed afgenomen om de lever- en nierfunctie te controleren.

Fluorwaterstofverbrandingen
Fluorwaterstofverbrandingen komen regelmatig voor. Fluorwaterstof wordt gebruikt in de petroleumindustrie, bij gevelreiniging, bij het verwijderen van roest en komt voor in aluminiumreinigers. Het kookpunt ligt al bij 20° C, zodat inhalatie niet ondenkbaar is. Penetratie van fluorwaterstof veroorzaakt ernstige weefselschade. De verbranding met fluorwaterstof leidt op celmembraanniveau tot een hypocalciëmie. Complicaties daarvan kunnen zijn: tetanie, convulsies en hartritmestoornissen. Fluorwaterstof geeft een typisch wondbeeld: de eerste uren zijn

er geen afwijkingen zichtbaar waarna hyperemie ontstaat van het aangedane gebied en een centrale witgrijze verkleuring waaronder necrose kan optreden.

De meest adequate hulpverlening bestaat uit verwijderen van kleding en ruim spoelen. Indien er calciumgluconaatgel 2,5% aanwezig is, kan het spoelen verkort worden en de behandeling met de gel worden gestart. Indien de fluorwaterstof onder nagels is gekomen kan nagelextractie noodzakelijk zijn. Bloed dient te worden afgenomen om de calciumspiegel te bepalen. Dit dient zeer frequent te gebeuren. De wonden worden niet verbonden maar regelmatig ingesmeerd met de calciumgluconaatgel. De patiënt wordt opgenomen en gemonitord.

GEBRUIKTE LITERATUUR
- Hentzen Daniels J. Procedure 144, Minor Burn Care. In: Proehl JA. Emergency Nursing Procedures. St. Louis: Saunders Elsevier; 2009.
- Brand-van Tilburg RF et al. Brandwondenzorg, een multidisciplinaire benadering. Maarssen: Elsevier gezondheidszorg; 2000.
- URL: www.brandwondenprotocol.nl.

15 Het behandelen van oog- en KNO-problemen

87 Het verwijderen van een contactlens
88 Het spoelen van het oog (klassiek en met Morganlens)
89 Chemische cauterisatie of elektrische coagulatie bij epistaxis
90 Het tamponeren bij epistaxis, ontstaan in het anterieure septumgebied
91 Het tamponeren bij epistaxis, ontstaan in het posterieure septumgebied
92 Het verwijderen van een corpus alienum uit de neus
93 Het verwijderen van een corpus alienum uit het oor
94 Het verwijderen van een corpus alienum uit de keel

87 Het verwijderen van een contactlens

M.C.H. Heijboer, IC-verpleegkundige

DOEL VAN DE HANDELING
Het verwijderen van de vormstabiele of zachte contactlens uit het oog.

INDICATIES
- De contactlenzen dienen verwijderd te worden in geval van de aanwezigheid van chemische vloeistof of een corpus alienum in ogen.
- Het verwijderen van contactlenzen bij een patiënt met een verminderd bewustzijn of een bewusteloze patiënt.
- Het assisteren van een patiënt die niet in staat is zijn eigen lenzen te verwijderen.

CONTRA-INDICATIES
Verwijder de lenzen niet als de patiënt penetrerend letsel heeft aan de ogen.

BENODIGDE MATERIALEN
- Handdoek.

- Lenshouder.
- Lensvloeistof.
- Lenszuignap (optioneel).

VOORBEREIDINGEN
1 Licht de patiënt in over de procedure.
2 Laat de patiënt liggen of met het hoofd achterover gebogen zitten.
3 Plaats een schone handdoek over de thorax van de patiënt.
4 Verwijder bloed, viezigheid of make-up van de oogleden.

UITVOERING
Vormstabiele contactlenzen

Methode A
1 Laat de patiënt grote verbaasde ogen opzetten.
2 Houd uw hand onder het oog om de lens op te vangen.
3 Plaats de wijsvinger van de andere hand in de buitenste ooghoek en trek de ooghoek richting oor.
4 Laat de patiënt even knipperen en de lens valt in uw hand.
5 Doe de lens in de lenshouder die gevuld is met lensvloeistof geschikt voor vormstabiele contactlenzen.
6 Herhaal deze procedure voor het andere oog.

Methode B
1 Spreid met duim en wijsvinger het oog van de patiënt.
2 Plaats met u andere hand het zuignapje op de lens van de patiënt.
3 Trek rustig de lens uit het oog van de patiënt.
4 Doe de lens in de lenshouder die gevuld is met lensvloeistof geschikt voor vormstabiele contactlenzen.
5 Herhaal deze procedure voor het andere oog.

Zachte contactlenzen
1 Laat de patiënt omhoog kijken.
2 Houd met een vinger van de niet-dominante hand het bovenste ooglid omhoog.
3 Houd het onderste ooglid omlaag met uw middelvinger van uw dominante hand.
4 Knijp voorzichtig met uw duim en wijsvinger van uw dominante hand in de onderste rand van de lens.
5 Verwijder de lens.
6 Doe de lens in de lenshouder die gevuld is met lensvloeistof geschikt voor zachte contactlenzen.

7 Herhaal deze procedure voor het andere oog.

AANDACHTSPUNTEN BIJ UITVOERING
- Verwijder de contactlens niet met te veel kracht.
- Dien geen oogdruppels toe bij patiënten die contactlenzen dragen.
- Maak de contactlenzen niet schoon met kraanwater of speeksel.
- Gebruik geen huishoudproducten (bijvoorbeeld ontsmettingsmiddelen) om de contactlenzen te reinigen.

COMPLICATIES
- De contactlens kan breken of scheuren.
- Cornealetsel door het aanraken van de cornea met het zuignapje of bij een poging droge contactlenzen te verwijderen.

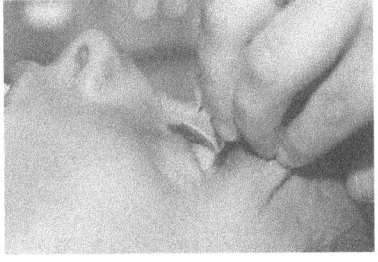

Figuur 88.1 *Plaatsing van de Morgan-lens onder het bovenste ooglid.*

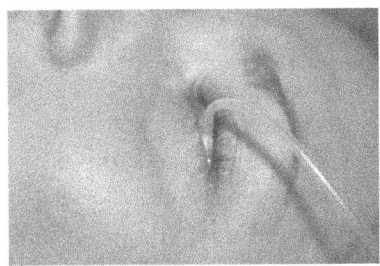

Figuur 88.2 *Het spoelen van het oog met de Morgan-lens.*

GEBRUIKTE LITERATUUR
- Layman M. Procedure 154, Contact Lens Removal. In: Proehl JA. Emergency Nursing Procedures. 4th editie. St Louis: Saunders Elsevier; 2009.
- Marsden J. Chapter 30, Ophtalmic Emergencies. In: Dolan B & Holt L (eds.). Accident & Emergency, Theory into Practice. Bailliere Tindall; 2000.
- Contactlenzen. 2004. URL: www.oogziekenhuis.nl (25 oktober 2008).

88 Het spoelen van het oog (klassiek en met Morgan-lens)

M.C.H. Heijboer, IC-verpleegkundige

DOEL VAN DE HANDELING
Het spoelen van het oog.

INDICATIES
- Bij oogcontact met chemische middelen om deze middelen te verdunnen en zo een normale PH-waarde te krijgen.
- Het verwijderen van een corpus alienum uit het oog.
- Het verminderen van pijn bij oogcontact met chemische middelen of door een corpus alienum.

CONTRA-INDICATIES
- In geval van penetrerend letsel mag de Morgan-lens niet gebruikt worden (dus ook niet bij corpora aliena die vastzitten in cornea).
- Als de patiënt cyanoacrylaatlijm in zijn of haar oog heeft gekregen, dan dient eerst een oogarts te worden geraadpleegd.

BENODIGDE MATERIALEN
- Verdovende oogdruppels.
- Verwarmde Ringerlactaat of NaCl 0,9% 500 ml infuuszak.
- Infuussysteem.
- Morgan-lens.
- Centraal-veneuze katheter.
- Oogspreiders.
- Opvangbak om de spoelvloeistof op te vangen.
- Wattenstaafjes.
- Celstofmatjes.
- Handdoeken.
- PH-stick.

VOORBEREIDINGEN
1 Licht de patiënt in over de procedure.
2 Verwarm de spoelvloeistof tot minimaal 37,5° C en maximaal 40° C.
3 Laat de patiënt liggen.
4 Leg celstofmatjes of handdoeken onder het hoofd van de patiënt.
5 Leg celstofmatjes of handdoeken in de nek van de patiënt.
6 Zet de opvangbak aan de aangedane zijde van de patiënt.
7 Instrueer de patiënt om het hoofd met de aangedane zijde richting de opvangbak te draaien.

UITVOERING
Klassieke methode
1 Dien (eventueel) verdovende oogdruppels toe.
2 Verwijder zichtbaar stof met een wattenstaafje van de conjuctiva.
3 Sluit infuussysteem aan op de verwarmde Ringerlactaat of NaCl 0,9% infuuszak.

4 Vul het infuussysteem met Ringerlactaat of NaCl 0,9%.
5 Sluit centraal-veneuze katheter aan op infuussysteem.
6 Houd met de oogspreiders het oog open.
7 Laat langzaam de Ringerlactaat of NaCl 0,9% in het oog stromen.
8 Check de PH van het oog door middel van een PH-stick.

Morgan-lens
1 Dien (eventueel) verdovende oogdruppels toe.
2 Verwijder zichtbaar stof met een wattenstaafje van de conjuctiva.
3 Sluit infuussysteem aan op verwarmde Ringerlactaat of NaCl 0,9% infuuszak.
4 Vul het infuussysteem met Ringerlactaat of NaCl 0,9%.
5 Sluit het infuussysteem aan op de Morgan-lens.
6 Laat de patiënt naar beneden kijken.
7 Trek het bovenste ooglid omhoog.
8 Pak de Morgan-lens vast tussen duim en wijsvinger van de dominante hand.
9 Plaats de bovenkant van de Morgan-lens onder het bovenste ooglid terwijl de spoelvloeistof langzaam druppelt (zie figuur 88.1).
10 Laat de patiënt onhoog kijken.
11 Pak het onderste ooglid en leg deze over de onderkant van de Morgan-lens heen.
12 Laat de Ringerlactaat of NaCl 0,9%langzaam stromen.
13 Laat de patiënt gedurende het spoelen de ogen gesloten houden (zie figuur 88.2).
14 Check de PH van het oog door middel vaneen PH-stick.

UITVOERING BIJ EEN ANDERE LEEFTIJDSGROEP/
AFWIJKENDE ANATOMIE
- Patiënten met chronische ziekten, zoals hartziekten of longziekten, moeten anders dan liggend gepositioneerd worden gedurende de procedure.
- De Morgan-lens is zonder problemen te gebruiken bij kinderen en jong volwassenen.

AANDACHTSPUNTEN BIJ UITVOERING
- Start snel met het spoelen van het oog in geval van chemisch letsel.
- Laat de Ringerlactaat of NaCl 0,9% niet te snel stromen, dit kan een drukkend gevoel geven.
- Gebruik nooit een drukzak of een druksysteem bij het spoelen.

- Bij letsel door alkalische vloeistoffen moet er minimaal vijftien minuten gespoeld worden. Met minimaal twee liter vloeistof, waarvan de eerste 500 ml snel moet worden gegeven.
- Bij letsel door zuren moet er minimaal vijf minuten gespoeld worden.
- Een normale PH is 7,4. Indien de PH na spoeling afwijkend is, moet er doorgegaan worden met spoelen.

COMPLICATIES
- Corneabeschadiging door het open houden van de ogen tijdens het spoelen.
- Er kan een keratitis ontstaan door spoeling direct op de cornea.
- Zwelling of oedeem na de procedure.
- Collaps van de patiënt na het spoelen met te koude spoelvloeistof.

GEBRUIKTE LITERATUUR
- Quigley M. Procedure 155, Eye Irrigation. In: Proehl JA. Emergency Nursing Procedures. 4th ditie. St. Louis: Saunders Elsevier; 2009.
- The Morgan Lens. Mortan Inc.; 2007.
  URL: www.morganlens.com/use.html (20 oktober 2008).
- Roberts JR, Hedges JR. Clinical Procedures in Emergency Medicine. 4th editie. Philadelphia: Saunders Elsevier; 2004.

89 Chemische cauterisatie of elektrische coagulatie bij epistaxis

S.A. de Wolff, SEH-verpleegkundige

DOEL VAN DE HANDELING
Het stoppen van de epistaxis met chemische cauterisatie of elektrische coagulatie.

ANATOMIE
Een epistaxis ontstaat meestal in een vaatkluwen (locus Kiesselbach of Little area's) ter plaatse van het anterieure septum. Soms ontstaat de bloeding hoog in de neus (arteria ethmoidales anterior of posterior) of achter in de neus (arterie sphenopalatina). De oorzaak kan direct zijn: neuspeuteren, rhinitis, trauma, neustumoren en vaatafwijkingen. De systemische en algemene oorzaken zijn: hypertensie, geneesmiddelen (anticoagulantia) en uremie.

INDICATIES
De epistaxis stopt niet na het snuiten en afdrukken van de neus in voorovergebogen houding met ijskompressen in de nek.

CONTRA-INDICATIES
Liquorlekkage uit neus bij schedelbasisfractuur.

BENODIGDE MATERIALEN
- Bekkentjes.
- Matjes.
- Uitzuigapparatuur.
- Hoofdlamp.
- Xylometazolinedruppels.
- Tetracaïnedruppels.
- Watten.
- Bajonetpincet.
- Neusspeculum.
- Zilvernitraatsticks.
- Elektrocoagulatieapparaat.

VOORBEREIDINGEN
1. Zet de patiënt rechtop in een KNO-stoel of op de brancard.
2. Bescherm de kleding van de patiënt met een celstofmat of een plastic schort.
3. Laat de patiënt de neus snuiten.
4. Breng bij elektrocoagulatie een retourelektrode aan op de patiënt.

UITVOERING
1. Zuig de neus uit.
2. Beoordeel, met behulp van de hoofdlamp, of het om een anterieure of posterieure bloeding gaat.
3. Breng watjes in met tetracaïne (lokaal anesthesie) en xylometazoline (laat de slijmvliezen slinken).
4. Verwijder de watjes na circa 10 à 15 minuten.
5. Coaguleer de bloeding met:
   - zilvernitraat: houd de stick circa 20-30 seconden tegen de bloedingsplaats;
   - verwijder overtollig zilvernitraat met een wattenstokje;
   - elektrocoagulatie: coaguleer alleen 1 mm rond de bloedingsplaats.

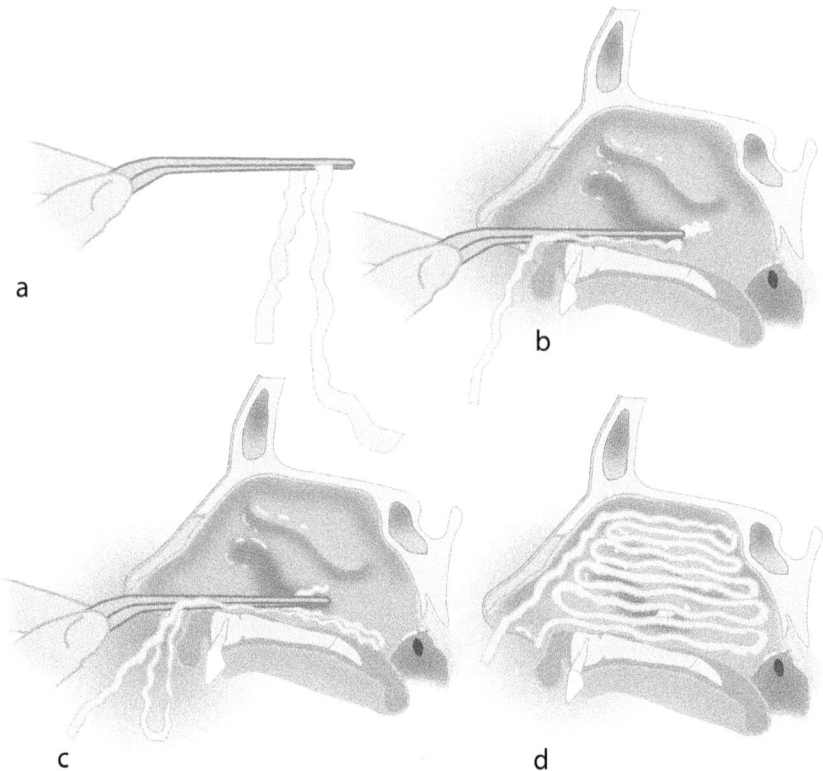

Figuur 90.1 Het inbrengen van een vaselinetampon.

UITVOERING BIJ EEN ANDERE LEEFTIJDSGROEP/
AFWIJKENDE ANATOMIE
Bij kinderen ontstaan anterieure neusbloedingen meestal door neuspeuteren, droge lucht, trauma of neusverkoudheid. Bij ouderen ontstaan anterieure neusbloedingen meestal door hypertensie, stollingsstoornissen, het gebruik van anticoagulantia, neuspeuteren, trauma of allergieën.

AANDACHTSPUNTEN BIJ UITVOERING
- Wees alert op een vasovagale reactie van de patiënt.
- Stel de patiënt gerust gedurende de hele behandeling.

COMPLICATIES
- Angst.
- Misselijkheid/braken.
- Vasovagale reactie.
- Hypovolemische shock door bloedverlies.

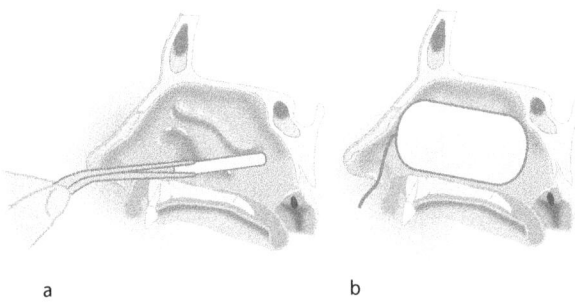

a   b

Figuur 90.2 *Het stoppen van de epistaxis door de meroceltampon.*

- Beschadiging van omliggend weefsel.
- Brandwonden kunnen ontstaan tijdens de elektrocoagulatie als de patiënt niet goed geaard is.

GEBRUIKTE LITERATUUR
- Boel MG et al. Leerboek Spoedeisende Hulp Verpleegkundige. 2^e druk. Maarssen: Elsevier gezondheidszorg; 2007.
- Middelweerd Dr MJ, Roos Dr JWP. Differentiaaldiagnose in de KNO, keel-, neus- en oorheelkunde in beeld. Amsterdam: Benecke Consultans; 1993.
- Smith DA. Procedure 172, Nasal Foreign Body Removal. In: Proehl JA. Emergency Nursing. St. Louis: Saunders Elsevier; 2009.

90   Het tamponeren bij epistaxis, ontstaan in het anterieure septumgebied

S.A. de Wolff, SEH-verpleegkundige

DOEL VAN DE HANDELING
Het stoppen van de epistaxis door tamponade met een vaselinetampon of meroceltampon.

ANATOMIE
Zie procedure 89.

INDICATIES
- De epistaxis stopt niet na het snuiten en afdrukken van de neus in voorovergebogen houding met ijskompressen in de nek.
- De epistaxis kan niet worden gecauteriseerd of gecoaguleerd zoals beschreven in procedure 89 doordat de focus niet goed in beeld komt of onbereikbaar is.

CONTRA-INDICATIES
Liquorlekkage uit neus bij schedelbasisfractuur.

BENODIGDE MATERIALEN
- Bekkentjes.
- Matjes.
- Uitzuigapparatuur.
- Hoofdlamp.
- Xylometazolinedruppels.
- Tetracaïnedruppels.
- Watten.
- Bajonetpincet.
- Neusspeculum.
- Meroceltampon.
- Vaselinetampon.
- Gaas.
- Pleister.

VOORBEREIDINGEN
Voer stappen 1 t/m 3 uit zoals beschreven onder 'Voorbereidingen' in procedure 89.

UITVOERING
1 Voer stappen 1 t/m 4 uit zoals beschreven onder 'Uitvoering' in procedure 89.
2 Tamponeer de neus. Dit kan op twee manieren:
   - Breng de vaselinetampon in de neus. Doe dit op een accordeonmanier met een bajonetpincet (zie figuur 90.1). Controleer met een keelspiegel of de tampon niet uitzakt in de keel.
   - Breng een meroceltampon recht naar achter over de bodem van de neus in (zie figuur 90.2). De tampon zwelt door absorptie van bloed van de epistaxis. Er kan ook steriel water in de neus bijgespoten worden om de tampon te laten zwellen.
3 Plak met een pleister een gazen snorverband onder de neus.

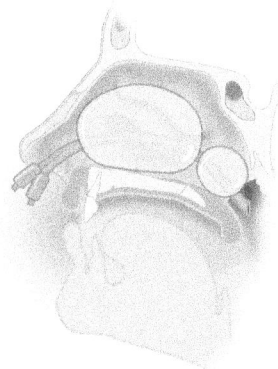

Figuur 91.1 De ingebrachte epistaxisballon.

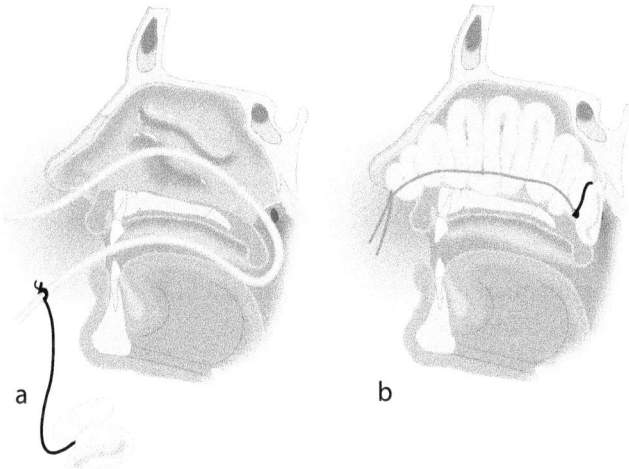

Figuur 91.2
a. Belloq-tampon bevestigd aan de maagsonde.
b. Belloq-tampon en anterieure tampon in situ.

UITVOERING BIJ EEN ANDERE LEEFTIJDSGROEP/
AFWIJKENDE ANATOMIE
Zie procedure 89.

AANDACHTSPUNTEN BIJ UITVOERING
Zie procedure 89.

COMPLICATIES
- Angst.
- Misselijkheid/braken.
- Vasovagale reactie.
- Ethmoïdfractuur.
- Shock door bloedverlies.
- Uitzakken van vaselinetampon in keelholte.
- Obstructie van de ademweg door het zwellen of dislocatie van de tampon.
- Hypoxie.
- Sinusitis.
- Toxische-shocksyndroom.

GEBRUIKTE LITERATUUR
- Boel MG et al. Leerboek Spoedeisende Hulp Verpleegkundige. 2^e druk. Maarssen: Elsevier gezondheidszorg; 2007.
- Middelweerd Dr MJ, Roos Dr JWP. Differentiaaldiagnose in de KNO, keel-, neus- en oorheelkunde in beeld. Amsterdam: Benecke Consultans; 1993.
- Smith DA. Procedure 165, Otic Foreign Foreign Body Removal. In: Proehl JA. Emergency Nursing. St. Louis: Saunders Elsevier; 2009.

91 Het tamponeren bij epistaxis, ontstaan in het posterieure septumgebied

S.A. de Wolff, SEH-verpleegkundige

DOEL VAN DE HANDELING
Het stoppen van de epistaxis door een tamponade met een epistaxiskatheter of een Belloq-tampon.

ANATOMIE
Zie procedure 89.

INDICATIES
- De epistaxis stopt niet na het snuiten en afdrukken van de neus in voorovergebogen houding met ijskompressen in de nek.
- De epistaxis kan niet worden gecauteriseerd of gecoaguleerd zoals beschreven in procedure 89 doordat de focus niet goed in beeld komt of onbereikbaar is.
- De epistaxis stopt niet na het tamponeren met vaseline- of meroceltampons.

CONTRA-INDICATIES
Liquorlekkage uit neus bij schedelbasisfractuur.

BENODIGDE MATERIALEN
- Bekkentjes.
- Matjes.
- Spatbril.
- Plastic schort.
- Uitzuigapparatuur.
- Xylometazolinedruppels.
- Tetracaïnedruppels.
- Watten.
- Bajonetpincet.
- Neusspeculum.
- Epistaxiskatheter of Belloq-tampon.
- Maagsonde.
- 10-cc-spuitje.
- Steriel water.
- Gaas.
- Pleister.
- Monitor.
- Zuurstofmasker.
- Zuurstof.

VOORBEREIDINGEN
1 Voer stap 1 t/m 3 uit zoals beschreven onder 'Voorbereidingen' in procedure 89.
2 Sluit de patiënt aan op een monitor voor monitorbewaking.

UITVOERING
1 Voer stap 1 t/m 4 uit zoals beschreven onder 'Uitvoering' in procedure 89.
2 Breng een van onderstaande katheters in:
   - *Epistaxiskatheter*
      - Breng de epistaxiskatheter in.
      - Vul de achterste ballon voor de helft met steriel water en trek de katheter strak, vul de ballon verder totdat de patiënt pijn aangeeft (zie figuur 91.1). Zuig dan iets water terug tot de pijnklachten verminderen.
      - Vul de voorste ballon met steriel water.
      - Plak een gaasje rond de katheteruiteinde om de neus te beschermen tegen huidbeschadiging.

- Belloq-tampon
  - Breng een maagsonde in via de neus en trek hem via de keelholte door de mond naar buiten.
  - Bind de Belloq-tampon vast aan de sonde die uitsteekt uit de mond (zie figuur 91.2a).
  - Trek de sonde via de neus terug zodat de tampon posterieur in de neus komt. De tampon kan met de vinger op de juiste plaats worden gebracht. Verwijder de sonde.
  - Tamponeer de neus anterieur bij met een vaselinetampon en rol het touwtje dat uit de neus komt om een gaas en plak het onder de neus vast (zie figuur 91.2b).
  - Plak het touwtje dat uit de mond komt vast op de wang.
3 Dien de patiënt zuurstof toe zoals beschreven in procedure 23.
4 Blijf de patiënt monitoren.

UITVOERING BIJ EEN ANDERE LEEFTIJDSGROEP/
AFWIJKENDE ANATOMIE
Bij ouderen ontstaan posterieure neusbloedingen meestal door hypertensie, stollingsstoornissen, het gebruik van anticoagulantia, vaatafwijkingen en tumoren in nasofarynxgebied.

AANDACHTSPUNTEN BIJ UITVOERING
Zie procedure 89.

COMPLICATIES
- Angst.
- Misselijkheid/braken.
- Vasovagale reactie.
- Shock door bloedverlies.
- Ethmoïdfractuur.
- Uitzakken van katheter/tampon in keelholte.
- Drukplekken/necrose door langdurige druk van ballon of tampon.
- Obstructie van de ademweg door het zwellen of dislocatie van de tampon.
- Hypoxie.
- Sinusitis.
- Toxische-shocksyndroom.

GEBRUIKTE LITERATUUR
- Boel MG et al. Leerboek Spoedeisende Hulp Verpleegkundige. 2^e druk. Maarssen: Elsevier gezondheidszorg; 2007.

- Middelweerd Dr MJ, Roos Dr JWP. Differentiaaldiagnose in de KNO, keel-, neus- en oorheelkunde in beeld. Amsterdam: Benecke Consultans; 1993.
- Smith DA. Procedure 170, Posterior Packing for Epistaxis. In: Proehl JA. Emergency Nursing Procedures. St. Louis: Saunders Elsevier; 2009.

92 Het verwijderen van een corpus alienum uit de neus

S.A. de Wolff, SEH-verpleegkundige

DOEL VAN DE HANDELING
Het creëren van een doorgankelijk neusgat.

ANATOMIE
Eenzijdige neusobstructies, rinnoroe of een neusbloeding bij kinderen worden vaak veroorzaakt door een corpus alienum, zoals kraaltjes, knikkers of pinda's.

INDICATIES
- Het verwijderen van een corpus alienum dat zeker is ingebracht.
- Eenzijdige neusobstructies, rinnoroe of neusbloeding bij een kind of geretardeerd persoon.

CONTRA-INDICATIES
- Corpus alienum is niet à vue te krijgen.
- Niet-coöperatief kind of niet-coöperatieve patiënt.
- Antrumhaakje of uitzuigertje is niet beschikbaar.

BENODIGDE MATERIALEN
- Hoofdlamp.
- Xylomathazolineneusdruppels.
- Tetracaïneneusdruppels.
- Neusspeculum.
- Antrumhaakje.
- Uitzuigapparatuur.
- Neustampon.

VOORBEREIDINGEN
1 Voer stap 1 t/m 3 uit zoals beschreven onder 'Voorbereidingen' in procedure 89.

2 Plaats jongere kinderen bij een ouder/verzorger of een verpleegkundige op schoot.
3 Laat de patiënt beide neusgaten apart snuiten.

UITVOERING
1 Verdoof zo nodig de neus met xylomethazoline en tetracaïne.
2 Beoordeel met de hoofdlamp en het neusspeculum waar het corpus alienum zich bevindt.
3 Laat de patiënt de neus snuiten.
4 Zuig indien nodig de neus uit om slijm te verwijderen.
5 Probeer het vreemde voorwerp te verwijderen met een antrumhaakje of uitzuiger.
6 Tamponeer de neus als er een bloeding is ontstaan (zie procedures 90 en 91).
7 Breng antibioticazalf aan in de neus.

AANDACHTSPUNTEN BIJ UITVOERING
- Gebruik geen pincet om het corpus alienum te verwijderen. Het corpus alienum kan dan worden doorgeduwd en worden geaspireerd.
- Overweeg sedatie of algehele anesthesie als het niet lukt om het corpus alienum te verwijderen bij een niet-coöperatieve patiënt.

COMPLICATIES
- Irritatie of infectie van neus of sinussen.
- Septumperforatie.
- Epistaxis.
- Ademwegobstructie bij aspiratie van vreemd voorwerp.

GEBRUIKTE LITERATUUR
- Boel MG et al. Leerboek Spoedeisende Hulp Verpleegkundige. 2^e druk. Maarssen: Elsevier gezondheidszorg; 2007.
- Middelweerd Dr MJ, Roos Dr JWP. Differentiaaldiagnose in de KNO, keel-, neus- en oorheelkunde in beeld. Amsterdam: Benecke Consultans; 1993.
- Smith DA. Procedure 172, Nasal Foreign Body Removal. In: Proehl JA. Emergency Nursing. St. Louis: Saunders Elsevier; 2009.

93 Het verwijderen van een corpus alienum uit het oor

S.A. de Wolff, SEH-verpleegkundige

DOEL VAN DE HANDELING
Het creëren van een doorgankelijke gehoorgang.

ANATOMIE
Een corpus alienum in het oor wordt vaak gezien bij kinderen.

INDICATIES
Het verwijderen van een corpus alienum.

CONTRA-INDICATIES
- Corpus alienum is niet à vue te krijgen
- Niet-coöperatief kind of niet-coöperatieve patiënt.
- Antrumhaakje, cerumlis of uitzuigertje is niet beschikbaar.

BENODIGDE MATERIALEN
- Hoofdlamp of otoscoop.
- Antrumhaakje.
- Cerumlis.
- Uitzuigapparatuur.

VOORBEREIDINGEN
1 Laat de patiënt plaatsnemen in een KNO-stoel.
2 Plaats jongere kinderen bij een ouder/verzorger of een verpleegkundige op schoot.

UITVOERING
1 Kijk met de hoofdlamp of met de otoscoop waar het corpus alienum zich bevindt.
2 Probeer het vreemde voorwerp te verwijderen met een antrumhaakje, cerumlis of uitzuiger.

AANDACHTSPUNTEN BIJ UITVOERING
- Gebruik geen pincet om het corpus alienum te verwijderen. Dit kan het corpus alienum dieper het oor in duwen en een trommelvliesperforatie veroorzaken.
- Overweeg sedatie of algehele anesthesie als het niet lukt om het corpus alienum te verwijderen bij een niet-coöperatieve patiënt.

COMPLICATIES
- Trommelvliesperforatie.
- Beschadiging van de gehoorgang of middenoor.

GEBRUIKTE LITERATUUR
- Boel MG et al. Leerboek Spoedeisende Hulp Verpleegkundige. 2ᵉ druk. Maarssen: Elsevier gezondheidszorg; 2007.
- Middelweerd Dr MJ, Roos Dr JWP. Differentiaaldiagnose in de KNO, keel-, neus- en oorheelkunde in beeld. Amsterdam: Benecke Consultans; 1993.
- Smith DA. Procedure 165, Otic Foreign Foreign Body Removal. In: Proehl JA. Emergency Nursing. St. Louis: Saunders Elsevier; 2009.

94 Het verwijderen van een corpus alienum uit de keel

S.A. de Wolff, SEH-verpleegkundige

DOEL VAN DE HANDELING
Het verhelpen van de klachten als heesheid en/of slikklachten door het verwijderen van een corpus alienum uit de keel. Zie ook procedure 4.

ANATOMIE
Een corpus alienum in de keel blijft vaak hangen in de tonsil, tonsilnis, tongbasis of valleculla. Vooral visgraten en kippenbotjes geven problemen.

INDICATIES
Oesofagus- of trachea-obstructie door een corpus alienum in het orofarynx- of hypofarynxgebied.

CONTRA-INDICATIES
- Epiglottitis.
- Een scherp voorwerp.
- Het voorwerp zit te diep.

BENODIGDE MATERIALEN
- Xylocaïne.
- Flexibele fiberoptische laryngoscoop.
- Hoofdlamp.
- Paktang.
- Zuurstof.
- Materiaal om de ademweg vrij te maken.
- Eventueel monitor.

VOORBEREIDINGEN

1 Maak een röntgenfoto van de hals en/of thorax om de plaats van het corpus alienum te bepalen.
2 Laat de patiënt plaatsnemen in een KNO-stoel.

UITVOERING

1 Verdoof de keel met xylocaïne.
2 Breng het corpus alienum à vue. Gebruik eventueel de flexibele laryngoscoop.
3 Gebruik een paktang om het voorwerp te verwijderen.

UITVOERING BIJ EEN ANDERE LEEFTIJDSGROEP/ AFWIJKENDE ANATOMIE

Zie 'Aandachtspunten bij uitvoering'.

AANDACHTSPUNTEN BIJ UITVOERING

- Voorkom dat het corpus alienum dieper wordt geduwd en een ademwegobstructie veroorzaakt.
- Overweeg sedatie of algehele anesthesie als het niet lukt om het corpus alienum te verwijderen bij een niet-coöperatieve patiënt of niet-coöperatief kind.

COMPLICATIES

- Kokhalsreflex, braken en aspireren.
- Perforatie en/of obstructie van de oesofagus.
- Ademwegobstructie.

GEBRUIKTE LITERATUUR

- Boel MG, Machielse P, Lichtveld RA, Bierens JJLM. Leerboek Spoedeisende Hulp Verpleegkunde. 2^e herziene druk, 2007. Maarssen: Elsevier gezondheidszorg; 2002.
- Middelweerd Dr MJ, Roos Dr JWP. Differentiaaldiagnose in de KNO, keel-, neus- en oorheelkunde in beeld. Amsterdam: Benecke Consultans; 1993.
- Garrett KC. Procedure 173, Indirect Laryngoscopie. In: Proehl JA. Emergency Nursing Procedures. St. Louis: Saunders Elsevier; 2009.

Dankwoord

Dit boek is ontstaan vanuit de behoefte aan een naslagwerk waarin medische en verpleegkundige procedures op de Spoedeisende Hulp helder en uitgebreid beschreven zijn.

Op uitnodiging van de redactie zijn vele medische en verpleegkundige auteurs de uitdaging aangegaan. Zij hebben zich verdiept in de zeer uiteenlopende onderwerpen en hun bijdrage aan deze uitgave geleverd. De expertgroep was bereid om alle procedures zorgvuldig te lezen en te beoordelen.

Onze dank gaat uit naar alle enthousiaste auteurs en de kritische leden van de expertgroep. Zonder de inzet van al deze professionals was het ons niet gelukt om zoveel procedures op deze wijze te beschrijven.

De redactie

Register

3-5-kanaalsmonitorbewaking 159
4-stollingsfactorenconcentraat 232
6 P's 157
12-kanaals-ECG 162

aanbrengen bekkenstabilisator 316
aanbrengen tractiemateriaal 311
aanpassing houding 104
ABCD-methodiek 14, 20
ABCD-methodiek bij brandwonden 360
abces 349
abdominal thrust 36
abdominale handeling 238
achter uitgepoold ECG 166
ademhaling 21
ademweg 21
Advanced Life Support (ALS) 22
afterdepolarisatie 160
afterdrop-fenomeen 326
albumine 235
Allen's test 91
ALS (Advanced Life Support) 22
ambuballon 121
amenorroeduur 271
AMPLE 26
amputaat 336
amputatiewond 336
anterieure septumgebied 399
antibioticaprofylaxe 335
APGAR-score 278
arterielijn 207
arterioveneuze fistelvorming 211
ascitespunctie 238
atriumfibrilleren 199
AVPU 22

backboard 295
Backward Upward Rightward Pressure (BURP) 62
bacteriëmie 173
ballon-keelmasker 44
barotrauma 124
Basic Life Support (BLS) 22
beademing tijdens transport 133
Beck, trias van 190
beenmerg 225
behandeling brandwonden 388
bekkenstabilisator 316
Belloq-tampon 401, 402
Ben Hur-oplossing 389
berekenen van het vochtbeleid 366
berekenen van vochtbeleid 371
BIG (Beroepen Individuele Gezondheidszorg) 18
blaarbehandeling 388
blaasecho 260
bladderscan 260
bloed 225
bloedgas 90
bloedgasanalyse 90
bloedglucosegehalte 177
bloedkweek 173
blow-by 117
BLS (Basic Life Support) 22
Bracht, handgreep van 286
brandwond 360, 366
brandwond (behandeling) 384
brandwond in hoofd-halsgebied 380
brandwondenletsel 360
brandwondenshock (hypovolemische shock) 361
BURP (Backward Upward Rightward Pressure). 62

cannot intubate cannot ventilate 71
capnografie 56
capnometrie 96
cardiac output 189

cardiopulmonale resuscitatie (CPR) 96
chemisch inhalatieletsel 380
chemische brandwond (behandeling) 389
chemische cauterisatie 396
Cheyne-Stokes-ademhaling 379
chylluslekkage 144
CIAMPEDS 26
colloïd-osmotische druk 235
compartimentsyndroom 180
complicatie 19
concha media 44
contactlens (verwijderen) 391
Continuous Positive Airway Pressure (CPAP) 131
CO_2-curve 97
CPAP/BiPAP 113
CPR 96
cricothyreotomie 75
CTG-apparaat 271, 275
cyanide-intoxicatie 380

defibrilleren 194
derdegraadsbrandwond 367
diafragmaruptuur 137
diagnostische ascitespunctie 239
diepte van brandwondenletsel 370
diepte van de brandwond 366
Difficult Airway Algorhythm 63
directe elektriciteitsverbranding met stroomdoorgang 368
distale femur 211
distale tibia 212
dode-ruimteventilatie 110
Donway 311
Donway-tractiespalk 312
doorzagen ring 306
dosisinhaler 118, 119
drainage 142, 349
dubbellumentube 80, 82
dyspnoe 140

echo cor 190
Echo-Doppler 91
Echo-Doppler-onderzoek 155
eerstegraadsbrandwond 367
Eindtidal CO_2 96
elektriciteitverbranding 368
elektrische coagulatie 396
elektrocardiogram 163
elektrocardioversie (ECV) 199

elektrocoagulatie 397
empyeem 144
EMV (Eyes Movement Verbal) 22
endoscopische sclerotherapie 254
endotracheaal uitzuigen 85
endotracheale intubatie 53
epicard 189
episiotomie 274
epistaxis 42, 396
epistaxisballon 401
epistaxiskatheter 402
erytrocyt 225
escharotomie 374
$EtCO_2$ 96, 98
extracorporeel circuit (ECC) 323
extracorporele circulatie 235
extravasatie 216
extubatie 87
Eyes Movement Verbal (EMV) 22
EZ-IO-botboor 212

fasciotomie 181
femur, distale 211
fibrine 226
fibroscopie 101
fixeren wervelkolom 288
fluorwaterstof 389
fluorwaterstofverbranding (behandeling) 389
foetale harttonen 270
foetale nood 273, 274
forcipale extractie 281
fosforverbranding (behandeling) 389
Fowlerse houding 105
Fresh Frozen Plasma (FFP) 226
Friedreichse periode 355

gastro-oesofagale varices 254
gesloten wondbehandeling 384
Glasgow Coma Scale 22
Glasgow Coma Schaal 41
glycogeen 177
glycogenese 177
glycogenolyse 177
Guedell 42, 123
Guillain-Barré 128
gynaecologische handeling 238

haemorrhagia post partum 281
halfopen wondbehandeling 385
handgreep van Bracht 286

handgreep van Küstner 278
handgreep van Roger 289
handgreep van Zäch 290
handgrepen van Leopold 272
Hare 311
Hare-tractiespalk 314
headblocks 299
head-tilt/chin-lift-methode 33
hechten 353
hechtmateriaal 355
hechtpleister 345
Heimlich-drain 148
Heimlich-manoeuvre 35
hematothorax 139, 143
hemodynamische monitor 184
hemoglobine 225
hete vloeistof 380
hoogvoltage-verbranding 369
huid 366
huidlijm 347
humerus, proximale 212
hyperglykemie 178
hyperthermie 321, 327
hypoglykemie 178
hypothermie 321
hypovolemische shock 317, 361
hypoxic drive 107

immobilisatietechniek 288
implanteerbare cardioverterdefibrillator (ICD) 202
incisie 349
incisielocatie 376
inhalatiekamer 118, 119
inhalatietrauma 378
inspiratoire stridor 35
instellingsprotocol 17
intraossale infusie (IOI) 211
intraossale toegang 211
intra-uteriene vruchtdood 271
intravasale stolling 227
intraveneuze toegang 203

Jackson Reese 126
jaw thrust 33
Jehova's Getuigen 229

katheter bij kind 266
katheteriseren 262
keel (verwijderen van corpus alienum) 408

klassieke methode (spoelen van oog) 394
KNO-probleem 391
koolmonoxidevergiftiging 379
kunstverlossing 281
Küstner, handgreep van 278

Laryngeal Mask Airway (LMA) 44
laryngoscoop 66
laryngoscopie 101
laryngospasme 39
larynxmasker 44, 45
Leopold, handgrepen van 272
leukocyt 225
lichtboogverbranding 368
Little area's 396
LMA (Laryngeal Mask Airway) 44
locus Kiesselbach 396
logroll 303
lokale anesthesie 331
lokale anesthesie bij digiti (Oberst) 342
lokale anesthesie bij wonden 340
Lund and Browder-schaal 369

maaglavage 248
maagsonde 243
Magill-tang 36
mainstream (infraroodmeting) 96
mainstreammeter 99
maligne hyperthermie 327
maligne neurolepticasyndroom 328
Mallory-Weiss-scheurtje 254
manueel fixeren 288
masker-ballonbeademing 38
maskerbeademing 121
mastectomie 168
Mayo-tube 38
McRoberts-manoeuvre 283
mechanische beademing 128
meerlingbevalling 284
Melker-katheter 75
meroceltampon 399
metabole acidose 330
midschacht-femurfractuur 311
midschacht-tibiafractuur 311
MIST 27
MIVT 27
Mobiele Intensive Care Unit (MICU) 134
monnikskapspier 294
monochoriale tweeling 285
Morgan-lens (spoelen van oog) 394

multidisciplinair team 17
musculus trapezius 294
muuraansluiting 109
myocard 189
myocardcontusie 138

naaldconiotomie 71, 73
naalthoracocenthese 139
nasopharyngeale airway NPA 41
navelstrengprolaps 286
nekkraag 291
neuroleptica (antipsychotica) 328
neurotrauma 42
neus (verwijderen van corpus alienum) 405
niet-beademenverklaring 128
non-invasieve beademing 113
non-rebreathing masker 55, 109
NPA (nasopharyngeale airway) 42

Oberst 342, 351
oesphagus-detectieballon 56
okselkliertoilet 168
ontlastende incisie 374
onvolkomen stuitligging 285
oogprobleem 391
oor (verwijderen van corpus alienum) 406
oorzaken inhalatietrauma 379
open wondbehandeling 385
overdracht 16

pacemaker 159
Packed Cells (PC) 226
PAC® 217
P.A.S.-port® 217
P.A.S.-Port® (P.A.S.) 217
Pediatric Intensive Care Unit (PICU) 135
Pediatrisch Reanimatie en Interventie Lint (PRIL) 30
PEEP-klep 121
percutane coronaire interventie (PCI) 190
pericard 189
pericardiocentese 189
pericardpunctie 189
pericardtamponade 138
perifere veneuze canulatie 203
perimortem sectio caesarea 282
Peripheral Access System Port® 217
pigtailkatheter 192

placentaire fase 278
plasma 226
plasmaferese 235
plasmatransfusie 226
plethysmogram 93
pleurapunctie 139
pneumo-hemotothorax 136
pneumothorax 136, 143
poederinhalator 119
Port-a-Cath®-systeem 217
posterieure septumgebied 402
postplacentaire fase 279
potloodgreep 92
Pressure Control (PC) 130
Pressure Control-niveau (PC-niveau) 130
Pressure Regulated Volume Control (PRVC) 130
Pressure Support (PS) 131
prikaccident 207
PRIL-lint 363
primary assessment 14, 20
processus xiphoideus 36, 37
PROVOKE 27
proximale humerus 212
proximale tibia 212
pseudoaneurysma 210
P-top 159
pulse oximetrie 56
pulsoxymetrie 93
pyogene infectie 349

QRS-complex 159
Quicktrach 75, 77

randpneu 144
Rapid Sequence Induction (RSI) 60
rechts uitgepoold ECG 165
regel van negen 371
re-implantatie 339
Rendu-Osler, ziekte van 42, 51
rhabdomyolyse 330
Rijksvaccinatieprogramma 335
Roger, handgreep van 289

Sager 311
Sager-tractiespalk 314
SAM-sling® 317
schouderdystocie 283
sectio caesarea 282
secundary assessment 14, 24
SEH (Spoedeisende Hulp) 12

Seldinger-techniek 208, 269
Selectieve Darm Decontaminatiebehandeling (SDD) 363
Sellick-manoeuvre 62
Sengstaken-Blakemore-tube 254
sidestream (sample-methode) 96
sidestreammeter 99
sniffing position 34
spanningspneumothorax 136
spildraai 276
spin 299
spoedbevalling 273
Spoedeisende Hulp (SEH) 12
spoedintubatie 60
spoedprocedures (bevalling) 280
spoelen van oog 393
SpO_2 93
standaard 12-kanaals-ECG 165
Stifneck® 293, 294
stortbevalling 277
Stryker® intracompartimentele drukmonitor 183
ST-segment 160
stuitligging 285
subcutane infusie 207
subcutane plaatsing 207
suprapubiskatheter 267
supraventriculaire tachycardie (SVT) 199
surfactant 50
symfyse 283
systemen intraossale infusie 213
Systemische Lupus Erythematodes (SLE) 190

tamponade 399
tamponeren bij epistaxis 399, 402
tangverlossing 281
tepelpiercing 307
tetanusprofylaxe 335
T-golf 160
therapeutische ascitespunctie 240
thermisch inhalatieletsel 380
thoracale brandwond 380
thoracotomie 144
thoraxdrain 136, 142
thoraxdrainagesysteem 150
thoraxpoort 217
thoraxpunctie 136
tibia, distale 212
tibia, proximale 212
tibiaplateau 213

Tiemann-katheter 264
tijdcapnogram 96, 97
tongpiercing 307
totaal verbrand lichaamsoppervlak 366
totaal verbrand lichaamsoppervlak (TVLO) 360, 366
total-facemasker 113
T-pod® 317
tracheacanule 128
tractiespalk 311
transfusiehemosiderose 231
Transfusion Associated Graft versus Host disease (TA-GvHD) 231
Transfusion Related Acute Long Injury (TRALI) 231
transilluminatie 56
transthoracale shock 194
transurethrale katheter 262
Trauma Pelvic Orthodic Device 317
Trendelenburg 187
trias van Beck 190
trombocyt 225
trombocytopenie 227
tromboflebitis 207
TVLO 360, 366
tweedegraadsbrandwond 367

U-golf 160
uitdrijvingsfase 275
urineoutput 371

vaatkluwen 396
vacutainer 169
vacuümextractie 280
vacuümspalk 298, 308
vaginaal toucher (VT) 274
vaselinetampon 399
veldblokanesthesie 341
vena-cava-inferiorsyndroom 282
venapunctie 168
ventieldrain 148
Ventilator Associated Pneumonia (VAP) 132
ventrikelfibrilleren (VF) 194
ventrikeltachycadie (VT) 194
verblijfscanule 171
vernevelaar 116
vernevelen van medicatie 116, 118
verslaglegging 19
verwijderen piercing 307
vierdegraadsbrandwond 368

Vietnam-drain 148
Visual Analogue Scale (VAS) 115
visualisatie 55
vlamverbranding 369
vlindernaald 171
volkomen stuitligging 285
volledige ontsluiting (VO) 276
Volume Control (VC) 129
Volume Support (VS) 131
vormstabiele contactlens 392
vroeggeboorte 277

waaknaald 171
warmtebronnen 325
waterset 125
waveform 93
wee 273
Wet Beroepen Individuele Gezondheidszorg (BIG) 18
wet- en regelgeving 17

Wet op de Geneeskundige Behandelingsovereenkomst (WGBO) 17
WGBO (Wet op de Geneeskundige Behandelingsovereenkomst) 17
wond (soorten) 332
wondbehandeling 384
wondinfectie 331

xylocaïnespray 102

Yankauer-zuigbuis 49

Zäch, handgreep van 290
zachte contactlens 392
Zavanelli-methode 284
zuurstofcilinder 110
zuurstofgebrek 379
zuurstoftoediening 106
zuurstoftoedieningssysteem 108
zwangerschapsduur 271

GPSR Compliance
The European Union's (EU) General Product Safety Regulation (GPSR) is a set of rules that requires consumer products to be safe and our obligations to ensure this.

If you have any concerns about our products, you can contact us on

ProductSafety@springernature.com

In case Publisher is established outside the EU, the EU authorized representative is:

Springer Nature Customer Service Center GmbH
Europaplatz 3
69115 Heidelberg, Germany

www.ingramcontent.com/pod-product-compliance
Ingram Content Group UK Ltd.
Pitfield, Milton Keynes, MK11 3LW, UK
UKHW050411240426
12048UKWH00020B/1449